AF416737

Atención Primaria en Salud

Atención Primaria en Salud

Jessica De Los Ángeles Ruilova Prieto
Mateo Esteban Zea Cabrera
Nathalia Carolina Orquera Ayala
Carolina Misshell Narváez Ãlvarez
Carlos Espartaco Erazo Verdugo
Patricia Herminia Corella Sanguil
Esteban David Cevallos Jaramillo
Cristian Daniel Chacón Molina
Luis Daniel Pino Vallejo
María Belén Espíndola Lara
Silvia Carolina Haro Casco
Alejandro Xavier Campoverde Sani
Daniel Esteban Carrera Vásquez
Carla Daniela Vega Vega
Janina Roxana Pimentel Pulgar
Cristina Campoverde Ortega
Anthony Javier Fernández Arcos
María Fernanda Corrales Albán
Andrés Fernando Venegas Panchi

IMPORTANTE
La información aquí presentada no pretende sustituir el
consejo profesional en situaciones de crisis o emergencia.
Para el diagnóstico y manejo de alguna condición particular es
recomendable consultar un profesional acreditado.
Cada uno de los artículos aquí recopilados son de exclusiva
responsabilidad de sus autores.

2020 Bold Publisher,
Diseño de Portada: Verónica Fuentes
ISBN 9798597171586
Impreso en Ecuador - Printed in Ecuador
Cualquier forma de reproducción, distribución, comunicación pública o
transformación de esta obra solo puede ser realizada con la
autorización de sus titulares, salvo excepción prevista por la ley.

PRÓLOGO

La presente obra es el resultado del esfuerzo académico de un grupo de médicos que, pese a su apretada agenda se ha dado a la tarea de recopilar la bibliografía disponible con la evidencia más actualizada sobre 19 temas de actualidad que esperamos ayuden tanto al médico en formación como al personal de salud interesado en profundizar sobre la Atención Primaria en Salud.

No es tarea fácil hacer espacio en la labor del médico para sentarse a escribir una obra pero cada uno de los autores ha dado lo mejor de si para aportar con un libro que estamos seguros será de gran ayuda a quienes se inician en los años de rotación.

Los temas mantienen, siempre que ha sido posible, la siguiente estructura: definición, epidemiología (de preferencia en Ecuador, si no existen datos, se han tomado datos de revistas norteamericanas, europeas o páginas de OMS), fisiopatología, cuadro clínico, diagnóstico, tratamiento, pronóstico de los pacientes con la patología citada y recomendaciones. Esperamos que de esta forma la consulta sea más eficiente.

Dr. Cristhian Quinaluisa

ÍNDICE DE AUTORES

Jessica De Los Ángeles Ruilova Prieto
Médico General por la Universidad Nacional De Loja
Médico Residente del Hospital Manuel Ignacio Monteros IESS-Loja
Cefalea

Mateo Esteban Zea Cabrera
Médico General por la Universidad Católica de Cuenca (UCACUE)
Médico General en Libre Ejercicio
Amigdalitis

Nathalia Carolina Orquera Ayala
Médica Cirujana por la Universidad Tecnológica Equinoccial (UTE)
Médico Residente en Novaclínica Santa Cecilia
Enfermedad de Reflujo Gastroesofágico

Carolina Misshell Narváez Álvarez
Médica Cirujana Por La Pontificia Universidad Católica del Ecuador
Médico General En Libre Ejercicio
Dermatitis Atópica

Carlos Espartaco Erazo Verdugo
Médico Cirujano por la Pontificia Universidad Católica Del Ecuador
MSc. Enfermedades Infecciosas por la Pontificia Universidad Católica
del Ecuador
Epidemiólogo en Hospital General Docente de Calderón
Neumonía Adquirida en la Comunidad

Patricia Herminia Corella Sanguil
Médico Cirujano Por la Universidad Regional Autónoma de Los Andes
Médico General en Municipio del Distrito Metropolitano de Quito
Obesidad

Esteban David Cevallos Jaramillo
Médico por la Universidad Central del Ecuador
Jefe de Talento Humano en Clínica Conocoto
Médico Residente de Emergencias en Clínica Conocoto
Médico de Consulta Externa Provital / Med Health
Insuficiencia Cardiaca Congestiva

Cristian Daniel Chacón Molina
Médico Cirujano por la Universidad de las Américas Quito-Ecuador
Médico Rural en Hospital Básico Manglaralto Santa Elena-Ecuador
Hipertensión Arterial

Luis Daniel Pino Vallejo
Médico General por la Universidad Nacional de Chimborazo
Médico Residente en Hospital Provincial General Docente de Riobamba
Trastornos Hipertensivos en el Embarazo

María Belén Espíndola Lara
Especialista en Medicina Familiar y Comunitaria por la Escuela Superior
Politécnica de Chimborazo
Docente en Universidad Nacional De Chimborazo
Médico Familiar en Distrito 06D04 Colta-Guamote-Guano-Penipe
Insuficiencia Venosa Periférica

Silvia Carolina Haro Casco
Médico General Por La Escuela Superior Politécnica De Chimborazo
Médico Residente del Hospital San Juan
Gonartrosis de Rodillas en Pacientes Geriátricos

Alejandro Xavier Campoverde Sani
Pasante de Medicina en Instituto de Atención Renal Especializada (I.A.R.E.)
Quito-Ecuador
Investigador Asistente
Insuficiencia Renal Crónica

Daniel Esteban Carrera Vásquez
Médico Cirujano por la Pontificia Universidad Católica del Ecuador
Administrador Técnico CS. Kupi 4
Hiperplasia Prostática Benigna

Carla Daniela Vega Vega
Especialista en Medicina Familiar y Comunitaria (MGI), ELAM-Cuba
Médico C.S.B. IESS Tulcán
Cáncer Cervicouterino

Janina Roxana Pimentel Pulgar
Médico General por la Universidad Nacional de Chimborazo
Master en Prevención de Riesgos Laborales por la Universidad de la Rioja
Docente en el Instituto Tecnológico Stanford
Médico General - Ocupacional en Libre Ejercicio
Retinopatía Diabética

Cristina Campoverde Ortega
Médico General por la Universidad Central del Ecuador
Médico Residente en Hospital General IESS Quito Sur
Hernia Inguinal en Paciente Pediátrico

Anthony Javier Fernández Arcos
Médico Cirujano por la Universidad de las Américas Quito-Ecuador
Médico Residente del Hospital General Enrique Garcés
Quemaduras

María Fernanda Corrales Albán
Médico Cirujano Por La Pontificia Universidad Católica Del Ecuador
Médico Residente Del Hospital Luis Gabriel Dávila-Tulcán
Mordeduras de Serpiente y sus Complicaciones

Andrés Fernando Venegas Panchi
Médico Cirujano por la Universidad Tecnológica Equinoccial (UTE)
Médico Residente en Hospital Raúl Maldonado Mejía – Cayambe
Aplicación de Electrocardiograma en Atención Primaria de Salud

ÍNDICE DE CAPÍTULOS

1.Cefalea   15
Jessica De Los Ángeles Rudova Prieto

2.Amigdalitis   29
Mateo Esteban Zea Cabrera

3.Enfermedad de Reflujo Gastroesofágico   41
Nathalia Carolina Orquera Ayala

4.Dermatitis Atópica   61
Carolina Misshell Narváez Álvarez

5.Neumonía Adquirida en la Comunidad   79
Carlos Espartaco Erazo Verdugo

6.Obesidad   97
Patricia Herminia Corella Sangail

7.Insuficiencia Cardiaca Congestiva   109
Esteban David Cevallos Jaramillo

8.Hipertensión Arterial   119
Cristian Daniel Chacón Molina

9.Trastornos Hipertensivos en el Embarazo   137
Luis Daniel Pina Vallejo

10.Insuficiencia Venosa Periférica   155
María Belén Espíndola Lara

11.Gonartrosis de Rodillas en Pacientes Geriátricos   171
Silvia Carolina Haro Casco

12.Insuficiencia Renal Crónica   193
Alejandro Xavier Campoverde Sani

13.Hiperplasia Prostática Benigna   205
Daniel Esteban Carrera Vásquez

14.Cáncer Cervicouterino   215
Carla Daniela Vega Vega

15.Retinopatía Diabética   227
Janina Roxana Pimentel Pulgar

16.Hernia Inguinal en Paciente Pediátrico   237
Cristina Campoverde Ortega

17.Quemaduras   249
Anthony Javier Fernández Arcos

18.Mordeduras de Serpiente y sus Complicaciones   269
María Fernanda Corrales Albán

19.Aplicación de Electrocardiograma en Atención Primaria de Salud   283
Andrés Fernando Venegas Panchi

CAPÍTULO 1
Cefalea
Jessica De Los Ángeles Ruilova Prieto

Introducción

L a cefalea es un padecimiento muy frecuente entre la población general que conlleva una gran carga socioeconómica. Esto implica gran pérdida en la calidad de vida y la productividad para los pacientes que la sufren, así como altos costes económicos para la sociedad. [1] Actualmente, se considera la segunda causa que más años vividos con discapacidad o mala salud (AVD) causa en todo el mundo para ambos sexos. [2] En los países occidentales, la prevalencia de cefalea es muy alta, oscilando entre el 73-89% en el caso de los varones y entre el 92-99% en el caso de las mujeres. [3]

Debido a esto, las cefaleas suponen un motivo frecuente de consulta tanto en Atención Primaria como en los servicios de Urgencias y en la consulta del neurólogo. [4]

Actualmente, se considera el embarazo por sí solo un signo de alarma en las cefaleas. Éstas pueden ser de causas primarias o secundarias, siendo las primeras las más frecuentes. Sin embargo, durante el embarazo hay causas secundarias que cobran mayor importancia por lo que debe ser importante saber reconocer cada una de ellas. El diagnóstico es clínico, basado en una buena anamnesis y un buen examen físico. Los estudios de imagen deben ser enviados solo cuando realmente se ameriten, ya que son costo efectivos y enlentecen el diagnóstico. El abordaje terapéutico siempre es un reto en este grupo de pacientes, ya que se debe procurar no causar daño fetal. No existen medicamentos de categoría A para esta patología en específico, y la medida de tratamiento farmacológica más recomendada es el uso de acetaminofén, aunque también son importantes las medidas no farmacológicas. [5]

Definición

Con el término cefalea, se designa a toda sensación dolorosa localizada en la bóveda craneal, desde la región frontal hasta la occipital, aunque en numerosas ocasiones, también se aplica a dolores de localización cervical y facial. Si bien la cefalea en la mayoría de los casos a los que nos enfrentamos en la consulta se trata de una entidad clínica en si misma, debe ser considerada desde el inicio como un síntoma, con el fin de abordar un correcto enfoque biopsicosocial que nos facilitara el manejo del paciente que presente este problema. Al ser definida como dolor en la extremidad cefálica, se hace referencia al síntoma. Por el contrario, al considerarse como síndrome implicaría su multicausalidad y los distintos tipos involucrados. [6]

Epidemiologia

Se calcula que la prevalencia mundial de la cefalea (al menos una vez en el último año) en los adultos es de aproximadamente 50%. Entre la mitad y las tres cuartas partes de los adultos de 18 a 65 años han sufrido una cefalea en el último año, y el 30% o más de este grupo han padecido migraña. La cefalea que se presenta 15 días o más cada mes afecta de un 1,7% a un 4% de la población adulta del mundo. A pesar de las variaciones regionales, las cefaleas son un problema mundial que afecta a personas de todas las edades, razas, niveles de ingresos y zonas geográficas. [7]

Según The International Headache Society, las cefaleas primarias y secundarias afectan aproximadamente al 20% de las mujeres gestantes; y de este porcentaje el 90% son de causas primarias y el 10% restante son de causas secundarias. [1,2] La cefalea primaria más frecuente es la tensional, ocasionada por factores desencadenantes como estrés y de privación del sueño, factores a los que las mujeres están muy expuestas durante el embarazo y el posparto. Sin embargo, la cefalea primaria más estudiada en las mujeres gestantes ha sido la migraña. Del 2 al 7% pueden ser migrañas de novo en el embarazo [3], en cuyo caso hay que buscar causas de cefaleas secundarias, y en esta categoría las más frecuentes en las mujeres gestantes son los trastornos hipertensivos, seguidos de adenoma hipofisario y apoplejía. [4] En nuestro país no existe una estadística clara sobre la incidencia de pacientes que acuden al servicio de emergencias por cefalea no traumática, pero según los datos estadísticos del servicio de imagen del Hospital Carlos Andrade Marín se realizaron 3361 tomografías de cráneo en los últimos seis meses del año 2016, de las cuales 1379 fueron solicitadas por el servicio de emergencias que corresponde al 41% del total estudios solicitados. [12]

Fisiopatología

La cefalea puede interpretarse como una respuesta de los nociceptores periféricos a una injuria cerebral, distensión de las vísceras, o cualquier otra situación que afecte la homeostasia; en la que la sensación dolorosa es un evento fisiológico que tiene lugar en las personas cuyo sistema nervioso central es normal y funciona correctamente. Otra de los mecanismos por los que puede surgir el dolor de cabeza es cuando hay alguna lesión de las vías transmisoras del dolor, centrales o periféricas, o cuando estas se activan anormalmente. Cualquiera de las dos situaciones anteriormente mencionadas puede ser el mecanismo por el cual se origina la cefalea. [13]

Las cefaleas son el resultado de la activación de las fibras primarias aferentes de los vasos encefálicos, específicamente de las principales arterias meníngeas, y cerebrales. Los estímulos que pudieran estimular estas fibras para provocar dolor son variables, e incluyen la tracción o compresión directa de las estructuras por una lesión ocupativa de espacio con efecto de masa y la irritación química que ocurre cuando se trata de una infección neurológica o por la presencia de sangre en el espacio extravascular. En las llamadas cefaleas secundarias, puede constatarse la presencia de alteraciones estructurales o inflamatorias extracraneales, por lo que resulta fundamental en el tratamiento de estos pacientes la solución de la causa que la originó. [14]

Clasificación internacional de cefaleas simplificada
Cefaleas primarias
Migraña (con aura y sin aura)
Cefalea tensional (infrecuente, frecuente y crónica)
Cefalea en racimos y otras cefaleas trigeminales autónomas
Otras cefaleas primarias

Cefaleas secundarias
- Cefaleas atribuidas a trauma de cráneo o cervical, incluyendo la cefalea crónica postraumática.
- Cefaleas atribuidas a alteraciones vasculares, incluyen la cefalea por hemorragia subaracnoidea y la arteritis de células gigantes.
- Cefalea no relacionada con alteraciones vasculares, incluida la hipertensión intracraneal idiopática o los tumores cerebrales.
- Cefaleas relacionadas con el uso de sustancias o la descontinuación del uso, dentro de las que se incluyen la inducida por monóxido de carbono, alcohol, sobreuso de medicación para la cefalea, secundaria al sobreuso de ergotamina, triptanos o analgésicos.
- Cefaleas secundarias a procesos infecciosos, incluidas las infecciones intracraneales.
- Cefaleas relacionadas a alteraciones de la homeostasia.
- Cefaleas relacionadas con estructuras como cráneo, cuello, ojos, oídos, nariz, senos paranasales, dientes u otra estructura facial o craneal.
- Cefalea relacionada con alteraciones psiquiátricas.

Neuralgias y otras cefaleas
Neuralgias craneales, dentro de las que se incluyen la neuralgia del trigémino.
Otras cefaleas, neuralgias o dolores faciales primarios. [15]

Cuadro clínico
Signos de alarma para cefaleas mnemotecnia **SNOOP**

S Síntomas sistémicos: Fiebre, pérdida de peso, embarazo, inmunodepresión.
N Neurológico Alteración del estado de conciencia, papiledema, rigidez nucal.
O Inicio > de 40 años, repentino vs crónico.
O Otros síntomas asociados: Trauma, abuso de drogas, exposición a toxinas; durante actividad sexual; que despierta durante las noches.
P Pasado Historia previa de cefalea

Cualquiera de estas características en los pacientes debe motivar al Médico a mayor investigación del origen de la cefalea, usando otras herramientas de diagnóstico como TAC o RMI cerebral. [16]

Diagnóstico
Por lo tanto profundizar en la historia clínica es lo esencial, dado que pasar por alto este rubro y no tomarse el tiempo suficiente es el causante de la mayoría de fallos diagnósticos y terapéuticos. [17]
La evaluación clínica se debe basar en los factores señalados a continuación :

Aspectos importantes en la historia clínica de la cefalea
1. ¿Cuántos tipos de cefalea ha padecido? (opresivo, punzante, incapacitante, etc.)
2. Aspectos con relación al tiempo. (Inicio, Evolución, Frecuencia, Episódico, Continuo, ¿por qué consulta ahora?)
3. Características del dolor. (Intensidad, Descripción, Origen, Irradiación, Síntomas asoc.)
4. Factores asociados a la causa. (Desencadenantes o Predisposición, ¿qué alivia los síntomas?, (Antecedente Heredo Familiar)
5. Factores asociados a la respuesta. (¿Qué hace el paciente durante el episodio, cuánto lo limita, qué medicamentos ha ingerido y cuál es su respuesta?)
6. Condición entre los episodios de dolor. (Síntomas residuales, ansiedad o temor por otro episodio próximo).

A los pacientes que tienen un episodio de cefalea intensa se les deben descartar cuadros severos, como la meningitis, hemorragia subaracnoidea, hematoma epidural o subdural, glaucoma o sinusitis purulenta. Por ejemplo, las cefaleas de origen rápido (segundos a minutos) son sugestivas de origen vascular.

Paresias, apraxias, agnosias, vómito en proyectil, edema de papila y alteración campimétrica suelen estar asociados a masas intracraneales.

Una parte muy importante de la historia clínica son las *"banderas rojas"* de la cefalea. Si hay afirmación de las mismas por parte del paciente, se debe manejar con referencia a un servicio de emergencias para utilización de neuro imágenes y vigilancia continua de la evolución del cuadro. Estas "banderas rojas" se presentan a continuación:

Tabla 1 Banderas rojas de la evaluación clínica de la cefalea.

>50 años, Unilateral, Tipo racimo, fiebre +, Aura* +	Interrumpe el sueño	Vomito presente en proyectil sin náusea
Empeora con los días	Empeora con Valsalva o Act. Sexual	Peor episodio registrado

**Aura: experiencia de percepción visual previa a un ataque de cefalea. Las manifestaciones van desde luces, olores o recuerdos pasados. Fuente: Evans R W. Diagnostic testing for Headache. Med Clin North Am. 2001; 85: 865-885.* [17]

Una evaluación neurológica integral debe ser realizada, en especial las funciones sensoriales y motoras, las cuales son las más afectadas en este caso. Sobre la función sensorial, la percepción del dolor se examina por la estimulación simultánea doble, y una prueba de propiocepción. La función motora se evalúa midiendo la fuerza de miembros superiores e inferiores, toma de reflejos y dorsiflexión de ortejos y pies. [18]

Con cualquier anormalidad del exámen neurológico debe pensarse en alguno de los cuadros serios mencionados anteriormente. La presión arterial, exploración de la región cervical, efecto de movimientos pasivos de la cabeza, revisión otorrinolaringológica y estudio de la función cardiaca se deben realizar. Los mareos y el zumbido de oídos son otros síntomas asociados. También se debe tomar en consideración a la cefalea crónica, que es la presencia de síntomas por más de 15 días al mes por al menos tres meses. De esta última, el factor de riesgo principal es el abuso de medicamentos contra la cefalea.

Tratamiento

El tratamiento se clasifica en preventivo y específico, así como la inclusión de otros productos. A continuación se citan recomendaciones para su prescripción.

1) Tratamiento preventivo. [19]

Las terapias preventivas se justifican cuando los síntomas interfieren significativamente con las actividades cotidianas pero no incapacitan o hay intolerancia/contraindicación para otros tratamientos más específicos.

En la atención primaria los medicamentos disponibles para la prevención de crisis se citan a continuación:

Tabla 2 Medicamentos para la prevención de crisis de cefalea

Amiltriptilina 10-25mg VO* HS* 8 (Terapia única, mínimo un mes)	Ef. Adverso: Agitación, Constipación, Fatiga, Náusea
Atenolol 50mg VO cada día (Terapia única)	Ef. Adverso:Fatiga, Hipotensión, Bradicardia
Fluoxetina 40mg VO* cada día (Terapia única, mínimo un mes)	Ef. Adverso: Náusea, Insomnio, Anorexia, Tendencias suicidas (Pacientes <24 años)

** VO: vía oral; HS: hora sueño . Fuente: Revista medica de Costa Rica y centroamerica LXXI (613) 703 - 711, 2014.* [20]

Estos medicamentos no se prescriben juntos, sino que se anudan a un cambio en estilo de vida con eliminación de factores de riesgo (conductas de sueño, modulación de la estimulación visual (lectura, televisión, computadoras), eliminación de alimentos como lácteos, chocolate, productos enlatados, salsa de soya, nueces) con posibilidad de terapias de relajación. A estas opciones de prevención se les puede adjuntar (excepto fluoxetina) la metoclopramida en dosis de 10 mg el cual es un bloqueador de dopamina y serotonina en zonas quimiorreceptoras del sistema nervioso central, así como sensibilizador de los tejidos a la acetilcolina. Se utiliza, sea vía oral o intravenosa, para síntomas de náusea y vómito, que en algunos casos se presentan en las crisis.

Tabla 3 Características de los tipos usuales de cefalea en la consulta de atención primaria

Migraña	Cefalea Tensional	Cluster o Racimos	Abuso de Sustancias (Cefalea Crónica)
1. Discriminación: POUND/ Pounding (pulsátil), One day (24 a 72h), Unilateral, Náusea y vómito, Disabling (incapacitante). Predominio en mujeres (25%)	Tipo más frecuente de cefalea primaria. Predominio en hombres con pico entre los 30 a 39 años. No tan incapacitante como la migraña.	1. Mayor prevalencia en hombres	1. Factor común en el uso de fármacos con fines preventivos por más de 3 meses

Migraña	Cefalea Tensional	Cluster o Racimos	Abuso de Sustancias (Cefalea Crónica)
2. Fotofobia, fonofobia, con característica pronto temporal y ocular pulsatil, empeora con actividad rutinaria. 3. Episodio sin aura (64%) es más frecuente que el episodio con aura (18%). Este último se acompaña de escotomas*, menos de 1h de duración y procede al cuadro de cefalea. 4. Precipiantes (85%): calor, temperatura elevada, altitud, estrés físico o psicológico, falta de sueño, ayuno, alimentos como queso - chocolate - cítricos - comidas copiosas - aditivos, alcohol, menstruación. 5. Evaluación por neuroimágenes: aura persistente, aumento de intensidad o frecuencia de episodios, aura sin cefalea, post trauma, hemiplejía, cuadro confusal.	2. Episódica (menos de 15 días/mes), Crisis duran pocas horas. 3. Tipo opresivo, sensación de banda, irradiado a cuello 4. Exacerbada por estrés psicológico, ruido, fatiga, trastornos del sueño.	2. Pueden ocurrir varias veces al día, en especial por la noche con frecuencia 1 vez al año o cada 2 años. 3. Intenso dolor unilateral alrededor del ojo, acompañado por síntomas autonómicos: ojos rojo, lagrimeo, secreción u obstrucción nasal del mismo lado, ptosis. Agitación e inquietud por el dolor severo. 4. Empeora con la ingesta de alcohol	2. Presente desde al levantarse, puede permanecer todo el día y empeora con el ejercicio físico. Tipo opresivo 3. Ocurre con analgésicos simples, AINES, triptanes y ergotamina: ingesta regular de 3 o más tabletas al día más de 2 veces a la semana. 4. Mejora al suspender los medicamentos de forma lenta o abrupta (75% de disminución de las cefaleas) mientras se instaura un tratamiento preventivo. El agente causal se disminuye cada semana concomitantemente con un incremento en ladosis del agente preventivo. Puede haber un período de abstinencia al agente causal con náuseas, vómitos, trastorno del sueño y agitación que abarca un lapso de 3 semanas.

Escotoma: zona de ceguera parcial, temporal o permanente
Características de los tipos usuales de cefalea en la consulta de atención primaria.
Fuente: Goldman D., In the Clinic, Migraine Annals Int Med 2012; 147:ITC 11-(1-16). (21)

Medicamentos como el valproato de sodio, topiramato, gabapentina, venlafaxina, prednisolona, verapamil y carbonato de litio. [22] Son medicamentos en donde se ha probado su eficacia sobre los tratamientos anteriormente citados para la prevención de la cefalea, más sin embargo, estos no se pueden prescribir desde la atención primaria.
Este tipo de tratamiento se prescribe en pacientes con cefalea por abuso de sustancias.

2) Tratamiento Específico
Los triptanes son el tratamiento de elección para los síndromes de la cefalea, y su acción se basa en la vasoconstricción e inhibición de neuronas periféricas y trigeminales de segundo orden. Son agonistas potentes de los receptores 5-HT 1B, 1D y 1F. (23) Están contraindicados en condiciones como: [24]

- Migraña complicada (episodios de aura prolongada de más de una hora de duración + aparición súbita variable + déficit neurológico)
- Enfermedad cardiovascular y/o Accidente cerebro vascular previo, Hipertensión mal controlada.
- Uso concomitante de: inhibidores de la recaptura de serotonina (Fluoxetina), inhibidores duales de la recaptura de serotonina (Cymbalta), anti psicóticos (Seroquel), Inhibidores de Monoaminooxidasa, antidepresivos tricíclicos (amiltriptilina), opioides (Tramadol), antibìoticos y drogas de abuso (Cocaína, THC*, LSD**, MDMA***).
  *THC-Tetra hidro canabinol; **LSD-Dietilamida de ácido lisérgico, ***MDMA-Metil dietil meta anfetamina (Éxtasis)

En caso de la interacción medicamentosa, se puede dar como el tramadol o butorfanol (unión a receptor opioide Miu, inhibidores de vías ascendentes del dolor) son los únicos con estudios sobre tratamientos de cefalea, pero estos no aprueban su uso para ningún tipo de cefalea. Solo se menciona que debe reservarse su empleo cuando otros medicamentos están contraindicados, siempre y cuando la sedación no sea un efecto indeseable o se haya discutido el riesgo de abuso. (25) No se incluyen en ningún esquema de terapia. El paracetamol, o acetaminofén es de los medicamentos mayormente usados en el mundo para malestares como fiebre y dolor. Este es bien tolerado y es una opción para pacientes que no toleran AINES, como por ejemplo pacientes con úlcera péptica o colitis ulcerativa. Puede causar daño hepático o renal si se toma en dosis elevadas (> 4g al día).17 Es ampliamente utilizado en el tratamiento de la migraña, y concomitantemente con antiemeticos, pero estudios han comprobado que no es la mejor elección para episodios de cefalea aguda o crónica. [26]

Dos estudios 18,19 de 1.5 años de duración, de 3800 y 2900 participantes respectivamente, compuesto por adultos jóvenes sin factores de riesgo cardiovascular o enfermedad hepática-renal o en uso de medicamentos que causan interacción con el tratamiento del estudio, se comparó el uso de 1g de acetaminofen + 10mg de metoclopramida (Grupo 1) vs 100mg de sumatriptan + 400mg de ibuprofeno (Grupo 2). Pacientes del grupo 1 (acetaminofen + metoclopramida) reportaron alivio medianamente efectivo comparado a los pacientes del grupo 2 (sumatriptan + ibuprofeno) (dígase medianamente efectivo como resolución de un 60% de los síntomas asociados de dolor, fotofobia, fonofobia, mareo) con la limitante de que el objetivo se alcanzaba en 48 h y con el pasar de lo días debían repetir la terapia. Pacientes del grupo 2 (sumatriptan + ibuprofeno) se aliviaron a las dos horas de la toma y no requirieron de terapias subsecuentes, pero sufrieron de mayores efectos adversos (mareo - 15%, fatiga - 30% y somnolencia - 30%). En ambos grupos se eliminaron factores de riesgo con control de horario de sueño, estrés y eliminación de alimentos como chocolate, queso, nueces.

4) Tratamiento recomendado
Se concluyó que el tratamiento inicial para cuadros agudos, que sean moderados a severos, debe ser tratado con triptanes + AINES o ergotamina + AINES, siempre y cuando la terapia preventiva haya fallado o si el médico tratante lo considere como primera opción.[27]
Para el tratamiento de cefaleas leves-moderadas, el uso de únicamente AINES o junto con metoclopramida o compuestos con cafeína, son más potentes y eficientes que la terapia de acetaminofén + antiemético. [27]
El uso de 1g acetaminofén + antiemético será utilizado cuando haya intolerancia o contraindicación para las terapias de 1ra y 2da línea o en caso de consulta de paciente embarazada 20, ya que las terapias anteriores (Triptanes, AINES, Ergotamina) son categoría C* o X** según la FDA (Food and Drug Administration).
En caso de contraindicación para acetaminofén, se deberá considerar tratamiento preventivo y control de factores de riesgo, así como el uso de otros medicamentos (valproato de sodio, topiramato, gabapentina, venlafaxina, etc.) El tratamiento definitivo que se recomienda y dosis máximas de los productos, se resumen en la tabla 7 y 8 a continuación.

*Categoría C: Efecto adverso sobre el feto animal. No hay estudios adecuados y bien controlados en humanos.

**Categoría X: Anormalidades fetales demostradas y/o existe evidencia de riesgo al feto humano. es esencial para alcanzar un resultado ideal, tanto para el profesional como para el paciente.

Un aspecto fundamental del tratamiento agudo de la cefalea es la temprana administración del tratamiento abortivo, antes del desarrollo de fenómenos de sensibilización central o periférica, los cuales se manifiestan clínicamente con alodinia (percepción anormal del dolor). De esta manera, el tratamiento temprano con diagnóstico correcto se asocia con mayores tasas de efectividad, menor índice de recurrencia y menor necesidad de terapias de rescate. Se debe tomar en consideración la tolerancia de los pacientes a los tratamientos mencionados, ya que reportes de epigastralgia, fatiga o mareo son efectos adversos comunes de estas terapias, lo que puede inducir a poca adherencia al tratamiento. [27]

Bibliografía

1. Steiner T, Saylor D. The Global Burden of Headache. Seminars in Neurology. 2018;38: 182-190.
2. James S, Abate D, Abate K, Abay S, Abbafati C, Abbasi N et al. Global, regional, and national incidence, prevalence, and years lived with disability for 354 diseases and injuries for 195 countries and territories, 1990–2017: a systematic analysis for the Global Burden of Disease Study 2017. The Lancet. 2018;392: 1789-1858.
3. Ezpeleta D, Pozo-Rosich P. Guía oficial para el diagnóstico y tratamiento de las cefaleas 2015. Madrid: Editorial Luzán 5; 2015. ISBN: 978-84-15198-99-4.
4. Ruiz M, León C, Castillo J, Martínez M, Sánchez S, Quintela E. Distribución por diagnósticos de las cefaleas que acuden a los servicios de urgencias de atención primaria. SEMERGEN - Medicina de Familia. 2010;36: 10-15.
5. Revista Médica Sinergia. Vol. 5. Num. 1. Enero 2020, e337. ISSN: 2215-4523, e-ISSN: 2215-5279 DOI: https://doi.org/10.31434/rms.v5i1.337
6. Villate S, Arroyo J, Bessolo E, Crespín F. Cefalea y síntomas funcionales. Rev Neurol. 2015. Disponible en: http://saudepublica.bvs.br/pesquisa/resource/pt/ibc-136178
7. Chabusa Martínez, K., Carbo Baculima, S., Guerrero Ramirez, J., & Perez Mendoza, K. (2020). Manejo de cefalea migrañosa. RECOMIENDO, 4(1(Esp)), 122-132. doi:10.26820/recimundo/4.(1).esp.marzo.2020.122-132
8. Buitrago J, Murillo R, Meneses A, Rivera P, Ascencio H, Bosch R. Frecuencia y factores de riesgo asociados a la cefalea postparto en el Hospital universitario Erasmo Meoz de San José de Cúcuta. Revistas.unipamplona.edu.co. 2019. Disponible en: http://revistas.unipamplona.edu.co/ojs_viceinves/index.php/INBIOM/article/view/2165
9. Moreno K, Fung M. Manejo de la cefalea en la paciente embarazada que acude al servicio de emergencias: Revista medica de Costa Rica y Centroamérica. 2014, LXXI (611): 417-419. Disponible https://www.medigraphic.com/pdfs/revmedcoscen/rmc-2014/rmc143i.pdf
10. Buonanotte C, Buonanotte M. Migraña aguda en embarazo: oportunidades terapéuticas. 2019. Disponible: https://www.sciencedirect.com/science/article/abs/pii/S1853002816300325?via%3Dihub

11. *Negro A, , Delaruelle Z, Ivanova TA, Khan S, Ornello R, Raffaelli B, Terrin A, Reuter U, Mitsikostas DD. Headache and pregnancy: a systematic review. The Journal of Headache and Pain. 2017 Oct 19;18(1). https://doi.org/10.1186/s10194-017-0816-0*
12. *Novoa Velastegui A, Jácome G. Cefalea primaria y cervicalgia en el Hospital San Francisco de Quito. CAMbios-HECAM [Internet];14(25):27-1. Disponible en: https:// revistahcam.iess.gob.ec/index.php/cambios/article/view/234*
13. *Lozano J. Fisiopatología, diagnóstico y tratamiento de las cefaleas. Offarm. 2001 May; 20(5): p. 96-107. Disponible en: http://www.elsevier.es/es-revista-offarm-4-articulo-fisiopatologia-diagnostico-tratamiento-las-cefaleas-13013472*
14. *Arend B, Armitage D, Clemmond J, Drazen K, Grigs H, LaRusso G. Cecil. Tratado de Medicina Interna. 23rd ed. Goldman L, Aussielo D, editors. Philadelphia: SAUNDERS ELSEVIER; 2008. Disponible en: http://www.elsevier.es/es-revista-offarm-4-articulo-fisiopatologia-diagnostico-tratamiento-las-cefaleas-13013472*
15. *Comité de clasificación de las cefaleas de la Sociedad Internacional de cefaleas IHS. III Edición de la clasificación internacional de cefaleas. marzo 2013;53(8): p. 1383-1395. Disponible en: https://www.ichd-3.org/wp-content/uploads/2016/08/1957clasificacion-ihs-2013-beta-espanol-indice-interactivo-spanish.pdf*
16. *Bajwa, Z. Wootton, J. (2015). Evaluation of headache in adults. UpToDate. Disponible en: http://www.uptodate.com.ezbiblio.usfq.edu.ec/contents/evaluation-of-headache-in-adults? source=search_result&search=Evaluation+of+headache+in+adults&selectedTitle=1%7E 150*
17. *Evans R W. Diagnostic testing for Headache. Med Clin North Am. 2001; 85: 865-885*
18. *Goldberg, Stephen, The four minute neurologic exam, Medmaster, 2012, 6th Ed, Section*
19. *Hilberstein DS. Headache management for the the pain specialist. Regional Anesthesia and Pain Medicine 2010; 29:462-75*
20. *Revista medica de Costa Rica y centroamerica LXXI (613) 703 - 711, 2014. Disponible en: https://www.medigraphic.com/pdfs/revmedcoscen/rmc-2014/rmc145f.pdf*
21. *Goldman D., In the Clinic, Migraine Annals Int Med 2012; 147:ITC 11- (1-16).*
22. *Leone, M.; Peccarsi C., et al.; Double Blind comparison of lithium and verapamil in headache prophylaxis. Headache 2010; 30:411-417.*
23. *Lider, Elizabeth; Triptan Therapy in Migrane, N Eng J Med 2010;363:63- 70*
24. *Lipton RB, et al.; Migrane and cardiovascular disease: systematic review and meta-analysis. BMJ 2009;339:b3914.*
25. *Revista de la Facultad de Medicina UNAM, México; Tratamiento farmacológico de la migraña. Boletín de Información Clínica Terapéutica. 2009;18(2):6-8.*
26. *Roore, MA; McQuay HJ; Paracetamol with or without an antiemetic for acute migraine headache in adults. Cochrane Database syst Rev. 2010; (11) CD008040. Ç*
27. *Snow, V.; Weiss, K.; Pharmacologic management of acute attacks of migraine and prevention of migraine headache. Ann Intern Med 2010; 137:840-9*

CAPÍTULO 2
Amigdalitis
Mateo Esteban Zea Cabrera

Introducción

La faringoamigdalitis aguda (FAA) en el adulto es uno de los principales motivos de consulta en Atención Primaria (AP) e incluso de los servicios de urgencias, siendo su etiología más frecuente la viral. Entre las principales causas bacterianas destacan el Streptococcus Pyogenes o el Estreptococo B-hemolítico grupo A (EBHGA) que puede llegar a ser el agente causal de hasta el 30% de los casos en adultos jóvenes y muy poco frecuente en mayores de 50 años. La FAA por streptococcus pyogenes o estreptococo beta hemolítico del grupo A es uno de los diagnósticos más frecuentes en pediatría de atención primaria, únicamente superada por la infección vírica de vías respiratorias altas y la otitis media. Se ha estimado una incidencia anual de 29,8 casos de faringoamigdalitis estreptocócicas por 100 niños de 0-14 años. Además, es importante mencionar que la FAA representa una causa de absentismo laboral de hasta 6,5 días de baja por episodio presentado. [1]

En la práctica médica diaria el diagnóstico se basa en criterios clínicos como fiebre, exudado amigdalar, ausencia de tos y adenopatía cervical anterior dolorosa. La prueba de referencia es el cultivo de exudado amigdalar, cuya sensibilidad y especificidad son muy elevadas (90-95% y >95%, respectivamente). El periodo de tiempo necesario para realizar la lectura del cultivo constituye la principal limitación para su uso diagnóstico habitual, es por ello que se han desarrollado técnicas inmunológicas rápidas de sencilla utilización y de bajo costo que permiten detectar en pocos minutos el antígeno estreptocócico. La mayoría de estas pruebas tienen actualmente una alta especificidad (>95%), pero su sensibilidad es de aproximadamente el 80%, con un rango que oscila entre el 60 y el 98%, aunque varía según las marcas comerciales y según los síntomas y signos del paciente. [2]

En cuanto al tratamiento, el EBHGA continúa siendo 100% sensible a la penicilina, por lo que este fármaco debe seguir siendo la pauta de elección. Clásicamente, el tratamiento de las faringoamigdalitis recurrentes ha consistido en antiinflamatorios no esteroideos (AINEs), analgésicos, antitusígenos, antibióticos y mucolíticos. El uso excesivo de antibióticos puede producir efectos secundarios en el paciente, tales como intolerancia, alergias, y sobre todo múltiple resistencia bacteriana que ocasionan un aumento del gasto sanitario. [2]

Por todo aquello, la prevención y el tratamiento adecuado de estas infecciones podrían constituir una modalidad terapéutica prioritaria para prevenir el desarrollo de esta patología. Cualquier intervención que reduzca la incidencia de infecciones puede tener un gran impacto en la morbilidad y en la calidad de vida de los pacientes, además de incidir directamente en el consumo de recursos sociosanitarios. [3]

Definición

La faringitis por definición corresponde a la inflamación de la mucosa que reviste la faringe, mientras que la faringoamigdalitis aguda es un proceso agudo febril con inflamación de las mucosas del área faringoamigdalar [4]. Estas patologías son de las afecciones más comunes de las vías respiratorias altas que se encuentran en la práctica clínica, las cuales tienen una alta incidencia en la población pediátrica y en los adultos jóvenes. [5]

Amigdalitis: inflamación de las amígdalas debido a infecciones virales o bacterianas; generalmente se presenta con exudado amigdalino y/o adenopatías cervicales.

Faringoamigdalitis estreptocócica: inflamación de las amígdalas causada por el estreptococo beta hemolítico del grupo A, que puede afectar los alrededores de la faringe. Esta definición no incluye la condición de portador de EBHGA que, por su naturaleza, es asintomático. [6]

Epidemiología

Las infecciones respiratorias agudas son la causa más común de morbimortalidad en niños menores de 5 años y en menor proporción puede afectar a edades escolares y adolescentes. Estas enfermedades son el principal motivo de consulta en la edad pediátrica representando alrededor de 30 al 50%, siendo el 20 a 40% pacientes que requieren hospitalización; asimismo tienen una alta tasa de casos asintomáticos. [7]

La amigdalitis es considerada como una de las principales causas de consulta en la Atención Primaria e incluso en los servicios de urgencias tanto hospitalarios como extrahospitalarios, la mayor parte son presentaciones autolimitadas por lo que en estos casos el uso de antibióticos no estaría indicado. En referencia a la edad, la amigdalitis es muy poco frecuente que se presente antes de los 3 años, tiene un pico de mayor incidencia entre los 5 y los 15 años, para posteriormente afectar entre un 5 % y 23% en los adultos jóvenes y ser finalmente muy poco frecuente en mayores de 50 años [8].

La amigdalitis es una de las infecciones respiratorias más frecuentes y también una de las mayores razones por las que se prescribe un antibiótico, con una tasa aproximada de prescripción del 80% en países como España y en Latinoamérica. A pesar de ello, la causa más frecuente de etiología bacteriana es la producida por Streptococcus pyogenes o Streptococcus β-hemolítico del grupo A, representando el 20-30% de todas las amigdalitis en niños y el 5-15% en adultos. [7] Según los datos reportados por el INEC para el año 2013, se observa que de un total de 1563 pacientes con el diagnóstico de amigdalitis aguda, la edad más frecuente de presentación fue de 1 a 4 años, siguiéndoles en proporción aquellos entre 5 a 9 años. [9]

Etiología

La amigdalitis puede ser causada por numerosos microorganismos como virus y bacterias, la etiología viral es la más frecuente y representa hasta el 70- 80% de los casos, entre los virus, los Adenovirus son los más prevalentes, aunque también se pueden ver implicados Enterovirus, Influenza A y B, Parainfluenza, VIH, Rinovirus, Coronavirus, Coxackie A, Virus del herpes simple tipo 1 y 2, Citomegalovirus o Virus de Epstein-Barr. Si la infección es bacteriana puede ser producida por el estreptococo beta hemolítico del grupo A que llega a ser causante del 15 al 30% de los casos, y que está en función de épocas del año y situaciones epidemiológicas, las infecciones por EBHGA requieren tratamiento antibiótico no sólo para acortar el tiempo de enfermedad sino también para evitar las complicaciones, tanto supurativas como la otitis media aguda, adenitis y absceso periamigdalino, y las no supurativas como en el caso de fiebre reumática y glomerulonefritis. Otras bacterias implicadas en la amigdalitis son Streptococcus B-hemolíticos de los grupos C y G, y entre los menos frecuentes encontramos Mycoplasma peumoniae o Chlamydiophila pneumoniae. [10] Las infecciones crónicas o recurrentes de las amígdalas modifican la respuesta inflamatoria del tejido causando una discapacidad inmunológica, con lo que se disminuye la protección local. Es importante resaltar que no se ha demostrado que posterior a una amigdalectomía haya un impacto clínicamente significativo en el sistema inmune de los pacientes. [11]

Una amigdalitis aguda que se reproduce con frecuencia puede derivar en una amigdalitis crónica o también conocida como tonsilitis crónica. Las causas de una amigdalitis crónica se engloban primordialmente en una infección constante del tejido amigdalino. Los productos bacterianos y las células muertas se acumulan en las criptas (una especie de canales en las mucosas) del tejido amigdalino, provocando así una inflamación permanente de las amígdalas; esto provoca que el tejido cicatrice y se fisure, con lo que la amigdalitis sigue avanzando. [12]

Cuadro Clínico
Entre las formas clínicas de amigdalitis se encuentran la amigdalitis aguda y la crónica. La amigdalitis aguda está causada, en casi el 80% de los casos, por varios tipos de virus, y el 20% restante tiene un origen bacteriano; además, una infección viral siempre es susceptible de complicarse con una sobreinfección bacteriana. Hay que tener en cuenta la importancia de saber diferenciar una amigdalitis viral de una bacteriana, es así que, mientras en las infecciones virales el cuadro se acompaña por cambios bruscos de temperatura, amígdalas eritematosas y aumento del lecho vascular; para los cuadros bacterianos la sintomatología es más intensa y se acompaña de odinofagia, fiebre y a la exploración sobresale la presencia de placas blanquecinas y purulentas sobre la superficie amigdalar. [13]

La amigdalitis aguda es la más común en la infancia y se manifiesta casi siempre por un dolor creciente en la zona superior de la garganta que se acompaña de dolor al deglutir o al abrir la boca para bostezar que puede extenderse hasta los oídos; asimismo, a estos síntomas se añaden otras molestias generales como fatiga, dolor de cabeza y fiebre. En muchos casos, puede aumentar la producción de saliva y la voz suena con resonancia nasal, debido al abultamiento de las amígdalas. En la exploración se puede observar las amígdalas enrojecidas e inflamadas y pueden mostrar placas de exudado blanquecino. En la amigdalitis aguda las amígdalas pueden aumentar considerablemente de tamaño y provocar serios problemas respiratorios, sobre todo se debe tener especial precaución con los niños debido a que durante la infancia las amígdalas están dilatadas y esta situación puede afectar aún más la respiración. [13]

En el caso de la amigdalitis crónica su presentación se produce debido a episodios recurrentes de amigdalitis aguda bacteriana. En este tipo de amigdalitis apenas se dan síntomas agudos, en ocasiones aparece un sabor desagradable, dolor durante la deglución y halitosis; los ganglios linfáticos pueden estar inflamados de forma permanente sin presencia de dolor alguno. Una amigdalitis puede provocar también enfermedades secundarias, las bacterias de las amígdalas pueden colonizar otros órganos o bien producirse algún trastorno autoinmune, lo que puede ocasionar infecciones sistémicas complejas, tales como una fiebre reumática con la posible implicación del corazón, de las articulaciones y de la piel, así como una nefritis; sin embargo dichas afecciones no son tan comunes. [7]

Diagnóstico

Con un examen breve el médico puede diagnosticar una inflamación de las amígdalas, si fuera necesario se solicitan pruebas complementarias como un análisis de sangre o un exudado. Lo principal para el médico es determinar si se trata de una amigdalitis viral o de una bacteriana, debido a que un sobrediagnóstico de amigdalitis bacteriana cuando se trata de una de tipo viral puede llevar a la prescripción de antibióticos innecesarios. Sin embargo, estudios indican que el diagnóstico de la amigdalitis basado únicamente en la exploración clínica conlleva fallos en uno o dos de cada cuatro casos, por este motivo, las pruebas complementarias aportan datos claves en el diagnóstico y el tratamiento. [7]

Una de las pruebas más empleadas para determinar la etiología de las amigdalitis se realiza mediante el cultivo de exudado faríngeo, obtenido por frotación con un hisopo de la pared posterior de la faringe y ambas amígdalas, incidiendo en las zonas que presenten exudado o inflamación, la muestra se siembra en agar sangre, y el resultado se obtiene a partir de las 24 a 48 horas. Esta prueba en las mejores condiciones tiene una sensibilidad del 90% y su especificidad del 95 al 99%. [7]

Criterios de Paradise para indicación de amigdalectomía

Se define amigdalitis crónica o recurrente de la siguiente manera:

1. Frecuencia

- 7 episodios en un año, o
- 5 episodios al año por 2 años consecutivos, o
- 3 episodios al año por 3 años consecutivos.

2. Hallazgos clínicos

Presencia de odinofagia más uno de los siguientes:

- Fiebre mayor a 38°C
- Adenopatia cervical sensible mayor a 2 cm
- Exudado amigdalino
- Cultivo positivo para EBHGA

3. Tratamiento

- Episodios tratados con esquema antimicrobiano adecuado

4. Documentación

- Episodios evaluados por un médico quedando registrados en la ficha clínica o al menos 2 episodios observados por el otorrinolaringólogo, más la historia clínica con los criterios antes mencionados. [14]

Tratamiento

Para tratar la amigdalitis existen dos tipos de tratamiento: el etiológico, en el caso de amigdalitis bacterianas, y el sintomático para tratar infecciones virales y afecciones con otras causas. [15]

Tratamiento Antibiótico

El tratamiento antibiótico está indicado en la amigdalitis estreptocócica, ya que su empleo ha demostrado una resolución más rápida de los síntomas, reducción del tiempo de contagio y la prevención de las complicaciones supurativas y no supurativas, lo ideal es que deban prescribirse en los casos que estén confirmados la entidad bacteriana. [16]

Según las guías de tratamiento del 2016 en España, el antibiótico de elección es la penicilina, la cual tiene un espectro de acción más estrecho, es más económica y no se ha documentado ningún aislamiento de estreptococo beta hemolítico del grupo A resistente a la misma. Si bien se han descrito cepas tolerantes in vitro en las cuales el efecto del antibiótico ha sido únicamente bacteriostático, no se han demostrado índices significativos de fracaso terapéutico entre cepas tolerantes y susceptibles. [18]

En caso de intolerancia al tratamiento con penicilinas se puede administrar amoxicilina de 500 mg cada 12 horas por vía oral. Este medicamento demuestra tasas más altas de curación clínica y erradicación del EBHGA en comparación con la penicilina V, por tener una mayor absorción gastrointestinal y mejor tolerancia de la suspensión. En caso de alergia a la penicilina de reacción retardada puede administrarse una cefalosporina de primera generación, como cefadroxilo 30 mg por kg al día cada 12 horas y un máximo 1 gramo cada 24 horas, si la reacción alérgica es inmediata se puede utilizar azitromicina en una dosis en niños menores de 12 años de 10 a 12 mg por kg al día, en una dosis durante 3 a 5 días y en mayores de 12 años una dosis de 500 mg diarios el primer día seguidos de 250 mg en una única dosis hasta 5 días. Si hay resistencia a los macrólidos se puede prescribir clindamicina de 20 a 30 mg por kg al día cada 8 a 12 horas por 10 días con un máximo 900 mg al día. [18]

Tratamiento Sintomático

En cuanto al tratamiento farmacológico no antibiótico, la guía europea sobre manejo de la amigdalitis aguda recomienda el uso de analgésicos y antiinflamatorios como el Ibuprofeno y diclofenaco debido a que son ligeramente más efectivos que paracetamol para el alivio del dolor de garganta. En el caso de antiinflamatorios de acción local puede ser una alternativa para el tratamiento de los síntomas de odinofagia pero en la cual la fiebre no es alta. [7] Otros medicamentos prescritos por los médicos son los corticosteroides utilizados en dosis única como la dexametasona 10 mg por vía intramuscular, que puede ayudar a acortar la duración de los síntomas pero sin que varíen el número de recaídas o los efectos adversos, también se suelen utilizar los analgésicos tópicos en forma de pastillas y aerosoles, que contienen benzocaína, fenol, lidocaína y otras sustancias. Los analgésicos que pueden reducir el dolor pero deben usarse de manera repetida y con frecuencia llegan a afectar el sentido del gusto. [17]

Protocolos de tratamiento para Amigdalitis.

En el año 2012, el Ministerio de Salud Pública del Ecuador publica las guías o protocolos terapéuticos con la finalidad que sean el mejor instrumento para mejorar la calidad de la atención de salud dentro de los cuales encontramos el protocolo terapéutico para amigdalitis estreptocócica

Codificación CIE10

La codificación CIE10 para amigdalitis estreptocócica es J03.0.

La amigdalitis estreptocócica se define como la infección aguda de las amígdalas palatinas causada por el estreptococo beta hemolítico del grupo A. [18]

Medicamento de elección – condiciones de uso

El medicamento de primera elección.

- Principio activo: Bencilpenicilina benzatínica (Penicilina G benzatínica)

Presentación

- Frasco - ampolla de 600.000 a 2'400.000 UI.

Posología

- Adultos: 1'200.000 UI Intramuscular (IM) por una vez
- Niños > 6 años o 27.3 kg: 1'200.000 UI por 1 vez.
- Niños < 6 años o 27.3 kg: 600.000 UI IM por 1 vez. (19)

Duración

- Una sola dosis.

Instrucciones
- Aplicación intramuscular (IM), profunda, de preferencia en la región glútea.

Medicamento de segunda elección
- Principio activo: Azitromicina
- Presentaciones: tableta de 500 mg, polvo para suspensión 200 mg/5ml.

Posología:
- Adultos 1 tableta una vez al día, durante tres días.
- Niños mayores de 28 días 10 mg/Kg/día, una sola dosis diaria, durante 3 días.

La azitromicina es de primera elección en caso de pacientes alérgicos a las penicilinas. En niños, por conveniencia puede emplearse azitromicina. [18]

Tratamiento Quirúrgico
La amigdalectomía se indica en aquellos casos que se presenten episodios infecciosos recurrentes de acuerdo a los criterios descritos por Paradise, que incluyen la valoración del tiempo de evolución, el número de episodios necesarios para establecer una indicación quirúrgica y la definición de un episodio de amigdalitis. A pesar de que las amigdalitis de repetición habían sido anteriormente la principal indicación de amigdalectomía, actualmente es tema de debate. Hay poca evidencia significativa del beneficio del tratamiento quirúrgico en el caso de amigdalitis recurrentes, y tampoco es posible distinguir si hay diferencia entre amigdalectomía y adenoamigdalectomía en cuanto a los resultados. No hay datos sobre la efectividad del procedimiento a mediano y largo plazo, pues la mayoría de los estudios reportan el seguimiento de los niños tan sólo durante el primer año después de la operación. [20]

Bibliografía

1. Wu S, Peng X, Yang Z, Ma C, Zhang D, Wang Q, et al. Estimated burden of group a streptococcal pharyngitis among children in Beijing, China. BMC Infect Dis. 2016; 16(1):452.
2. Acta Otorrinolaringológica Española: 10.1016/j.otorri.2015.01.001 Enfermedades Infecciosas y Microbiología Clínica: 10.1016/j.eimc.2015.02.010 Atención Primaria: 10.1016/j.aprim.2015.02.002 SEMERGEN: 10.1016/j.semerg.2014.12.013.
3. Rev. ORL, 2016, 7, 1, pp. 23-34. eISSN: 2444-7986 DOI: http://dx.doi.org/10.14201/orl201671.13531
4. Burgaya Subirana, S., Cabral Salvadores, M., Bonet Esteve, A. M., Macià Rieradevall, E., Ramos Calvo, A. M., Burgaya Subirana, S., Ramos Calvo, A. M. (2017). Uso del test rápido de detección de antígeno estreptocócico en la consulta de Atención Primaria. Pediatría Atención Primaria, 19(74), 119-125.
5. Berner, J. E., Will, P., Loubies, R., & Vidal, P. (2016). Examen físico de la cavidad oral, 4.
6. Regina Pérez, Daniela Pavez, Jaime Rodríguez y José Cofré, en representación del Comité de Antimicrobianos. Sociedad Chilena de Infectología. 2018
7. Cots, J. M., Alós, J.-I., Bárcena, M., Boleda, X., Cañada, J. L., Gómez, N., Llor, C. (2016). [Recommendations for management of acute pharyngitis in adults]. Enfermedades Infecciosas Y Microbiologia Clinica, 34(9), 585-594. https://doi.org/10.1016/j.eimc.2015.02.010
8. Cots J, Alós J, Bárcena M, et al. Guía clínica para el manejo de la faringoamigdalitis aguda del adulto. Farmacéuticos comunitarios. [Internet]. 2015 Marzo; 7(1):20-2. Disponible en: http://www.raco.cat/index.php/FC/article/viewFile/320843/411326
9. Lugmaña, Gabriela y Yunga, Julio. (2013). Anuario de Estadísticas Hospitalarias Camas y Egresos 2013.
10. Montequi S, Santos J. Infecciones bacterianas de vías altas: Otitis, amigdalitis. 2006[internet]. Disponible en: https://www.sccalp.org/boletin/46_supl2/BolPediatr2006_46_supl2_294303.pdf
11. Baugh RF, Archer SM, Mitchel RB, et al. Clinical practice guideline: tonsillectomy in children. Otolaryngology-Head and Neck Surgery 2011; 144(1S) S1-30.
12. Amigdalitis crónica. (2013, julio 16). EcuRed, Consultado el 17:06, noviembre 26, 2020 en https://www.ecured.cu/index.php?title=Amigdalitis_cr%C3%B3nica&oldid=1995503.
13. Arriaga M. Amigdalitis: Causas. [Revista de internet]. 2016 Mayo. Disponible en: https://www.onmeda.es/enfermedades/amigdalitis-causas-1303-3.html
14. Paradise, JL et al "Efficacy of tonsillectomy for recurrent throat infections in severely affected children: results of parallel randomized and non randomized clinical trials."N.Eng.J Med 1984; 310:674-683.
15. Melchor M. Amigdalitis aguda. Criterios de amigdalectomía. [Revista de internet]. 2018. Disponible en: http://analesdepediatria.elsevier.es/es/pdf/13054788/S300/
16. Hijano F, Álvez F, Fernández A, et al. Extracto del documento de consenso sobre el diagnóstico y tratamiento de la faringoamigdalitis aguda. [internet]. 2014 Marzo.Disponible en: http://www.medigraphic.com/pdfs/revenfinfped/eip-2014/eip141b.pdf
17. Sasak C. Tonsillopharyngitis. [Revista de internet]. 2018 Abril. Disponible en: https://www.merckmanuals.com/professional/ear-nose-and-throat-disorders/oral-and-pharyngeal-disorders/tonsillopharyngitis
18. Ministerio de Salud Pública Ecuador. Protocolos terapéuticos nacionales [internet]. 2012. Disponible en: https://eliochoa.files.wordpress.com/2014/05/guias-msp-protocolo-manejo.pd
19. Ministerio de Salud Publica Ecuador. Cuadro nacional de medicamentos básicos [internet]. 2014Disponible en: http://www.conasa.gob.ec/phocadownload/cnmb9na/Cuadro_Nacional_de_Medicamentos_Basicos_9na_Revision.pdf
20. Burton MJ, Glasziou PP. Amigdalectomía o adenoamigdalectomía versus tratamiento no quirúrgico para la amigdalitis crónica/ aguda recurrente (revisión Cochrane traducida) Biblioteca Cochrane Plus 2009, número 2. The Cochrane Library 2009; 1:CD00182.

CAPÍTULO 3
Enfermedad de Reflujo Gastroesofágico
Nathalia Carolina Orquera Ayala

Definiciones:

Reflujo gastroesofágico (RGE): Es el paso de contenido gástrico hacia el esófago. Ocurre en individuos sanos, los episodios son infrecuentes, de duración corta y con una mucosa esofágica con resistencia normal a los agentes agresivos; por ello no tiene consecuencias patológicas[1]. Es una condición normal presente en adultos y especialmente en lactantes.

Enfermedad de reflujo gastroesofágico (ERGE): Es un trastorno de la motilidad gastrointestinal que resulta del reflujo del contenido gástrico hacia el esófago o cavidad oral causando síntomas o complicaciones [2]. La ERGE es el resultado del RGE cuando este ocasiona manifestaciones clínicas y/o inflamación esofágica (esofagitis).

Epidemiología:

Un metaanálisis estableció el diagnóstico de ERGE por la presencia de síntomas típicos (pirosis y regurgitación) al menos 1 vez/semana, la prevalencia de la enfermedad a nivel mundial es del 13,3 %. Sin embargo, se han observado diferencias geográficas significativas, de forma que mientras en el sudeste asiático la frecuencia global de síntomas de ERGE es del 7,4 %, en América central alcanza el 19,6 %. En Europa, área donde existe más información publicada al respecto, el mismo porcentaje es del 17,1% [3].

Es un problema de salud frecuente de forma que, en la población general, los síntomas típicos los sufre cada mes el 25% de los adultos del mundo occidental, cada semana el 12% y a diario el 5% [1].

La prevalencia de la ERGE ha incrementado en las últimas décadas, especialmente en países desarrollados; además se evidencia una prevalencia superior en pacientes mayores de 50 años comparada con la de los de menor edad [3].

Estas diferencias epidemiológicas se deben a diferentes estilos de vida y hábitos alimenticios de cada región.

Fisiopatología:

Para entender la fisiopatología de la ERGE, es necesario recordar cuales son las estructuras y mecanismos fisiológicos del aparato gastrointestinal para evitar el reflujo.

- **Esfínter esofágico inferior:** Se encuentra en la porción inferior del esófago, a nivel del estrechamiento diafragmático, a escasos centímetros por encima del cardias. Tiene actividad tónica, pero se relaja durante la deglución. Entre comidas, impide el reflujo del contenido gástrico al esófago. Para que el EEI pueda cumplir su función de barrera debe mantener una presión en reposo adecuada, una longitud total de al menos 2 cm y una longitud intraabdominal de al menos 1 cm [4].

Anatómicamente hablando, está conformado por 3 elementos: (5, Figura1)
- o Esfínter intrínseco: Se encuentra en la unión gastroesofágica. Está conformado por músculo liso. Las fibras circulares del esófago se mezclan con las fibras oblicuas del estómago, creando una válvula unidireccional.
- o Esfínter extrínseco: Se encuentra conformado por fibras de músculo esquelético de los pilares del diafragma, las fibras rodean al esófago en este punto y ejercen una acción de pinza sobre él.
- o Ligamento esofagodiafragmático: mantiene a los 2 esfínteres fijos entre sí.

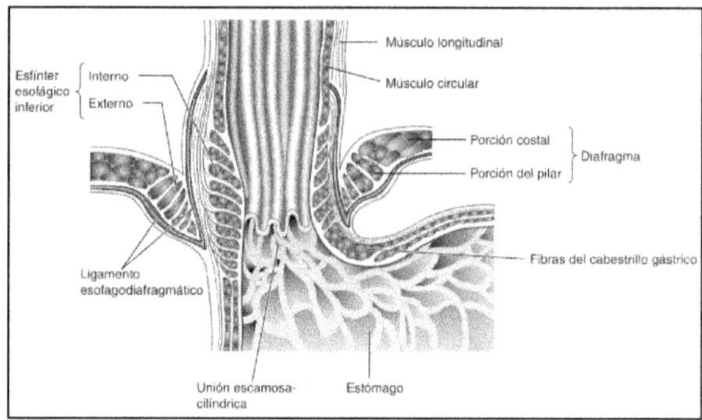

Figura 1: Esfínter esofágico inferior (Ganon, 2016, Fisiología médica)

- **Aclaramiento esofágico:** Ocurre gracias a la peristalsis primaria y secundaria. La peristalsis primaria se inicia por el acto de deglutir, con independencia de la presencia de alimento en la boca. La peristalsis secundaria se desencadena por distensión causada por un fallo en el transporte de un bolo alimentario grande o por la presencia de ácido debido a reflujo gástrico. Este tipo de peristalsis, junto con la estimulación de la secreción de saliva (pH de 7.8 a 8.0), sirve como mecanismo para eliminar el reflujo y neutralizar el ácido [6].

- **Mucosa esofágica:** Barrera preepitelial: es la capacidad neutralizante del ácido por parte de la saliva y moco, el cual contiene bicarbonato. Barrera epitelial: el esófago posee un epitelio plano estratificado grueso. Las células están unidas entre sí por uniones estrechas y su matriz es rica en lípidos, lo cual vuelve al epitelio resistente al ácido. Barrera postepitelial: inicia en la membrana basal celular con la presencia de una red capilar que aporta un abundante flujo vascular. La sangre contiene sustancias taponadoras como el bicarbonato (HCO3), el cual es producido y liberado hacia el espacio extracelular por el epitelio en respuesta al aumento de ácido luminal [3].

- **Secreción de ácido:** Para entender el mecanismo de acción de los diferentes medicamentos utilizados para tratar el reflujo, es necesario recordar las células implicadas en la formación de ácido:

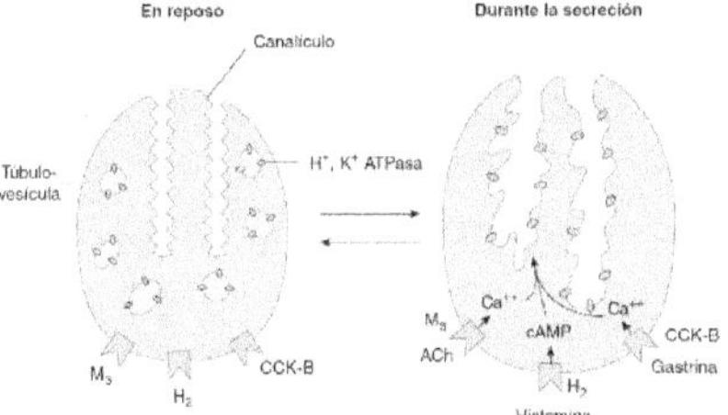

Figura 2: Célula parietal del estómago, implicada en la producción de ácido clorhídrico (HCL). La acetilcolina (ACh), histamina y gastrina actúan como agonistas estimulando la activación de la bomba de protones (H,K-ATPasa), y por ende, la producción de ácido. Fuente: (Ganon, 2016)

El desarrollo de la enfermedad por reflujo gastroesofágico se debe a un desequilibrio entre factores agresores y factores de defensa antirreflujo, como los mencionados previamente. Los síntomas y el daño en la mucosa esofágica son proporcionales a la frecuencia de eventos de reflujo, duración del ácido en la mucosa, y de la potencia caustica del fluido.

Mecanismos de la enfermedad por reflujo gastroesofágico

- **Incompetencia de la unión gastroesofágica:** Existen 3 mecanismos fisiopatológicos que producen incompetencia de esta unión:
  - Relajación transitoria del EEI: Se trata un reflejo vagal fisiológico que permite la salida de aire del estómago, es decir, permite eructar. El principal determinante para la producción de reflujo es el aumento de la relajación del EEI, en donde se produce reflujo en lugar de escape de aire. La relajación transitoria es diferente a la relajación inducida por la deglución. Se diferencia en que ocurre sin contracción faríngea, no hay peristalsis esofágica y la relajación persiste por largos periodos (>10 segundos). La frecuencia de los episodios aumenta con la distensión estomacal o al adoptar una posición erguida[7]. El aumento de la relajación transitoria puede deberse a una mayor distensibilidad de la unión gastroesofágica como consecuencia al debilitamiento o dilatación del hiato diafragmático. Un aumento en la distensibilidad conducirá a un aumento en la cantidad de relujo.
  - Esfínter hipotenso: El reflujo gastroesofágico por disminución de la presión del EEI puede ocurrir por 2 mecanismos. 1) Reflujo inducido por esfuerzo: Se produce cuando un aumento de la presión intraabdominal supera la presión del EEI "abriéndolo" y permitiendo el paso de reflujo. Suele ocurrir cuando la presión del EEI es menor a 4 mmHg. 2) Paso libre del reflujo: Prácticamente no hay función esfinteriana. Se observa solamente cuando la presión del EEI se encuentra entre 0 – 4 mmHg, por lo que el contenido gástrico asciende libremente al esófago[8]. Existen varios factores que pueden modificar la presión del EEI. (Tabla 1)
  - Alteraciones anatómicas de la unión gastroesofágica: El EEI no puede cumplir su función de barrera si su longitud es pequeña, menos de 2 cm (esfínter corto), cuando su situación en la unión toracoabdominal es inadecuada (esfínter intratorácico), o cuando existe una alteración en uno o ambos esfínteres (intrínseco y extrínseco). Tanto el esfínter interno como externo trabajan en conjunto para evitar el reflujo. Por ejemplo, un aumento de la laxitud en la unión esofagodiafragmática, reduce la sinergia entre ambos esfínteres e incrementa la distensibilidad de la unión gastroesofágica, de este modo, situaciones que incrementen la presión intraabdominal pueden resultar en deterioro mecánico del mismo. Pacientes con hernia de hiato también presentan un deterioro progresivo de la unión gastroesofágica, especialmente por daño en el esfínter diafragmático.

FACTORES QUE DISMINUYEN LA PRESIÓN DEL EEI		
Medicamentos (3)	**Alimentos (9)**	**Factores endógenos (5)**
AINE	Alcohol, especialmente vino	Distensión gástrica
Agonistas betaadrenérgicos	Pimienta negra	Colecistoquinina
Antagonistas alfa adrenérgicos	Ajo, cebollas crudas, tomates	Péptido intestinal vasoactivo (VIP)
Anticolinérgicos	Menta	Óxido nítrico
Bloqueadores de los canales del calcio/ nitritos	Comida picante	
Benzodiacepinas	Chocolate	
Estrógenos / Progesterona	Frutas cítricas	
Teofilina	Tabaco	
Antidepresivos tricíclicos	Café, té, gaseosas	

Tabla 1: Elaboración propia. Fuentes: 3 (Alcedo, Balboa , & Ciriza, 2019), 9 (Mikami & Murayama, 2015), 5 (Ganon, 2016).

- **Alteración del aclaramiento esofágico:** Los 2 mecanismos implicados en este problema es la alteración del peristalsis esofágica y alteración de la función salival.
  - Alteración de la peristalsis: La alteración de la peristalsis está relacionada con la intensidad de la esofagitis, correlacionándose la exposición de la mucosa al ácido con el grado de inefectividad de la peristalsis. Sospecharemos la existencia de un vaciamiento esofágico alterado si el paciente mejora sus síntomas de reflujo cuando se incorpora desde la posición de decúbito hasta la de bipedestación, ya que la gravedad ayuda al vaciamiento del esófago. Se considera que la peristalsis está alterada cuando las ondas presivas esofágicas medidas mediante manometría esofágica son inferiores a 30 mmHg[3].

○ <u>Alteración de la función salival</u>: La saliva contiene bicarbonato, que neutraliza el ácido refluido en el esófago, y factores de crecimiento, que favorecen la reparación y la defensa de la mucosa esofágica. En individuos sanos, el 50 % de la capacidad neutralizante se le atribuye a la función salival (9). Un aumento de la salivación (Ej: al mascar chicle), puede acelerar el aclaramiento de ácido. Pero por otro lado, la reducción de la salivación se ha asociado con un aclaramiento esofágico más enlentecido, como sucede durante el sueño. En situaciones patológicas, como en pacientes con xerostomía, este retraso en el aclaramiento se asocia con una mayor gravedad de la esofagitis[3].

- **Características del reflujo:** El jugo gástrico es una mezcla de ácido, bilis y enzimas digestivas. El grado de daño de la mucosa esofágica es más significante si el pH del reflujo es menor a 2 y/o si la pepsina está presente también. Con un pH de 2, la pepsina puede dañar la integridad de la barrera mucosa, aumenta la permeabilidad de iones hidrogeno y causa hemorragias (9). Su efecto es mayor en un medio ácido porque la mayoría de pepsinas se inactivan con un pH entre 4,5 y 7[3]. Los ácidos biliares también lesionan la mucosa esofágica. Normalmente no debería haber reflujo biliar en el esófago, pero se puede observar en pacientes con aumento de reflujo duodenogástrico posterior a cirugía gástrica. El contacto del ácido y la pepsina con el epitelio escamoso del esófago producirá la pérdida de las uniones intercelulares del epitelio, con la consiguiente pérdida de su impermeabilidad. Esto facilitará el paso del ácido y la pepsina a través de los espacios intercelulares al espacio submucoso, donde este se pondrá en contacto con las terminales nerviosas que transmitirán impulsos al sistema nervioso central generándose la percepción consciente de síntomas [3]. Recientemente se ha descrito que tras la ingesta existe una capa de ácido (bolsillo ácido [acid pocket]) que forma una bolsa por encima del bolo alimentario, que escapa de los efectos amortiguadores de la comida y permanece muy ácido durante el periodo postprandial. El resultado, es una mayor exposición ácida cerca del EEI, lo que explicaría el por qué la parte distal del esófago es más propensa a desarrollar erosiones. Esta bolsa se detecta tanto en sujetos sanos como en pacientes con ERGE, pero en los últimos su tamaño es mayor [10].
- **Alteración de la mucosa esofágica:** Cuando los mecanismos de defensa endógenos de la mucosa fallan, pueden aparecer cambios mucosos microscópicos y macroscópicos. La hiperemia simple (esofagitis), que el endoscopista aprecia como enrojecimiento, puede ser la única alteración.

En la ERGE leve, la histología de la mucosa no suele mostrar ninguna alteración. En caso de una enfermedad más grave, los eosinófilos se reclutan en la mucosa escamosa seguidos por los neutrófilos, que normalmente se asocian a una lesión más grave. También puede haber una hiperplasia de la zona basal que supera un 20% del grosor total del epitelio y elongación de las papilas de la lámina propia, de manera que se extienden hasta el tercio superior del epitelio (11). Estos cambios regenerativos son el resultado de una inflamación desencadenada por citoquinas, los cuales inician en la profundidad del epitelio y aparecen antes que la necrosis superficial (12).

Existen además medicamentos y sustancias que dañan la mucosa esofagica directamente y empeoran el reflujo: alcohol, ácidos biliares, líquidos excesivamente calientes, tabaquismo importante, aspirina, AINES, bifosfonatos, sales de hierro, ácido ascorbico y quimioterapicos.

Otros factores

- **Hernia hiatal:** Conforme se atenúan la musculatura esofágica y las fibras de cierre diafragmáticas con la distensión gástrica repetida, la unión esofagogástrica empieza a asumir una apariencia de "embudo invertido", con abertura progresiva del ángulo agudo de His. A su vez, esto podría causar atenuación y estiramiento del ligamento frenoesofágico, con el aumento subsiguiente de la abertura hiatal y hernia axial[4]. La rotura del músculo crural y del ligamento frenoesofágico secundaria a la hernia hiatal crea una bolsa proximal en el esófago distal. Esta bolsa se ha denominado bolsa de ácido, el cual no se modifica por el efecto amortiguador de una comida y aumenta la acidez del ambiente[9].
- **Obesidad:** La obesidad favorece la ERGE debido a distintos factores, como el aumento de la presión intraabdominal, mayor incidencia de hernia de hiato y mayor producción de bilis y enzimas pancreáticas. La propiedad proinflamatoria de la grasa corporal podría además iniciar el concurso de mecanismos inflamatorios sistémicos implicados en la aparición de complicaciones[3].
- **Embarazo:** La acidez estomacal ocurre entre el 30 y el 50 % de los embarazos. Es probable que esto se deba a factores hormonales (estrógenos y progesterona que reducen el tono del EEI) y posibles factores mecánicos (útero gestante)[13].
- **Infección por Helicobacter pylori:** La asociación entre la infección por H. pylori y ERGE es controvertida. Aunque se ha visto que varios

pacientes con ERGE presentan también infección por H. pylori, no se ha podido establecer que la bacteria sea causante de la enfermedad[3].

Cuadro Clínico:

La clasificación de Montreal ha agrupado los síntomas de ERGE en síndromes y los ha divido en 2 grupos: síndromes esofágicos y síndromes extraesofágicos. (Tabla 2)

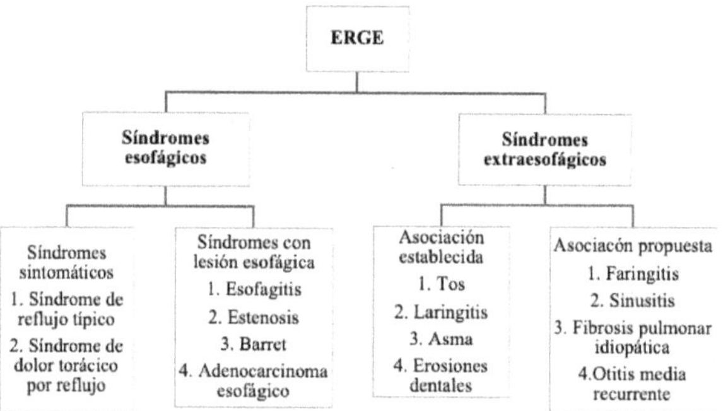

Tabla 2: Clasificación de la enfermedad por reflujo gastroesofágico (ERGE) según el consenso de Montreal. Elaboración propia.

Síndromes esofágicos: Sintomáticos

1. **Síndrome de reflujo típico:** Se caracteriza por presentar:
   - Pirosis: sensación de «quemazón» retroesternal ascendente que, en ocasiones, llega hasta la garganta.
   - Regurgitación: retorno del contenido esofágico a la cavidad orofaríngea y la boca en ausencia de náuseas y/o vómitos. La regurgitación asociada al reflujo es característicamente de sabor ácido.

Los síntomas se agravan con el decúbito o con los incrementos de presión abdominal o durante el período postingesta, mientras que cede/desaparece de forma momentánea con la ingesta alimenticia y con los alcalinos[1].

2. **Síndrome de dolor torácico por reflujo:** Las características clínicas del dolor torácico producido por el reflujo son similares a las del dolor torácico de origen isquémico. Se describe como opresión o ardor subesternal

irradiado a espalda, cuello, mandíbula o brazos. Sin embargo, la coexistencia con otros síntomas esofágicos (pirosis, disfagia, vómitos, odinofagia, regurgitaciones, etc.), la cesación con maniobras que modifican la presión intraesofágica (eructo, hipo, deglución), la no relación con el esfuerzo o cese tardío (15-20 min) con los nitritos deben inclinar la sospecha hacia el origen esofágico[1].

Síndromes esofágicos: Asociado a lesión.
Dentro de este grupo tenemos las complicaciones esofágicas de la ERGE, las cuales se comentarán en detalle más adelante.
Además de los síntomas típicos (pirosis y regurgitación), en este grupo aparecen otros síntomas relacionados con el grado de afectación de la mucosa esofágica. Entre ellos tenemos:

- Sialorrea: Aumento en la producción de saliva en respuesta al reflujo
- Disfagia: La disfagia intermitente, tanto para sólidos como para líquidos, es relativamente frecuente. Pero la disfagia progresiva para sólidos sugiere una causa mecánica; en tal caso hay que descartar estenosis esofágica.
- Odinofagia: puede estar producida por una esofagitis ulcerada
- "Sensación del globo": corresponde a la percepción de una masa o de una impresión de plenitud en la garganta, la cual se percibe de manera independiente a la deglución (14).
- Epigastralgia
- Sensación de plenitud o llenura
- Náuseas
- Otros: eructos, hipo
- Sospecha de malignidad: pérdida de peso, hematemesis, vómitos, anemia.

Síndromes extraesofágicos:
Las manifestaciones extraesofágicas se han agrupado en dos grupos:
1. Síndromes con asociación con la ERGE establecida: tos, laringitis, asma y erosiones dentales.
2. Síndromes con asociación con la ERGE propuesta: faringitis, sinusitis, fibrosis pulmonar idiopática y otitis recidivante.

Es importante enfatizar el término "establecida", en contraste con el de "propuesta". Sólo en algunos hay evidencia suficiente para considerarlos como establecidos, mientras que otros (a falta de pruebas formales de su existencia) no superan por el momento el nivel de entidades propuestas[1].

Las manifestaciones extraesofágicas de la ERGE se han explicado mediante dos teorías: reflujo (daño directo del ácido en las estructuras orofaríngeas o traqueobronquiales.) y reflejo (mecanismo indirecto en el cual se estimulan las vías reflejas vagovagales)[3]. Se sabe que tanto la tos crónica como el asma se pueden producir por ambos mecanismos, por microaspiración del contenido gástrico hacia el árbol bronquial o por bronconstricción mediado por un reflejo vagovagal.

Complicaciones:
- **Esofagitis erosiva:** Ocurre cuando el reflujo excesivo produce necrosis de la mucosa esofágica, causando erosiones y úlceras. Estas últimas, se caracterizan por ser profundas y estar localizadas en el tercio inferior. La esofagitis puede ser sintomática o asintomática.

- **Estenosis esofágica:** Son el resultado del proceso de curación de la esofagitis ulcerativa. El colágeno es depositado en esta fase, y con el tiempo, las fibras de colágeno se contraen, estrechando en lumen esofágico. Esta estenosis fibrótica suele ser corta de longitud y esta situada en la proximidad de la unión gastroesofágica. Los pacientes pueden presentar disfagia de alimentos sólidos.

- **Esófago de Barret:** es una complicación de la ERGE crónica que se caracteriza por metaplasia intestinal de al menos 1 cm que sustituye la mucosa escamosa del esófago. Se reconoce como uno o varios parches o lengüetas de mucosa roja aterciopelada que se extienden hacia arriba desde la unión gastroesofágica. La mayor preocupación relacionada con el esófago de Barrett es que aumenta el riesgo del adenocarcinoma esofágico, por ello, se considera una entidad premaligna[11]. Es más frecuente en edad superior a 50 años, sexo masculino, hábito tabáquico, obesidad central y etnia caucásica. El esófago de Barrett sólo puede identificarse mediante endoscopia y biopsia, que suelen indicarse ante los síntomas de ERGE. La biopsia es importante no solo para su diagnóstico, sino también para detectar la presencia de displasia.
- **Adenocarcinoma esofágico:** Surge sobre la base de un esófago de Barrett y una ERGE de larga evolución. El riesgo de adenocarcinoma es mayor en los casos de displasia demostrada y aumenta aún más con el consumo de tabaco, obesidad y radioterapia previa. Se presenta normalmente en el tercio distal del esófago y puede invadir el cardias gástrico adyacente. Aunque inicialmente aparece en forma de parches planos o elevados en

mucosa de aspecto intacto, al final puede dar lugar a masas grandes de 5 cm o más de diámetro[11].

Se pueden descubrir accidentalmente al evaluar una ERGE o durante el seguimiento de un esófago de Barrett, pero se presentan más frecuentemente con dolor o disfagia, pérdida de peso progresiva, hematemesis, dolor torácico o vómitos. En el momento en que aparecen los síntomas, el tumor se ha extendido normalmente hasta los vasos linfáticos submucosos[11].

Diagnóstico: (Algoritmo 1)

- **Clínico:** El diagnóstico de ERGE es fundamentalmente clínico. Se establece a partir de la presencia de síntomas compatibles. La pirosis y la regurgitación ácida han sido aceptados como los síntomas típicos según la clasificación de Montreal. Las guías de práctica clínica de la Asociación Española de Gastroenterología (AEG) establecen que con ambos síntomas se puede asumir una sospecha diagnóstica suficiente para iniciar tratamiento sin estudios complementarios en ausencia de síntomas o signos de alarma[3].
  - Signos de alarma: evidencia de sangrado gastrointestinal (hematemesis, melenas, hematoquecia, sangre oculta en heces), anemia, anorexia, pérdida de peso inexplicable, disfagia, odinofagia, vómito persistente, cáncer gastrointestinal en familiar de primer grado, inicio de síntomas en mayores de 60 años.
- **Terapia empírica con un Inhibidor de la Bomba de Protones (IBP):** Esta indicado en pacientes con síntomas típicos en ausencia de signos de alarma. Básicamente la prueba consiste en medir la respuesta sintomática a dosis altas de IBP durante un tratamiento corto (1-2 semanas). En general, una respuesta diagnóstica positiva puede ser considerada cuando el porcentaje de mejoría del síntoma principal (pirosis) respecto a la situación basal oscila entre el 50 y el 75 %[3].

  Esta prueba muestra una sensibilidad del 78% y especificidad del 54%[2]. Es poco útil en pacientes que presentan síntomas atípicos.

- **Endoscopia digestiva alta:** La endoscopia es la técnica más útil para investigar si hay esofagitis, clasificar su gravedad y evidenciar sus complicaciones. No obstante, el hecho de que esta resulte normal no excluye la existencia de ERGE. En los pacientes con síntomas típicos de reflujo sin tratamiento previo, al menos el 65 % no presentan lesiones endoscópicas, el 30 % tienen esofagitis erosiva y el 5 % complicaciones derivadas de su ERGE (3). Además, la intensidad de los síntomas de la ERGE no se correlaciona con el grado de daño subyacente del esófago. Actualmente no se recomienda la realización de una EDA a todos los pacientes y se prefiere iniciar el manejo mediante un tratamiento empírico con IBP en aquellos sin síntomas ni signos de alarma.

Indicaciones para una digestiva alta: Pacientes con signos o síntomas de alarma, para descartar esófago de Barret en personas con factores de riesgo, en pacientes refractarios al tratamiento con IBP, en exámenes de imagen anormales, y para seguimiento en personas con diagnóstico de esofagitis erosiva.

Existen varios sistemas de clasificación endoscópica de la esofagitis erosiva por reflujo. En la actualidad, los sistemas más ampliamente utilizados son la clasificación de Los Ángeles y la clasificación de Savary-Miller. (Tabla 3)

Clasificación de Los Ángeles		Clasificación de Savary-Miller modificada	
Grado A	Una o varias lesiones mucosas de menos de 5 mm	Grado I	Lesión única, erosiva o exudativa, oval o lineal que afecta a un solo pliegue
Grado B	Al menos una lesión mucosa mayor de 5 mm sin continuidad entre la parte más	Grado II	Múltiples lesiones no circunferenciales, erosivas o exudativas que afectan a más de un pliegue, con o sin confluencia
Grado C	Al menos una lesión mucosa con continuidad entre la parte más	Grado III	Lesión erosiva o exudativa circunferencial
Grado D	Lesión mucosa circunferencial	Grado IV	Lesiones crónicas: úlcera, estenosis o esófago corto, solas o asociadas a lesiones de grados I-III
		Grado V	Esófago de Barrett, aislado o asociado a lesiones de grados I-III

Tabla 3: Tabla 3: Elaboración propia. Fuente: (Alcedo, Balboa , & Ciriza, 2019)

- **Biopsias**: No se recomiendan biopsias de rutina. Están indicadas en pacientes con lesiones endoscópicas, o en pacientes con sospecha de esofagitis eosinofílica (disfagia, impactación alimentaria, historia de atopia) aun cuando el aspecto macroscópico de la mucosa sea normal.

- **Ph-metría e impedanciometría:** La ph metría es una prueba sencilla que permite medir la exposición esofágica al ácido durante 24 horas. Mide el tiempo de contacto, el número de episodios y la relación del reflujo con los síntomas. Un episodio de reflujo ácido se define como una caída del pH esofágico a menos de 4[2]. Se realiza mediante un catéter transnasal o mediante un sistema inalámbrico.

  La impedanciometría permite determinar la dirección del flujo en el esófago (anterógrado o retrógrado) y su composición física (líquido, gas o mixto) mediante el uso de electrodos. Es especialmente útil cuando el reflujo es no ácido. Y asociado a la evaluación del pH, el cual aporta su caracterización química (ácido, débilmente ácido y no ácido), se ha llegado a convertir en el patrón de oro para el diagnóstico de ERGE[3].

  La monitorización del reflujo está indicada en pacientes refractarios al tratamiento con IBP, previa a la realización de tratamiento quirúrgico, en aquellos con síntomas extraesofágicos y para monitorizar la eficacia del tratamiento.

- **Otros métodos diagnósticos:**
  - <u>Manometría esofágica:</u> permite medir cambios de presión intraluminar y descartar alteraciones motoras del cuerpo esofágico. No está indicada en todos los pacientes con ERGE puesto que no permite el diagnóstico del reflujo. Esta indicada para evaluar el rendimiento peristáltico esofágico antes de la cirugía antirreflujo y descartar trastornos motores esofágicos mayores, como aperistalsis y acalasia, que podrían modificar la técnica quirúrgica que hay que realizar.
  - <u>Radiología con contraste:</u> La radiología con contraste (deglución de bario) es un método con escasa sensibilidad diagnóstica en la ERGE. Su utilidad ha quedado relegada a la valoración de las estenosis esofágicas, como complemento de la endoscopia, y del tamaño y disposición de la hernia hiatal, especialmente antes del tratamiento quirúrgico [1].

Tratamiento: (Algoritmo 2)

- **Cambios en el estilo de vida:** constituye la primera línea en el tratamiento. Dentro de las recomendaciones tenemos: [3]
  - Pérdida de peso en pacientes con obesidad o que han ganado peso recientemente.
  - Elevación de la cabecera de la cama y evitar comidas 2 – 3 horas antes de la hora de dormir. Recomendación especial para pacientes con

reflujo nocturno.
- ○ Evitar comida que pueda producir reflujo (chocolate, cafeína, alcohol, comida acida o picante). En la actualidad hay poca evidencia de que estos alimentos puedan producir reflujo. La recomendación por tanto es aconsejar evitar estos alimentos solo a pacientes que los relacionen con la precipitación de los síntomas.
- ○ El abandono del hábito tabáquico ha demostrado una mejoría de la gravedad de los síntomas.
- **Antiácidos, alginatos y protectores de la mucosa:** Los antiácidos son compuestos básicos de aluminio, magnesio o calcio, que neutralizan el ácido refluido. Alivia rápidamente los síntomas de reflujo, pero no ayudan a prevenirlos ni tienen impacto sobre la curación de la erosión mucosa. Ejemplos: bicarbonato de sodio, hidróxido de aluminio, hidróxido de magnesio, carbonato de calcio (Tums) Los alginatos son compuestos que forman una capa viscosa en la porción superior del estómago y son especialmente útiles para neutralizar el bolsillo ácido. Ejemplo: Alginato de sodio (Milpax) Los protectores de la mucosa se adhieren a la mucosa esofágica formando una capa que la protege del material refluido. El sucralfato es un complejo de sulfato de sacarosa e hidróxido de aluminio que se une a la mucosa denudada formando una capa protectora en pacientes con esofagitis[3].
- **Antagonistas de los receptores de la histamina H2 (ARH2):** Bloquean estos receptores en la célula parietal gástrica, lo que produce una disminución de la secreción ácida. Su inicio de acción es rápido, pero con su uso regular puede ocurrir taquifilaxia. Están indicados como tratamiento sintomático para alivio rápido de los síntomas, en pautas de tratamiento descendente para suspender los IBP y para el tratamiento del reflujo nocturno. Ejemplos: Ranitidina, famotidina, nizatidina y cimetidina[15].
- **Inhibidores de la bomba de protones (IBP):** Bloquean de forma irreversible la bomba de protones activada en las células parietales gástricas. Son los más exitosos agentes para controlar los síntomas del reflujo ácido, inducen curación de la mucosa y proporcionan mejores resultados que los ARH2, por esta razón son el tratamiento de elección para ERGE[15]. Ejemplos: Lansoprazol, omeprazol, esomeprazol, pantoprazol. La evidencia demuestra que no hay diferencias sustanciales entre tipos de IBP. La mayoría de IBP se deben tomar 30 – 60 min antes de las comidas para un control máximo del pH. Se deben iniciar con dosis mínimas, con una frecuencia de una vez por día, e ir aumentando gradualmente según la respuesta del paciente.

- **Tratamiento quirúrgico:** La indicación de la cirugía se establece en pacientes con buena correlación entre síntomas/lesiones y RGE, en los que el tratamiento médico es insuficiente para su control o no puede ser administrado, o bien por deseo expreso del paciente convenientemente informado. La técnica quirúrgica considerada gold standard es la Funduplicatura tipo Nissen laparoscópica[3].

Una vez obtenido el diagnóstico de ERGE, el tratamiento va a depender de la severidad de los síntomas. Estos pueden ser leves o moderados/severos según la afectación en la calidad de vida. Se consideran síntomas intermitentes si se presentan menos de 2 episodios por semana, y frecuentes si son 2 o más episodios por semana. Además, se toma en cuenta la presencia de lesiones (esofagitis erosiva o esófago de Barret) encontradas en la endoscopia[16].

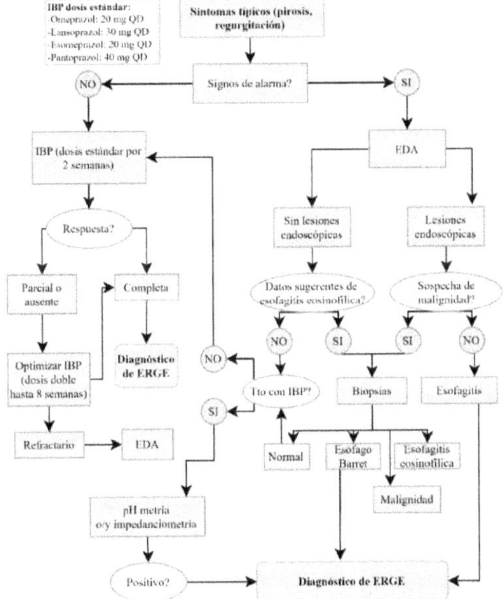

Algoritmo 1: Diagnóstico de ERGE. Elaboración propia. Fuente: (Alcedo, Balboa , & Ciriza, 2019)

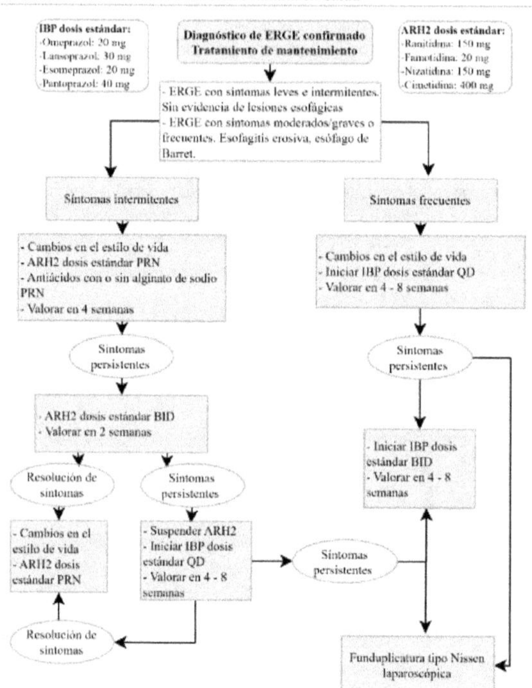

Algoritmo 2: Tratamiento de ERGE. Elaboración propia. Fuente: (Alcedo, Balboa , & Ciriza, 2019), (Kahrilas, Medical management of gastroesophageal reflux disease in adults, 2020)

Bibliografía

1. Mearin, F., & Elizalde, J. (2016). *Capítulo 14: Enfermedades del esófago. En C. Rozman , & P. Farreras, Medicina Interna (18va ed.).*
2. Kellerman , R., & Kintanar, T. (2017). *Gastroesophageal Reflux Disease. Primary care, 44, 561–573.* Recuperado el 16 de Noviembre de 2020, de https://doi.org/10.1016/j.pop.2017.07.001

3. Alcedo, J., Balboa , A., & Ciriza, C. (2019). *Documento De Actualización De La Guía De Práctica Clínica Sobre La Enfermedad Por Reflujo Gastroesofágico En El Adulto.* Recuperado el 16 de Noviembre de 2020, de Asociación Española de Gastroenterología: https://www.aegastro.es/sites/default/files/archivos/guia-clinica/reflujo_gastroesofagico_final.pdf

4. Jobe, B., & Hunter, J. (2015). *Esófago y hernia diafragmática. En F. Brunicardi, Schwartz Principios de Cirugía (10ma ed.).*

5. Ganon, W. (2016). *Capítulo 27: Motilidad gastrointestinal. En Fisiología médica (25va ed.).*

6. Rhoades , R., & Bell, D. (2018). *Fisiología gastrointestinal. En Fisiologia médica. Fundamentos de medicina clínica (5ta ed.).*

7. Holloway, R. P. (1995). *Criteria for objective definition of transient lower esophageal sphincter relaxation.* The American journal of physiology, G128–G133. Recuperado el 17 de Noviembre de 2020, de https://doi.org/10.1152/ajpgi.1995.268.1.G128

8. Kahrilas, P. (2020). *Pathophysiology of reflux esophagitis.* UpToDate. Recuperado el 17 de Noviembre de 2020, de https://www.uptodate.com

9. Mikami, D., & Murayama, K. (2015). *Physiology and pathogenesis of gastroesophageal reflux disease.* The Surgical clinics of North America, 515–525. Recuperado el 17 de Noviembre de 2020, de https://doi.org/10.1016/j.suc.2015.02.006

10. Kahrilas, P., McColl, K., & Fox, M. (2013). *The acid pocket: a target for treatment in reflux disease?* The American journal of gastroenterology, 1058–1064. Recuperado el 18 de Noviembre de 2020, de https://doi.org/10.1038/ajg.2013.132

11. Turner, J. (2015). *Tubo digestivo. En V. Kumar, A. Abbas, & N. Fausto, Robbins y Cotran: patología estructural y funcional (9na ed.).*

12. Dunbar, K. A. (2016). *Association of Acute Gastroesophageal Reflux Disease With Esophageal Histologic Changes.* JAMA, 2104–2112. Recuperado el 17 de Noviembre de 2020, de https://doi.org/10.1001/jama.2016.5657

13. Zheng, Z., Margolis, K., & Liu, S. (2008). *Effects of estrogen with and without progestin and obesity on symptomatic gastroesophageal reflux.* Gastroenterology, 72–81. Recuperado el 20 de Noviembre de 2020, de https://doi.org/10.1053/j.gastro.2008.03.039

14. Kahrilas, P., & Hirano, I. (2018). *Enfermedades del esófago. En D. Longo, A. Fauci, & D. Kasper, Harrison: Principios de Medicina Interna (20va ed.).*

15. Chen, J., & Brandy, P. (2019). *Gastroesophageal Reflux Disease: Pathophysiology, Diagnosis, and Treatment.* Gastroenterology nursing : the official journal of the Society of Gastroenterology Nurses and Associates, 20–28. Recuperado el 24 de Noviembre de 2020, de https://doi.org/10.1097/SGA.0000000000000359

16. Kahrilas, P. (Abril de 2020). *Medical management of gastroesophageal reflux disease in adults.* UpToDate. Recuperado el 24 de Noviembre de 2020, de www.uptodate.com

CAPÍTULO 4
Dermatitis Atópica
Carolina Misshell Narváez Álvarez

Introducción

La dermatitis atópica es una enfermedad crónica, común, recidivante de la piel, de etiología multifactorial y compleja, normalmente asociada a otros desórdenes atópicos como la rinitis alérgica o el asma. Existe un claro patrón hereditario (con predilección materna), el cual puede llegar a heredarse en un 80% si ambos progenitores la padecen o hasta un 50% si solo uno la padece.

La presencia de asma alérgica o rinitis en los progenitores aparentan ser factores menores en la aparición de dermatitis en los hijos, lo cual sugiere genes específicos para la dermatitis atopica. Nuevas investigaciones en la patofisiología de la enfermedad sugieren la implicación de anormalidades de la flora bacteriana normal de la piel, nuevas interleucinas y proteínas estructurales de la misma, como la filagrina. Los pacientes con dermatitis atopica pueden padecer trastornos de la inmunoregulación asociados, como aumento de la síntesis de IgE y por lo tanto, de su elevación sérica, así como trastornos de hipersensibilidad tardía.[1] La edad de comienzo más frecuente de la Dermatitis Atópica (DA) es a lo largo de los 2 primeros años de vida, es infrecuente antes de los 3 meses de edad, aunque puede comenzar más tarde, en edad preescolar o incluso escolar.[2-3] El síntoma cardinal de la dermatitis atópica es el prurito, que constituye, junto con las lesiones cutáneas (eczema, prurigo y liquenificación), la base del diagnóstico. Las lesiones cutáneas asientan sobre una base de piel seca y su localización varía a lo largo de la edad, aunque en todos los casos evoluciona con curso crónico, en brotes o exacerbaciones, que suelen asociarse a antecedentes personales o familiares de atopia. En el 60% de los casos los síntomas se manifiestan en el primer año de vida, un 85% antes de los 5 años y en más del 40% de los casos desaparecen antes de llegar a la edad adulta.[4-5]

La evolución favorable de los pacientes afectados con dermatitis atópica está muy relacionada con un diagnóstico y orientación precoz en la atención primaria, para un seguimiento más especializado en las consultas de dermatología y alergología, por ser una entidad que ofrece dificultades en su identificación. Es necesario incrementar el nivel de información en los médicos de las áreas de salud, por ser estos escenarios donde ocurre el primer contacto con el paciente. El objetivo es ofrecer una visión actualizada sobre el diagnóstico y tratamiento de la dermatitis atópica que contribuya a la formación de los médicos en la atención primaria.[6]

Definición

La dermatitis atópica es una afección crónica, recurrente, no contagiosa, inflamatoria y pruriginosa de la piel, que ocurre con mayor frecuencia en niños, pero también en muchos adultos. Habitualmente presenta una morfología y distribución típicas, relacionadas con la edad. Con frecuencia se asocia a niveles elevados de inmunoglobulina E (IgE), historia familiar o personal de otras afecciones alérgicas como asma, rinitis, o alergia alimentaria. Sin embargo, existen formas de dermatitis atópica sin estas comorbilidades y/o con IgE en rangos normales, en las cuales no debe excluirse el diagnóstico por la ausencia de sensibilización alergénica evidente.

Definiremos a la dermatitis atópica como moderada a severa si uno o más de los siguientes aspectos está presente:

- Compromiso de más del 10 % de la superficie corporal.
- Sin importar el tamaño del área tomada:
  - Lesiones individuales con características moderadas a severas
  - Compromiso de zonas altamente visibles o importantes funcionalmente como manos, plantas, cara, cuello, etc.
  - Afectación significativa de la calidad de vida (prurito, sueño, impacto en actividades laborales, sociales o escolares)
  - Si se utilizan scores de severidad:
  - SCORAD > 25 y < 50, o EASI > 7 y < 20 definen enfermedad moderada (algunos autores consideran > 40 como indicador de DA severa)
  - SCORAD > 50 y EASI > 20 definen afección severa.[7]

Epidemiología

La dermatitis atópica es una enfermedad inflamatoria sistémica crónica que afecta principalmente a la piel.
Se considera que la dermatitis atópica es el tipo de eczema más frecuente y también el más grave. Se calcula que el 10% de la población mundial tendrá dermatitis atópica en algún momento de su vida. Además, la dermatitis atópica varía según la raza y la región geográfica, pero se ha demostrado que es más frecuente en países desarrollados.[8]

El Estudio Internacional de Asma y Alergias en la Infancia (ISAAC) proporciona un mapa global que permite la comparación de la prevalencia de dermatitis atópica entre distintos países; encontrando en un estudio realizado a 385,853 participantes entre 6 y 7 años de edad; la prevalencia del 0.9% en India y el 22.5% en Ecuador y en 663,256 participantes de 13 y 14 años de edad un 0.2%

en China y el 24.6% en Colombia; con un incremento evidente en países en desarrollo; en Estados Unidos según la Encuesta Nacional de Salud de la Infancia 2003 se estima que la prevalencia de dermatitis atópica en niños es de un 10.7%. [9]

La dermatitis atópica se asocia al asma en el 30% y a rinitis alérgica en el 70% de los casos. La asociación de varias manifestaciones atópicas en un mismo paciente es típica pero inconstante. Estas manifestaciones suelen aparecer en el orden siguiente: DA, alergia alimentaria, asma, rinitis alérgica y conjuntivitis alérgica. Esta sucesión temporal se denomina "marcha atópica".[10] La mayor parte de las dermatitis atópicas se inician antes de los 5 años de edad y los últimos datos indican una leve mayor preponderancia en mujeres que en hombres.[11]

Fisiopatología y etiología

Actualmente se considera que la alteración en la función barrera es el factor patogénico mayor y unido a la interacción con factores genéticos, inmunológicos y medioambientales, da lugar al inicio y progreso de la enfermedad.[4,12,13] Se invocan además otros factores como los alérgicos, infecciosos, neurovegetativos y psicológicos. [14-15]

Los mecanismos fisiopatológicos más importantes implicados en el desarrollo de la enfermedad son las anomalías en la estructura y la función de la epidermis y la inflamación cutánea secundaria a una alteración de la respuesta del sistema inmune a ciertos antígenos.En nuestro organismo, el correcto funcionamiento de nuestra piel es esencial, ya que funciona como una barrera física, química e inmunológica que nos protege de las agresiones externas y minimiza la pérdida de agua y otros componentes. [4,16,17] Las dos estructuras más importantes en esta función barrera de la piel son el estrato córneo y las proteínas de adhesión celular de la epidermis. [4,17]

En los pacientes con dermatitis atópica existen alteraciones en el estrato córneo, como una deficiente hidratación y un aumento de la pérdida transepidérmica de agua, modificaciones en la composición lipídica, elevación del pH, actividad aberrante de serín-proteasas y reducción de la diversidad de la microbiota de la piel a favor de un aumento de la presencia de Staphylococcus aureus. La alteración de la función barrera va a ser el resultado de la combinación de diferentes y numerosos factores hereditarios y exógenos. En todas estas manifestaciones, es fundamental la filagrina (FLG), que es una proteína estructural del estrato córneo fundamental para el desarrollo y mantenimiento de la barrera cutánea. [4,19]

La deficiencia de filagrina puede ser el resultado de mutaciones inactivantes del gen de la filagrina, pero también puede estar en relación con numerosos factores, como el daño mecánico, la colonización de la piel por microorganismos, la humedad ambiental baja o una alteración en la expresión de las citoquinas en la piel. La expresión de citoquinas de las células Th2, como IL-4, IL-13, IL-17, IL-22, IL-25 o IL-31, así como los factores previamente enumerados, son capaces de modular de forma secundaria la expresión de filagrina, lo que explica el hecho de que, aunque las mutaciones en este gen estén presentes en solo uno de cada tres pacientes caucásicos con la enfermedad, la alteración de la función barrera esté presente prácticamente en todos los pacientes.[4-5,18] Se considera un factor de riesgo emergente para la dermatitis atopica persistente, severa y de comienzo precoz. [4,18] Esta proteína favorece la formación del factor humectante natural (FHN) responsable de retener el agua en el estrato córneo y la formación de ácidos orgánicos transurocánico y pirrolidona-5 carboxílico, responsables de mantener el pH ácido. El déficit de filagrina va a alcalinizar el pH de la piel, lo que conlleva una liberación de mediadores proinflamatorios por los queratinocitos. Esto, a su vez, va a favorecer la entrada de alérgenos a través de esta piel que tiene su barrera alterada y ya no puede ejercer su función eficazmente.4 El gen de la FLG reside en el cromosoma 1q21 dentro del complejo de diferenciación epidermal. Las mutaciones en este gen se han detectado en alrededor de 12% a 15% de la población general. [20,21] En los pacientes con dermatitis atópica se encuentran con mayor frecuencia mutaciones en este gen, pero aunque no las haya, sí se sabe que en las lesiones de dermatitis aguda de la dermatitis atópica hay una inflamación predominantemente Th2 en respuesta a la entrada de antígenos externos a través de la barrera cutánea alterada, y esto reduce de forma significativa la expresión de filagrina. De este modo, en muchos pacientes con DA sin mutaciones en la filagrina existiría un déficit de la misma adquirido a causa de un "ambiente Th2". Esto causará mayor alteración del estrato córneo, con entrada de antígenos y mayor polarización inmune hacia Th2.[4,14,17-18]

Factor genético.
Se ha propuesto la existencia de un patrón autosómico dominante con expresividad variable, presencia de antígenos de histocompatibilidad no determinado específicamente y la afectación ligada al cromosoma 11q-13, que codifica una variante de la subunidad beta de alta afinidad receptora en la IgE. En la actualidad existe particular interés por el cromosoma 5q31-33 el cual

codifica una familia de genes de citoquinas IL-3, IL-4, IL-5, IL-13 y GM-CSF que están expresados por los linfocitos Th2. Existe relación directa entre niveles elevados de IL-4 y el aumento de IgE, hiperreactividad bronquial y asma. [3,5] Actualmente el factor de riesgo genético mejor conocido son las mutaciones en el gen de la filagrina, aunque no todos los pacientes con dermatitis atópica son portadores de una mutación en este gen, ni todos aquellos portadores de la mutación van a desarrollar la enfermedad, por lo que dichas mutaciones no son ni necesarias ni suficientes para el desarrollo de esta entidad, a pesar de ser un factor importante, pero no resulta concluyente.

Factores ambientales.
Existen múltiples factores que es conocido que aumentan el riesgo y la prevalencia de padecer la enfermedad. En los últimos años ha adquirido mucho protagonismo "la hipótesis de la higiene", que promulga que la menor exposición de los niños a infecciones y a endotoxinas bacterianas en las regiones más desarrolladas, puede evitar una adecuada maduración del sistema inmunológico y dar lugar a una respuesta anormal a ciertos alérgenos ambientales. Esta hipótesis se explica por una regulación cruzada entre los subtipos de linfocitos T helper, de modo que la ausencia de infecciones da lugar a un descenso en la estimulación de los linfocitos Th1, lo que conduce a un predominio de la función de las células Th2. [21,22]

Factor infeccioso.
Distintos microorganismos como virus, hongos y fundamentalmente bacterias, pueden complicar la evolución de la enfermedad. Uno de los más implicados en la patogenia de la dermatitis atópica es el estafilococo aureus que produce distintos tipos de exotoxinas que inducen hipersensibilidad tipo I mediada por IgE y actúan como superantígenos que estimulan al complejo mayor de histocompatibilidad clase II, a los macrófagos epidérmicos y a las células de Langerhans para producir IL-1, TNF (Factor de Necrosis tumoral) e IL-2. Se ha detectado además IgE contra estafilococo aureus en el 75% y contra el Pitirosporum Ovale del 15-65%. [5,23,21] La infección estafilocócica en estos pacientes suele limitarse a la piel y rara vez es invasiva, en cuyo caso habría que excluir una inmunodeficiencia. [22,24,25]

Factor neurovegetativo.
Existe un trastorno del sistema neurovegetativo que incluye:
Anomalías en la sudación.
Se piensa que se debe a un aumento de la respuesta sudorípara a la metilcolina.

Se postula que cuando el atópico suda, debido a un déficit en la producción sebácea, se produce una captación del sudor por la capa córnea, determinando la oclusión del poro sudoríparo, y por tanto, una retención de sudor, que conlleva a pequeñas transgresiones del mismo hacia la dermis, y estimula los receptores del prurito. [25,26,27]

Factor psicógeno o emocional.

Esta enfermedad se asocia con una personalidad característica también llamada "personalidad atópica" dada por labilidad emocional, ansiedad, hiperactividad, hostilidad, agresividad reprimida, irritabilidad, trastornos del sueño. Los niños con DA son muy activos e inteligentes y en ocasiones el cuadro se exacerba con eventos emocionales decisivos para el niño, tales como el nacimiento de un hermano, la supresión de la lactancia, el ingreso a la escuela, los exámenes escolares, problemas familiares y otros.[12,13,14,23-25]

Factor inmunológico.

Se presenta un aumento de la inmunidad humoral con la subsiguiente depresión de la inmunidad celular. Existe una estimulación de las células B que está representada principalmente con el aumento de la producción de IgE que conlleva a una reacción de hipersensibilidad inmediata tipo I, activación de macrófagos que liberan leucotrienos (B4) y activación de células T que secretan citocinas y provoca liberación de mediadores de la inflamación. Otra inmunoglobulina aumentada es la IgG fundamentalmente los subtipos IgG1 e IgG4 que produce liberación de mediadores por las células basófilos y mastocitos. La depresión de la inmunidad celular crea un defecto en la maduración de las células T, aumentando las células T cooperadoras (Th1 yTh2) y disminuyendo las células T supresoras (TS). Las células Th1 median reacciones de hipersensibilidad tardía, reclutan monocitos y mácrofagos e inducen la producción de linfocitos T citolíticos; las células Th2 producen grandes cantidades de IL-4, 5 y 13, más recientemente la IL-10, y son potentes inductores de IgE y de eosinófilos. La IL-4 e IL-13 inducen cambio de clase de antígenos a favor de IgE, contribuyendo al empeoramiento de la función barrera al reducir los niveles de filagrina y la expresión de péptidos antimicrobianos. Adicionalmente, se elabora IL-31, que es altamente pruritógena y conduce al intenso rascado, aumentando la degradación de la función barrera y activando al sistema inmune, siendo ambos mecanismo potenciadores de la enfermedad.4 Las células de Langerhans se incrementan en la piel lesionada de pacientes, aumentando su actividad determinando una reacción inflamatoria, además de los monocitos, eosinófilos, macrófagos y mastocitos. También se recogen datos de un aumento de la histamina por los basófilos, activación crónica de macrófagos con incremento del GM-CSF, aumento de prostaglandina E2, del IFN-gamma, marcada disminución de la capacidad fagocítica y quimiotáctica de los neutrófilos y monocitos entre otros. Clásicamente, la inflamación asociada a la Dermatitis Atópica sigue un proceso bifásico, de modo que la respuesta inicial es eminentemente dirigida por las células y las citoquinas Th2, mientras que en las lesiones crónicas existe una respuesta inflamatoria mixta Th1/Th2.(4,18,28,29)

Factor alérgico.
Dado por los antecedentes patológicos personales y familiares de atopia en el 50-70% de los casos, además la elevación de la IgE en el 80% de los casos, la exacerbación con alergenos ambientales (aereoalergenos),11,14,26 sustancias irritantes y alimentos, en estos últimos, su papel en la patogenia de esta enfermedad es muy controversial y no se definen los mecanismos por los cuales pueden actuar, varios autores estiman que la relación DA y alergia alimentaría está presente en los lactantes y niños muy sensibles sin que se conozcan las causas, pero en la práctica se han apreciado que mejoran notablemente al suprimir alimentos alergénicos.[30]

Cuadro clínico
Las lesiones elementales de la dermatitis atópica son: eczema, caracterizado por zonas de eritema, edema, vesiculación, exudación y costras; prurito, constituido por pequeñas pápulas con vesícula en su cúspide, que desaparece rápidamente con el rascado, siendo sustituida por una pequeña costra; y liquenificación, con placas mal delimitadas, engrosadas, recorridas por surcos que delimitan áreas romboidales brillantes. Pueden presentarse de forma aguda, con exudación serosa muy pruriginosa, subaguda, descamativa y con excoriaciones, y de forma crónica, con engrosamiento de la piel y acentuación de los pliegues. Las distintas fases pueden coexistir o sucederse en el tiempo.
Todo ello sobre una piel seca. [31]

Existen tres etapas de acuerdo a la edad de presentación de dermatitis atópica: etapa de lactante (desde la edad de lactante hasta dos años de edad), la infancia (a partir de dos años a 12 años de edad), y la etapa adulta para los mayores de 12 años. [9]
La etapa del lactante se caracteriza por lesiones eritematosas, papulovesiculares, exudación y costras de localización predominante en superficies de extensión, mejillas o piel cabelluda, con diseminación al área del pañal. [9]
La etapa de la infancia se caracteriza por menos exudación y a menudo

o demuestra placas liquenificadas en una distribución a la flexión, especialmente en las fosas antecubital y poplítea, cara palmar de la muñeca, tobillos y cuello.
La etapa del adulto es considerablemente más localizada y liquenificada, tiene una distribución similar a la etapa de la infancia o puede estar situado principalmente en las manos y pies. [9]

El prurito es el síntoma guía de la atopia. El prurito de los atópicos es intenso y generalmente cursa a brotes. El prurito hace que los pacientes se autoinduzcan lesiones por el rascado. Si bien la causa del prurito no está bien determinada, parece ser debida a la liberación de mediadores inflamatorios y citocinas. Dentro de las manifestaciones atípicas se puede presentar con piel seca o xerosis es un hallazgo casi constante en los pacientes con dermatitis atópica de todas las edades. Se debe a un trastorno de la composición de lípidos que origina un aspecto de sequedad, cuarteamiento y descamación fina. Sobre todo, en los niños mayores y los adolescentes suele acompañarse de hiperqueratosis en la desembocadura de los folículos pilosos (hiperqueratosis folicular), que es más intensa en los brazos y los muslos. La xerosis causa también el pliegue o línea de Dennie-Morgan, un pliegue doble y a veces varios paralelos al pliegue palpebral inferior [31]

Diagnóstico
Diagnóstico clínico
El diagnóstico clínico debe basarse en la propia definición de la enfermedad, características por la presencia de prurito, manifestaciones características de la inflamación cutánea de evolución crónica, con fases de mejoría y exacerbaciones, simétricas y con distinta expresividad según la edad y la intensidad, y que suelen asociarse a antecedentes familiares de dermatitis atópica o de enfermedades alérgicas. [31]

Los criterios diagnósticos más utilizados para la dermatitis atópica fueron desarrollados por Hanifin y Rajka en 1980 y más tarde fueron revisados por la Academia Americana de Dermatología. [9]

- Criterios mayores (tres de ellos necesarios)
- Prurito (requisito básico)
- Morfología típica y distribución
- Curso crónico con exacerbaciones y remisiones
- Antecedentes personales o familiares de atopia (rinoconjuntivitis alérgica, asma, dermatitis atópica)
- Criterios menores (tres de ellos necesarios)

- Xerosis generalizada
- Ictiosis con hiperlinearidad palmar
- Queratosis folicular
- Inmunoglobulina E elevada
- Pliegue infraorbitario de Dennie Morgan
- Oscurecimiento infraorbitario
- Blefaritis
- Queilitis
- Pitiriasis alba
- Eczema del pezón
- Dermatitis de manos y pies
- Susceptibilidad a las infecciones cutáneas (especialmente Staphylococcus aureus y Herpes Simplex) [9]

Diagnóstico de la intensidad de la dermatitis atópica
Debido a la gran diversidad de formas de presentación, varios grupos de trabajo han intentado constituir criterios uniformes para el diagnóstico.

Sensibilidad al cambio y aceptación, solamente el SCORAD cumplió todos estos requisitos. El SCORAD valora la extensión (por la regla del 9 semejante a la de los quemados) y la intensidad, puntuando de 0 a 3 las lesiones. La presencia de sequedad de la piel se evalúa en zonas de piel no afectadas. En tercer lugar, los síntomas subjetivos (prurito y pérdida del sueño), valorados por los padres o los niños mayores. Según la puntuación obtenida, se han establecido tres grados: DA leve, puntuación de 0 a 25; moderada, puntuación de 25 a 50; y grave, puntuación mayor de 50. El índice SCORAD fue diseñado y aprobado por la European Task Force on Atopic Dermatitis en 1993 como una herramienta sencilla para la valoración de la gravedad de la enfermedad. [32]

El índice SCORAD Incluye:
- Valoración de 6 signos clínicos (eritema, edema, exudación, excoriación, liquenificación, xerosis) con una escala de valores de 1-3 según la intensidad, medidos cada síntoma en una parte representativa del cuerpo.

Medición de la extensión de la enfermedad usando "regla de los 9".
- Escala visual de los síntomas subjetivos (picor y trastornos del sueño, valorados del 1-10).
La enfermedad se clasifica en leve (<15), moderada (14-40), o grave (<40). La máxima puntuación es 103. [33-34]

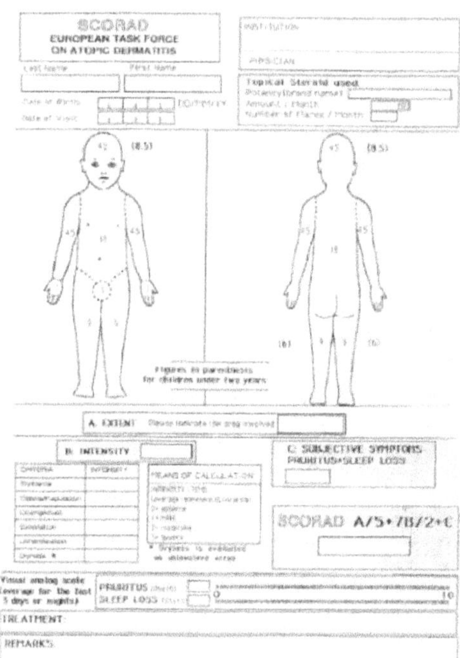

Fuente: Valoración de la gravedad y extensión de las lesiones de eccema en el niño (SCORAD). Ridao i Redondo M. (2012). Dermatitis atópica. Pediatr Integral, 3, 213-221. (32)

Pruebas cutáneas

El Prick-Test es el más común de pruebas para el diagnóstico de la alergia, es la prueba de primera elección en el trabajo de diagnóstico para enfermedades alérgicas debido a su confiabilidad, seguridad, conveniencia y bajo costo. Se basa en la producción de la reacción de Hipersensibilidad tipo I IgE-mediada, al introducir en la epidermis con una lanceta adecuada, un extracto del alérgeno o sospechoso que desencadenara la liberación de histamina de los mastocitos de la piel provocando una pápula y eritema en la zona de punción.[35]

Diagnóstico diferencial

Los dos signos guía son la distribución de las lesiones y el prurito.

Podemos hacer un amplio diagnóstico diferencial, pero, básicamente, hemos de pensar en:

- Dermatitis seborreica: suele ser más precoz, localizada en el cuero cabelludo (costra láctea), cejas y pliegues inguinales. Presenta descamación importante y exudado sebáceo, amarillento. Afecta el área del pañal y pliegues. No suele existir prurito.
- Dermatitis de contacto: puede coexistir con la dermatitis atópica, pero la vemos en niños normales expuestos a irritantes, como la orina, la saliva, las heces, o algunos detergentes. Es menos seca y pruriginosa.

- Escabiosis: lesiones con surco y vesícula, intenso prurito de predominio nocturno. Otros miembros de la familia están afectos.
- Dermatitis herpetiforme: es una erupción vesiculosa muy pruriginosa, que se distribuye de forma simétrica en las superficies de extensión y en la zona lumbar. Se asocia a enfermedad celíaca, que puede ser subclínica.
- Dermatitis alérgica de contacto: se limitan al área de contacto con el material alergénico. La localización repetitiva nos pone sobre la pista. No suele aparecer en los primeros meses de vida.
- Psoriasis: lesiones descamativas en placas, localizadas en codos, rodillas, cuero cabelludo y, clásicamente, en las uñas. Afecta el área genital y al ombligo.

Otros múltiples síndromes podrían entrar en un diagnóstico diferencial más amplio y complejo en el que deberá participar el especialista. (36)

Tratamiento

El estándar de tratamiento se centra en el uso de antiinflamatorios tópicos (corticoides, inhibidores de la calcineurina) e hidratación de la piel, pero los pacientes con enfermedad grave pueden requerir fototerapia o tratamiento sistémico con inmunosupresores convencionales o con fármacos biológicos (anticuerpos monoclonales). [37]

Tratamiento farmacológico
Tratamiento tópico
- Antisépticos. Ayudan a prevenir la sobreinfección de las lesiones. Es

clásico el uso de sulfato de cobre o de zinc al 1/1.000, y el permanganato potásico al 1/10.000 en zonas exudativas. También se recomienda el uso de la clorhexidina. Los derivados mercuriales y halogenados no deben ser utilizados, pues pueden provocar fenómenos de sensibilización. [37]

- Antibióticos. Útiles en caso de sobreinfección. Pueden asociarse también a un corticoide tópico, ya que esta combinación potencia los efectos de estos últimos. Son útiles la eritromicina, la cloxacilina, la mupirocina y el ácido fusídico. Actualmente se discute el uso tópico de antibióticos como la gentamicina que, aunque han demostrado gran eficacia asociada a corticoides, favorecen la sensibilización a una administración posterior por vía sistémica. (39)
- Corticoides. Al ser la dermatitis atopica, una patología que se inicia en la infancia, debe evitarse el uso prolongado de corticoides tópicos por los efectos secundarios que producen, como la atrofia cutánea y las estrías

Tratamiento sistémico

- Los antihistamínicos se emplean para controlar el prurito. Se puede utilizar cualquiera de ellos, pero hay que tener en cuenta que los antihistamínicos H1 clásicos (hidroxicina, clorfeniramina) son más sedantes y tienen mayor posibilidad de producir efectos secundarios.
  Los de segunda generación son seguros y efectivos para tratar los síntomas de la dermatitis atopica y carecen de efectos sedativos, pero hay que considerar el potencial efecto cardiológico de algunos de ellos, al prolongar el intervalo QT. Los estudios con ebastina, loratadina, cetirizina y mizolastina han demostrado su seguridad al no producir efectos anticolinérgicos, carecer de efecto sedante y no afectar a la conducción cardiaca.. En casos rebeldes de prurito se pueden asociar dos tipos de antihistamínicos (uno de 1ª y otro de 2ª generación) o psicofármacos como la doxepina o la amitriptilina. [40]

- Los corticoides orales dados sus efectos secundarios (osteopenia, cataratas,...) deben ser utilizados sólo en cuadros generalizados de mala evolución. Para minimizar la posible yatrogenia asociada a su retirada, se puede ir incrementando la dosis del corticoide tópico al mismo tiempo que reducimos la dosis del corticoide oral.
- Antibióticos sistémicos en casos de dermatitis atopica grave es recomendable el uso de antibióticos sistémicos. Se pueden utilizar la penicilina y derivados, cefalosporinas, tetraciclinas, etc. Generalmente, es suficiente la administración del antibiótico durante 5-7 días e incluso 3 días

cuando se trata de azitromicina, para controlar los brotes.

Tratamiento especializado

En casos de eritrodermia, pacientes con una evolución desfavorable o asociaciones de varios cuadros dermatológicos20, se debe derivar a nivel especializado para contemplar la posibilidad de usar terapias más agresivas como:

- Radiaciones Ultravioletas (RUV). Se utiliza en dermatitis atopica moderadas y graves. Lo más extendido es la terapia con ultravioleta A (UVA), aunque la combinación de 3-5 J de UVA más 30-50 J de ultravioleta B (UVB) como dosis inicial, incrementando 0,5 J UVA y 10 mJ de UVB en cada tratamiento, dos o tres veces por semana, hasta un máximo de 10 J UVA y 100 mJ UVB, parece ser efectivo y bien tolerado. Es de utilidad iniciar el tratamiento con RUV cuando se pretende retirar la ciclosporina o el metotrexate. [40]
- Metotrexate. Estudios recientes indican que una terapia pulsátil de 2,5 mg cuatro veces por semana, puede mejorar y estabilizar la DA grave.
- Ciclosporina A. Fármaco utilizado en formas graves de dermatitis atopica y en pacientes que se han tratado durante mucho tiempo con corticoides. Se debe iniciar con una dosis de 5 mg/kg/día, y por sus posibles efectos secundarios requiere controles tensionales y de la función renal.
- Azatioprina. Se utiliza a dosis de 100-200 mg/ 24 h durante 6 semanas, aunque con resultados no del todo satisfactorios.
- Interferón gamma. Su inicial efectividad se ha puesto en duda en la actualidad. Es muy costoso y de difícil manejo. Los principales efectos secundarios son cefalea, fiebre y mialgias, siendo en la mayoría de los casos tolerables.
- Inhibidores de los leucotrienos. Se ha propuesto su empleo, dada la estrecha relación entre el asma y la dermatitis atopica
- Tacrolimus. Fármaco inmunosupresor que presenta un mecanismo de acción y efectos celulares similares a la ciclosporina A. Actualmente, se utiliza por vía sistémica para evitar el rechazo de trasplantes de hígado, pulmón y corazón. Se ha demostrado que administrado tópicamente reduce la inflamación en dermatitis atópica moderada y grave sin causar efectos secundarios locales. Aunque esto supone una gran ventaja con respecto a la ciclosporina, aún se desconoce su capacidad de absorción, por lo que deben realizarse más estudios con el fin de aclarar posibles efectos secundarios y en España todavía está pendiente su comercialización. [40]

Bibliografía

1. Rivero GJI. *Dermatitis atópica. Rev Med Cos Cen. 2016;73(620):711-716.*
2. Álvarez González K, Delgado Cruz A, Naranjo Ferregut JA, et al. *Dermatitis atópica en un infante. Medisan [Internet]. 2014;18(1). Disponible en: http://scielo.sld.cu/scielo.php?script=sci_arttext&pid=S1029-30192014000100017*
3. Dammak A, Guillet S. *Dermatitis atópica del niño. EMC-Tratado de Medicina [Internet]. 2015;19(3). Disponible en: http://emvmsa1a.jouvehdi.com/es/article/992225*
4. Sánchez Santos L, Blanco-Ons Fernández MP, González Sabín M, et al. *Dermatitis atópica. Actualización clínica y terapéutica [Internet]. 2016. Disponible en: https://www.heel.com/media/downloads_pdf/heel_es_1/materiales_otros/m_dico_des cargas/gu_as_m_dicas/monografia-dermatitis.pdf#page=9*
5. Barbarot S, Aubert H, Bernier C, et al. *Dermatitis atópica. EMC-Dermatología [Internet]. 2016;50(4). Disponible en: http://www.sciencedirect.com/science/article/pii/S1761289616808924.*
6. Ricardo AOE, Rodríguez SMB, Hernández FM, et al. *Aspectos de interés sobre dermatitis atópica, su diagnóstico y tratamiento. Rev Méd Electrón. 2019;41(2):496-507.*
7. Ardusso, L.Castro, C. De Gennaro, M. Hermida, D. Label, M. Marcipar, A. Marini, M. Parisi, C. *Guías para el Diagnóstico y Tratamiento de la Dermatitis Atópica 2019. Disponible en: https://alergia.org.ar/pdfs/guias_argentinas_dermatitis_atopica_2019.pdf*
8. González Paola, Lázaro Milagros, Llaneza Jaime, Luca de Tena África, Ortíz Juan Manuel, Palacios David, Vega Cristina. (2019). *Dermatitis Atópica: Del diagnóstico a la definición de una ruta asistencial (p. 12). Disponible en: https://www.fundacionfundamed.org/doc/GrupoTrabajo_Dermatitis-Atopica.pdf*
9. Aguirre Martínez Iliana Lizeth, Mendoza Hernández David, López Pérez Gerardo T, & Carmona Barrón Mariana. (2018). *Dermatitis atópica y comorbilidades en el paciente pediátrico. 27, 8*
10. *Rev.Med.Electrón. vol.40 no.4 Matanzas jul.-ago. 2018. Disponible en: http://scielo.sld.cu/scielo.php?script=sci_arttext&pid=S1684-18242018000400019*
11. Pérez M. Luisa, Zecpi M. Soledad, & Sáenz M. Luisa. (2010). *DERMATITIS ATÓPICA. REVISTA MEDICA CLINICA CONDES, 2, 197-203.*
12. Pomavilla Duy MC, Torres Gutama LC. *Prevalencia de dermatitis atópica y el estudio de sus comorbilidades en pacientes de 3 meses a 16 años de consulta externa de dermatología del Hospital Vicente Corral Moscoso. Cuenca 2014-2015 [Tesis en Internet]. Ecuador: Universidad Estatal de Cuenca.Disponible en: http://dspace.ucuenca.edu.ec/handle/123456789/23652 2015*
13. Sathishkumar D, Moss C. *Topical Therapy in Atopic Dermatitis in Children. Indian J. Dermatol. 2016;61(6). Citado en PubMed; PMID: 5122282.*
14. Gómez-de la Fuente E. *¿Se puede prevenir la dermatitis atópica? Actas Dermo-Sifiliográficas [Internet]. 2015 may;106(4). Disponible en: http://www.sciencedirect.com/science/article/pii/S0001731015000071*
15. Olsen JR, Gallacher J, Finlay AY. *Quality of Life Impact of Childhood Skin Conditions Measured Using the Children's Dermatology Life Quality Index (CDLQI): A Meta-Analysis. Pedriatic Dermatology [Internet]. 2016 abr;174(4):853-61. Disponible en: http://onlinelibrary.wiley.com/doi/10.1111/bjd.14361/full*
16. Cárdenas Medina A. *Dermatitis atópica: los 5 puntos clave para su diagnóstico y manejo [Internet]. Guadalajara: Sapiens Medicus; 2015. Disponible en: https://sapiensmedicus.org/dermatitis-atopica/*
17. Lyons JJ, Milner JD, Stone KD. *Atopic Dermatitis in Children: Clinical Features, Pathophysiology, and Treatment. Immunol Allergy Clin North Am. 2015 Feb;35(1):161-83. Citado en PubMed; PMC: 4254569.*
18. Suárez Ramos L, León Gómez O, Sánchez Suárez EF. *Educational Strategy to Lessen Risk Factors in Children with Atopic Dermatitis. Rev Hum Med [Internet]. 2017 Ago;17(2).*

Disponible en: *http://scielo.sld.cu/scielo.php? script=sci_arttext&pid=S1727-81202017000200003&lng=es*

19. Armengot-Carbo M, Hernández-Martín Á, Torrelo A. *Filagrina: papel en la barrera cutánea y en el desarrollo de patología. Actas Dermo-Sifiliográficas [Internet]. 2015 mar;106(2). Disponible en: http://www.sciencedirect.com/science/article/pii/ S1578219014003333*

20. Inoue Y, Nakagawara R, Kambara T, et al. *Prevalence of Atopic Dermatitis in Japanese Infants Treated with Moisturizer Since Birth and its Relation to FLG Mutations. Eur J Dermatol [Internet]. 2013;23(2). Disponible en: http://www.jle.com/fr/revues/ejd/e-docs/ prevalence_of_atopic_dermatitis_in_japanese_infants_treated_with_moisturizer_since_birt h_and_its_relation_to_flg_mutations_296552/article.phtml*

21. García-Bertrán S, Serra-Baldrich N, Baselga E. *Agentes externos en la dermatitis atópica: nuevos conceptos en multiprotección. Piel [Internet]. 2017 jun-jul;32(6) Disponible en: http://www.sciencedirect.com/science/article/pii/S0213925117300989*

22. Machado del Risco E, González Marín A, Nicolau Pestana E,et al. *Efectividad de la inmunoterapia bacteriana con extracto de Staphylococcus aureus en la dermatitis atópica [Internet]. Camaguey: Convención Tecnosalud;2017. Disponible en: http:// www.tecnosaludcmw2017.sld.cu/index.php/socoenf/tecnosalud2017/paper/view/112/0*

23. Simpson EL, Irvine AD, Eichenfield LF. *Update on Epidemiology, Diagnosis, and Disease Course of Atopic Dermatitis. Semin Cutan Med Surg [Internet]. 2016;35(5):S84-8. Disponible en: http://www.ingentaconnect.com/contentone/fmc/scms/2016/00000035/ A00505s5/art00002*

24. Sapena J, Conte L, González E,et al. *Dermatitis atópica en pacientes pediátricos y su relación con algunos factores desencadenantes. Acta Pediátr Española [Internet]. 2013 sep;71(8). Disponible en: https://search.proquest.com/openview/ 0b798fa82743b74f6ef32ad4519153ec/1?pq-origsite=gscholar&cbl=31418*

25. Kaga M, Nakamoto Y, Nakamura K. *Stress Sensitivity in Patients with Atopic Dermatitis in Relation to the Translocator protein 18 kDa (TSPO). J Nippon Med Sch. 2014;81(3):148-56. Disponible en PubMed Central; PMID: 24998961.*

26. Irvine AD, Eichenfield LF, Friedlander SF. *Review of Critical Issues in the Pathogenesis of Atopic Dermatitis. Semin Cutan Med Surg [Internet]. 2016;35(5):S89-91. Disponible en: http://www.ingentaconnect.com/contentone/fmc/scms/2016/00000035/A00505s5/art00003*

27. Buestán, CA. *Prevalencia de dermatitis atópica en niños que acuden a una guardería de la ciudad de Quito. Rev Facultad Ciencias Médicas [Internet]. 2017;31(1-2):37-9. Disponible en: http://revistadigital.uce.edu.ec/index.php/CIENCIAS_MEDICAS/article/view/485*

28. Kim JE, Kim HJ, Lew BL, et al. *Consensus Guidelines for the Treatment of Atopic Dermatitis in Korea (Part I): General Management and Topical Treatment. Ann Dermatol [Internet]. 2015 Oct27(5):563-77. Disponible en: https://synapse.koreamed.org/DOIx.php? id=10.5021/ad.2015.27.5.563*

29. Lindh JD, Bradley M. *Clinical Effectiveness of Moisturizers in Atopic Dermatitis and Related Disorders: A Systematic Review. Am J Clin Dermatol [Internet]. 2015 Oct;16(5):341-59. Disponible en: https://link.springer.com/article/10.1007/ s40257-015-0146-4*

30. Ng JP, Liew HM, Ang SB. *Use of Emollients in Atopic Dermatitis. J Eur Acad Dermatol Venereol [Internet]. 2015 May;29(5):854-7. Disponible en: http://onlinelibrary.wiley.com/ doi/10.1111/jdv.12864/full*

31. Rivera Z, Bravo N, Rivera I. *Influencia de la alergia alimentaria y la infección por Giardia duodenalis en la prevalencia y severidad de la dermatitis atópica en niños preescolares venezolanos. Dermatol Venez [Internet]. 2015;53(2). Disponible en: http://svderma.org/ revista/index.php/ojs/article/viewFile/1350/1327*

32. Ridao i Redondo M. *(2012). Dermatitis atópica. Pediatr Integral, 3, 213-221.*

33. Fonseca Capdevila E. *(s. f.). Dermatitis atópica. Asociación Española de Pediatría, 5*

34. Martín Mateos María Anunciación. *(2011). Guía de tratamiento de la dermatitis atópica en*

el niño: Documento de consenso, grupo de expertos. Majadahonda, Madrid: Ergón.

35. *Alamar Martínez Remedios, Sierra Talamantes Concepción, Olaya Alamar Vicente, & Zaragoza Ninet Violeta. (2012). Prick-test en el diagnostico de alergia cutánea. 11.*

36. *Puig L, Peramiquel L. Seguimiento de la dermatitis atópica. Barcelona: Publicaciones Permanyer; 2003.*

37. *Sancho López Arantxa, Camargo Mamani Paola Agueda, Agencia Española de Medicamentos y Productos Sanitarios, Ruiz Antorán Belén, Comité de Evaluación de Nuevos Medicamentos en el Ámbito Hospitalario de Euskadi, & Grupo Técnico de Utilidad de Medicamentos de la Comunidad de Madrid. (2019). Informe de Posicionamiento Terapéutico de dupilumab (Dupixent®) en dermatitis atópica. Agencia Española de Medicamentos y Productos Sanitarios, 1, 6*

38. *Ortiz F, Conde-Salazar L. Eczemas y dermatosis profesionales. En: Iglesias Díez L, ed. Tratado de dermatología. 1ª ed. Madrid: Editorial Luzán 5, 1994. p. 351- 401.*

39. *Herrera E, De Gálvez V. Cuadernos de evaluación en Dermatología. Dermatitis atópica. Barcelona: EUROMEDICE. Ed. Médicas, 2001.*

40. *Medifam vol.13 no.2   feb. 2003. Manejo de la dermatitis atópica en Atención Primaria. Disponible   en: http://scielo.isciii.es/scielo.php? script=sci_arttext&pid=S1131-57682003000200003*

CAPÍTULO 5
Neumonía Adquirida en la Comunidad
Carlos Espartaco Erazo Verdugo

Introducción

Según la Organización mundial de la Salud (OMS), la neumonía es una infección pulmonar, que provoca una reacción inflamatoria intersticial alveolar y bronquial con acúmulo de un exudado fibrinoso, originando consolidación y grados de disfunción pulmonar [1] caracterizado por tos o disnea, con o sin fiebre, rechazo de la alimentación, taquipnea o tiraje subcostal, con una duración inferior a 14 días. Los lactantes pueden presentar alteración del estado de conciencia, hipotermia y convulsiones. Acompañado de evidencia radiológica de infiltrado pulmonar agudo en radiografía de tórax [1,2] Es la principal causa de mortalidad en menores de cinco años, con una incidencia de 156 millones de episodios nuevos cada año en todo el mundo, provocando la muerte a 922 000 niños menores de 5 años en el 2015, lo que supone el 15 % de todas las defunciones en el mundo.[1] En Ecuador durante el 2014 según el Instituto Nacional de Estadísticas y Censos (INEC), ocupó el tercer lugar en mortalidad y morbilidad en la población infantil.[3,4,5]

Las principales etiologías son los virus y el *Streptococcus pneumoniae* sin embargo lo que causa esta enfermedad depende del ámbito de adquisición, gravedad y de factores del huésped, y puede ser producida por diversos agentes bacterianos y virales. Los niños menores de 4 a 5 años son afectados habitualmente por virus y el *Streptococcus pneumoniae* a niños de cualquier edad. Anteriormente el *Staphylococcus aureus* afectaba usualmente a menores de 2 a 3 años, sin embargo en la última década, se ha observado una tendencia creciente, en neumonías complicadas, tanto con derrame pleural así como neumonía necrotizante en niños entre los 2 a 5 años.[6,7] La Neumonía Adquirida en Comunidad (NAC), es una enfermedad relacionada directamente al desarrollo y dinámicas de las comunidades humanas en todo el mundo, y a diferencia de las afecciones asociadas a procesos de escala global como el cambio climático, esta puede ser prevenida a nivel local desde un enfoque técnico, basada en la epidemiología que es directamente influenciada por aspectos económicos, sociales, ambientales y culturales. Por lo que, es fundamental identificar y atacar las causas, teniendo en cuenta que cada factor relacionado con la neumonía tiene su propia patogenia, y muchos tienen sus raíces en factores socioeconómicos, condiciones ambientales, comunitarias, y de comportamiento individual.[8,9]

Definición

Es un proceso infeccioso que compromete la vía aérea distal y el parénquima pulmonar, dada por la invasión de microorganismos de adquisición extrahospitalaria, provocando una respuesta inflamatoria a ese nivel que incluye signos y síntomas del tracto respiratorio, con evidencia radiológica de infiltrado pulmonar agudo. [10]

La neumonía adquirida en comunidad constituye una entidad clínica frecuente que causa una importante morbilidad y mortalidad, su gravedad oscila desde cuadros leves en personas sanas, las cuales pueden confundirse con resfriados, bronquitis o infecciones no respiratorias hasta cuadros graves que requieren su ingreso en una Unidad de Terapia Intensiva UTI, conexión a ventilador mecánico y desarrollo de complicaciones en el hospital. [11]

Epidemiología
Entre las principales causas de egreso por mortalidad hospitalaria en el año 2016 la NAC en el Ecuador tuvo el 3,02%, siendo los niños menores de 5 años de edad y adultos mayores de 80 años con la más alta incidencia llegando a obtener entre estos dos grupos etarios el 54,8% de los casos de egresos por fallecimiento. [12] La incidencia anual de morbilidad de la NAC en el adulto fluctúa entre 1.07 y los 1.2 casos por cada 1.000 personas al año, elevándose en el adulto mayor de 65 años a 12.7-15.3 casos por cada 1.000 personas al año. El estudio de Carga Global de Enfermedad del 2014 reportó que las infecciones del tracto respiratorio inferior, incluyendo la neumonía, constituyen la cuarta causa de muerte a nivel mundial, después de la cardiopatía isquémica, enfermedad cerebrovascular y enfermedad pulmonar obstructiva crónica, y es la segunda causa determinante de años de vida potencial perdidos de la población. [13] A nivel nacional, en el año 2013, el INEC reportó que la neumonía es la causa principal de morbilidad en nuestra población infantil: menores de 1 año (20,8%), niños de 1 a 4 años (31,5%), en el grupo de 5- 9 años (6,7%), y el 2,4% niños de 10-14 años.
Al comparar estos resultados con la población estudiada, la concordancia más notoria es en el grupo de edad de 1-4 años; la diferencia entre los porcentajes posiblemente se debe a que el INEC recoge la información tanto de las atenciones ambulatorias como las hospitalizaciones, sin embargo, en ambos casos el grupo de edad señalado se observa como el de mayor riesgo. [14] La neumonía en el Ecuador en el 2017 según el INEC, está ubicada como la tercera causa de morbilidad a nivel nacional y dentro de las 10 primeras causas de egreso hospitalario con 30.004 casos; en la población infantil se reportan 8.850 egresos por dificultad respiratoria del recién nacido y 6.250 casos por Neumonía Adquirida en la Comunidad. [15]

Etiología, patogenia y factores de riesgo

La etiología de la neumonía adquirida en la comunidad en el paciente varía de acuerdo al grupo de edad. No obstante, solo se consigue identificar al agente responsable entre un 30 – 40 % de los casos. En pacientes menores de 2 años, las causas más frecuente son las virales (80%), producidas por el Virus Sincitial Respiratorio, Rinovirus, Parainfluenza, Influenza, Metapneumovirus y Adenovirus. A medida que se incrementa la edad predomina la etiología bacteriana, como el *Streptococcus pneumoniae*, *Mycoplasma pneumoniae* y *Chlamydia pneumoniae*; las coinfecciones se presentan en un tercio de los casos.[16] El *Streptococcus pneumoniae* es el principal agente bacteriano que produce neumonía adquirida en la comunidad. Su prevalencia alcanza entre el 37 y el 44 %, afectando a todos los grupos etarios, y su importancia radica en que es el responsable de causar neumonía grave. [17] Gracias a la vacunación antineumocócica, se ha disminuido la incidencia total de enfermedad invasiva (septicemia, meningitis). Sin embargo, en ciertas poblaciones, debido a la colonización nasofaríngea por los serotipos no vacunales, se ha incrementado la enfermedad causada por estas variantes (fenómeno de reemplazo). Los beneficios obtenidos por la vacuna superan dicho fenómeno. [18] Los gérmenes atípicos como *Chlamydia pneumoniae* y *Mycoplasma pneumoniae* se manifiestan con más frecuencia en escolares y adolescentes, sin predominio estacional. Ambos patógenos se han relacionado con episodios recurrentes de broncoespasmo en pacientes susceptibles. [16] Por otro lado, el *Haemophilus influenzae* no tipificable no se considera como un patógeno habitual en pacientes salvo que padezca o se desarrolle una enfermedad pulmonar crónica. [19] Las coinfecciones inducen más inflamación y manifestaciones clínicas que las bacterianas o virales individualmente. Por lo tanto, los pacientes que las sobrellevan requieren hospitalización con más frecuencia. La coinfección viral es frecuente en menores de 3 años y puede ser un factor de mal pronóstico, por producir neumonías graves. [16] Aunque no está demostrado, se considera que las infecciones víricas facilitan las infecciones bacterianas e incluso potencian su efecto. Aproximadamente entre el 20 - 30 % de las neumonías adquiridas en la comunidad son causadas por infecciones mixtas virus - bacteria, siendo el neumococo la bacteria que se presenta con más frecuencia asociada a virus sincitial respiratorio. Otra coinfección que se menciona por su capacidad de generar neumonía necrotizante de elevada mortalidad es la de Influenza con *Staphylococcus aureus*. [20-21]

Factores de riesgo

Existen factores de riesgo para neumonía grave dependientes del huésped y del ambiente. Dentro del primer grupo se incluye prematuridad, bajo peso al nacer, no haber recibido lactancia materna durante los primeros 4 meses de vida, malnutrición, inmunización incompleta (neumococo, Haemophilus, sarampión, pertusis), asma e hiperreactividad bronquial, infecciones respiratorias recurrentes, antecedentes de otitis media con tubos de timpanostomía y enfermedades crónicas (cardiorrespiratorias, inmunitarias, neuromusculares). Además, se menciona que determinados polimorfismos genéticos de la respuesta inmune innata o específica se encuentran aún en estudio. Entre los factores dependientes del ambiente, se identifican: madre adolescente, analfabetismo materno, hacinamiento, asistencia a guarderías y exposición al humo del tabaco. [19-20-22]

Patogenia

Desde el punto de vista anatomopatológico, la neumonía se localiza en el parénquima pulmonar; específicamente en las unidades de intercambio gaseoso (bronquiolos terminales y respiratorios, alvéolos e intersticio). Al llegar al alvéolo los microorganismos se multiplican y originan una respuesta inflamatoria. [22] Los mecanismos de defensa del sistema respiratorio son barreras anatómicas, células y proteínas, capaces de desarrollar una respuesta eficaz contra microorganismos invasores y de reconocer y eliminar partículas exógenas, células neoplásicas y material endógeno. Cualquier proceso que altere estos mecanismos normales de defensa, condiciona el desarrollo de procesos infecciosos que afectan el parénquima pulmonar (como la neumonía). En pacientes sanos es común que el tracto respiratorio superior se encuentre colonizado por bacterias patógenas, que usualmente precede a la a invasión del tracto respiratorio inferior por éstos microorganismos. Las vías por las cuales los microorganismos penetran al parénquima pulmonar son:

a) Descendente: relacionada con un cuadro respiratorio viral alto previo.
b) Por aspiración: debido a alteraciones en la mecánica de deglución, reflujo gastroesofágico y episodios agudos de epilepsia.
c) Por alteraciones anatómicas, funcionales o inmunológicas: relacionadas con enfermedades como fibrosis quística, tratamientos inmunosupresores e inmunodeficiencias.
d) Por diseminación hematógena.

Complicaciones

En un paciente que permanece febril o no mejora dentro de 48 horas luego de haber iniciado tratamiento, se debe sospechar una complicación. [24]

Las complicaciones de la neumonía adquirida en la comunidad ocurren en tres niveles:

a) Pulmonar: derrame pleural o empiema, neumotórax, absceso pulmonar, fístula broncopleural, neumonía necrotizante e insuficiencia respiratoria aguda.

b) Metastásico: meningitis, absceso en sistema nervioso central, pericarditis, endocarditis, osteomielitis, artritis séptica

c) Sistémico: síndrome de respuesta inflamatoria sistémica o sepsis, síndrome hemolítico urémico. [25]

Distribución de los Agentes Etiológicos

En el perfil de distribución de los agentes etiológicos en la NAC es de trascendental importancia porque nos permite seleccionar los antibióticos más eficaces para ser empleados en el tratamiento.

Este perfil epidemiológico puede variar entre cada región, edad, comorbilidad del paciente, y la susceptibilidad a los antibióticos; esto causa controversias en las recomendaciones que se hacen para los países europeos con respecto a las que se realiza en los Estados Unidos de América. [26]

El neumococo es el patógeno más frecuente identificado en el 85% de pacientes en Europa.

La Legionella y el *Staphylococcus aureus* son identificados con mayor frecuencia en los pacientes tratados en la (UTI), los bacilos gram-negativos entéricos, *Chlamydia psittaci* y *Coxiella burnetii* son poco frecuentes. [27]

En la NAC tratada inicialmente en los departamentos de Urgencias, el microorganismo más frecuentemente aislado es el *S. pneumoniae* (40%-60%) seguido del *H Influenzae* (3%-10%) es un hecho destacable el que el *S. pneumoniae* siga siendo una de las causas más frecuentes de NAC en adultos, entre un 5% y 60% de las personas son portadoras de neumococos en la faringe, siendo el porcentaje más alto en los niños; estos porcentajes además aumentan en poblaciones que conviven en espacios cerrados. [28]

Cuadro clínico

Actualmente la NAC se considera una comorbilidad infecciosa, no una causa de exacerbación aguda como en algún momento se pensó diferenciándose de la agudización de la EPOC. [29] Algunos reportes las distinguen por sus características clínicas, así: los pacientes de EPOC con neumonía presentan más manifestaciones sistémicas de inflamación (fiebre, alteración hemodinámica y elevación de marcadores biológicos) y menor gravedad de la enfermedad respiratoria de base (menos síntomas obstructivos y menor insuficiencia respiratoria crónica). Considerando los pacientes de EPOC más severos, más hipoxémicos y con colonización bacteriana son con mayor frecuencia exacerbadores e ingresan más frecuentemente. [30]

Tradicionalmente, se clasificaban las neumonías infecciosas agudas en típicas y atípicas, atendiendo a su forma de presentación clínica y sus hallazgos radiológicos. Esta distinción también se consideraba etiológica ya que tiene cierta correlación con el microorganismo causante y, de hecho, se utilizaba en la práctica clínica como criterio para la instauración del tratamiento antibiótico empírico. Así, las neumonías de presentación típica se caracterizan por ser cuadros agudos, con fiebre elevada, dolor pleurítico, tos productiva y derrame pleural y consolidación lobar radiológica; Mientras que las de presentación atípica serían cuadros de evolución más tórpida, con tos seca, menos fiebre y alteraciones radiológicas más variables. [31]
Las últimas guías clínicas sobre neumonía aguda han abandonado este sistema clasificatorio utilizando como criterio más importante para la elección del tratamiento la gravedad del paciente (definiendo índices de gravedad) para tomar la decisión de si el tratamiento debe ser ambulatorio, hospitalario o en UTI. [32]

Diagnóstico
En Atención Primaria, el diagnóstico se realiza por la presencia de determinados criterios clínicos y radiológicos.

Hallazgos Clínicos
Los signos y síntomas de NAC son:
- Tos
- Expectoración
- Dolor torácico
- Crepitantes
- Disnea
- Taquipnea >100 pulsaciones por minuto,
- Fiebre (>38°) durante más de 4 días. [33]

No existe ninguna característica, signo clínico o combinación de ellos, que permita diferenciar NAC de otras infecciones de vías aéreas bajas con suficiente fiabilidad. [34]

En la siguiente tabla se observa que la alteración de signos vitales asociada a auscultación patológica es la agrupación de variables clínicas con mayor cociente de probabilidad positivo (CPP+) (24,9). El CPP+ indica cuanto más probable es encontrar estas alteraciones en pacientes con NAC, comparado, en este caso, con personas sin enfermedad.

Variables clínicas	S	E	VPP	VPN	LR+
Fiebre + escalofríos	51%	66%	44%	72%	1,5
Fiebre + escalofríos + expectoración	40%	81%	52%	72%	2,1
Fiebre + FR ≥ 30	24%	92%	63%	69%	3,2
Fiebre + FR ≥ 30 + ortopnea	7%	99%	89%	66%	14,7
FR ≥ 20 + Tª ≥ 38 °C	32%	88%	58%	71%	2,6
FR ≥ 20 + Tª ≥ 38 °C+ matidez	4%	99%	80%	66%	7,5
FR ≥ 20 + Tª ≥ 38 °C+ crepitantes	20%	96%	72%	69%	4,9
FR ≥ 20 + Tª ≥ 38 °C + SaO2 < 90%	8%	99%	89%	66%	14,6
Alteración de signos vitales (Tª > 38 °C + FC > 100 lpm o FR > 20 rpm) + Alteración en auscultación (crepitantes, hipofonesis, matidez o sibilancias)	55%	95%			24,9
Signos vitales normales	14%	56%	14%	55%	0,3
Signos vitales + AP normales	2%	81%	5%	61%	0,1
Odinofagia + Rinorrea	9%	74%	15%	61%	0,3
Odinofagia + Rinorrea+ AP normales	1%	88%	4%	63%	0,1

Tabla 1. Variables clínicas que orientan hacia el diagnóstico clínico de neumonía en presencia de TOS. S: Sensibilidad; E: Especificidad; VPP: Valor predictivo positivo; VPN: Valor predictivo Negativo; LR+: Cociente de probabilidad positivo. (35) Tomado de: D. Ricardo Rodríguez Barrientos tesis doctoral Neumonía adquirida en la comunidad: Incidencia, perfil clínico y adecuación del tratamiento antibiótico empírico en Atención Primaria de la Comunidad de Madrid. 2017.

Intentar alcanzar un diagnóstico etiológico según la clínica del paciente no ofrece suficiente fiabilidad, si bien, podemos hacer algunas consideraciones en cuanto a los rasgos clínicos más característicos de cada patógeno , por ejemplo:

- El comienzo repentino, con dolor pleurítico, fiebre alta en especial, en pacientes de edad avanzada y con comorbilidades de base suele ser más frecuente en la infección por *Streptococcus pneumoníae*
- En el caso de pacientes fumadores, jóvenes, sin comorbilidades de base con signos de infección grave, diarrea y posible afectación neurológica suelen ser más frecuente la infección causada por *L.pneumophila*.
- En el caso de pacientes jóvenes, más frecuente si fueron tratados con antibióticos antes del diagnóstico, y sin afectación multisistémica (o al menos no habitualmente) suele ser más frecuente la infección causada por *Mycoplasma pneumoníae*.
- Las neumonías víricas están descritas con elevada frecuencia en pacientes con falla cardiaca congestiva. [36]

A pesar de su falta de precisión estos datos clínicos que sirven para sospechar el patógeno etiológico de la NAC, han sido tradicionalmente muy relevantes puesto que han determinado la decisión del tipo de tratamiento antibiótico empírico de elección. Actualmente, la decisión se basa fundamentalmente en la gravedad del proceso y en el perfil clínico del paciente. [37]

Hallazgos Radiológicos
La radiografía de tórax nos permite establecer la localización, el alcance o extensión de enfermedad, la existencia de derrame pleural, de cavitaciones o de otras enfermedades pulmonares concomitantes.

La presencia de un infiltrado en una radiografía de tórax puede considerarse el gold estándar del diagnóstico de la NAC, si además hay presencia de síntomas compatibles con esta enfermedad. [38] Siempre que sea posible se debe obtener una radiografía de tórax en pacientes con sospecha de neumonía ya que según la Sociedad de Enfermedades Infecciosas de América (IDSA) y la American Thoracic Society (ATS) un infiltrado demostrable por radiografía de tórax u otra técnica de imagen es necesario para el diagnóstico de la neumonía.

Los posibles hallazgos radiológicos de la neumonía adquirida en la comunidad incluyen: consolidación lobar, infiltrados o cavitaciones. [38]
Recordar que la radiografía de tórax además nos permite valorar la evolución de la NAC ya sea hacía la progresión o hacia la curación. La resolución clínica suele anticiparse a la resolución radiológica, y esto además es más evidente en los pacientes mayores. [34]

Pruebas de laboratorio Cuando no es posible llegar a un diagnóstico clínico, la realización de un test rápido de determinación de la Proteína C Reactiva (PCR) podría resolver situaciones de incertidumbre ((si el valor de PCR R >100 mg/dL, se recomienda iniciar tratamiento antibiótico; si <20 mg/dL, no comenzarlo; si el valor está entre 20 y 100 mg/dL, se debe considerar un inicio diferido según la evolución). Si bien su utilización en el ámbito de la Atención Primaria es aún controvertido, siendo recomendado por algunas guías y cuestionando su utilidad en otras. [39]

Diagnóstico microbiológico
Se puede basar en hemocultivo, muestras de esputo, de líquido pleural, muestras obtenidas mediante técnicas broncoscópicas, de orina, serología o incluso técnicas de biología molecular en los casos más graves. Si bien un diagnóstico microbiológico válido, fiable y rápido podría ser fundamental para orientar un tratamiento antibiótico eficaz y con ello reducir la morbimortalidad de la NAC, hay que hacer dos consideraciones. La primera es que en estos momentos a pesar del uso de técnicas diagnósticas adecuadas sólo en un 50% de los casos se logra establecer el diagnóstico etiológico, es decir, se consigue un cultivo positivo y la segunda es que este diagnóstico etiológico solo es necesario en caso de gravedad, pero no en los casos más leves [40]

Valoración de la gravedad y criterios de ingreso hospitalario
Ante un paciente con NAC es prioritaria la evaluación inicial que va a permitir al profesional establecer el tratamiento inicial más adecuado y el lugar (atención primaria o atención hospitalaria) donde este debe de realizarse. Incluso si se ha decidido que el paciente debe ser ingresado se ha de decidir dónde debe ser finalmente tratado, en planta o UCI. [40]

Las escalas pronósticas más utilizadas son el Pneumonía Severity index (PSI) y el CURB65. [41]

Utilización de las escalas pronósticas para la toma de decisiones.

Dentro de las escalas más usadas y valoradas en el ámbito internacional, se encuentran el CURB65 (avalada por la Sociedad Torácica Británica), y la escala pronóstica de Fine o PSI (Pneumonia Severity Index). El PSI se basa en la asignación de puntos en un total 20 variables y permite clasificar a los pacientes en 5 categorías, con diferente mortalidad en cada una de ellas, lo que permite decidir el lugar donde se recomienda realizar el tratamiento.

Puntuación de las variables de la escala pronóstica de Fine (PSI). [41]

Características	Puntuación
Edad: Varones	Número de años
Mujeres	Número de años -10
Asilos o residencias	10
Enfermedad neoplásica	30
Enfermedad hepática	20
Insuficiencia cardiaca congestiva	10
Enfermedad cerebrovascular	10
Enfermedad renal	10
Estado mental alterado	20
Frecuencia respiratoria $\geq$ 30 respiraciones/min	20
Presión arterial sistólica < 90	20
Temperatura < 35 °C o $\geq$ 40 °C	15
Frecuencia cardiaca $\geq$ 125 lat/min	10
pH arterial < 7,35	30
BUN $\geq$ 30 mg/dl	20
Na < 130 nmol/l	20
Glucosa $\geq$ 250 mg/dl	10
Hematocrito < 30%	10
PaO_2 < 60 mmHg	10
Derrame pleural	10

Categorías de PSI y recomendaciones de lugar de tratamiento. Tomado de: Hernandez, M. Torres, J. Hospital Lluís Alcanyis. Xàtiva. Valencia. 2008. CAPÍTULO XI Neumonías adquiridas en la comunidad e infecciones pleurales. (42)

Clase	Puntuación	Mortalidad	Recomendación
I	Si < 50 años, sin neoplasia, insuficiencia cardiaca, enfermedad cerebrovascular ni enfermedad hepática o renal	0,1%	Tratamiento domiciliario
II	< 70 puntos	0,6%	
III	71-90 puntos	0,9-2,8%	Observación en hospital 24-48 h
IV	91-130 puntos	8,2-9,3%	Hospitalización
V	> 130 puntos	27-29,2%	

Tabla 3. Categorías de PSI y recomendaciones de lugar de tratamiento. [42] Tomado de: Hernandez, M. Torres, J. Hospital Lluís Alcanyis. Xàtiva. Valencia. 2008. CAPÍTULO XI Neumonías adquiridas en la comunidad e infecciones pleurales.

La segunda escala pronóstica CURB65 utiliza la edad y 4 variables: la presencia de factores de confusión, los valores séricos de urea (> 7 mml/l), la frecuencia respiratoria (≥ 30 respiraciones/ min), la presión arterial (diastólica ≤ 60 mmHg o sistólica < 90 mmHg) y una edad superior a 65 años. La puntuación se obtiene sumando un punto por cada variable presente. En función de la puntuación se estima una mortalidad y se recomienda su lugar de tratamiento.

Criterios de valoración escala CURB 65

Criterios
• Edad > 65 años
• Confusión
• Urea > 7 ml/l
• Frecuencia respiratoria > 30 respiraciones/min
• Presión arterial (diastólica ≤ 60 mmHg o sistólica < 90 mmHg)

Tabla 4. Criterios de valoración escala CURB 65. [42] *Tomado de: Hernandez, M. Torres, J. Hospital Lluís Alcanyis. Xàtiva.Valencia.2008. CAPÍTULO XI Neumonías adquiridas en la comunidad e infecciones pleurales.*

Categorías CURB 65 y recomendaciones de lugar de tratamiento.

Puntuación	Mortalidad	Recomendación
0	0,7%	Tratamiento domiciliario
1	2,1%	Tratamiento hospitalario
2	9,2%	
3	14%	
≥ 4	40%	

Tabla 5. Categorías CURB 65 y recomendaciones de lugar de tratamiento. [42] *Tomado de: Categorías CURB 65 y recomendaciones de lugar de tratamiento.*

Tratamiento antibiótico empírico de elección.
El tratamiento antibiótico de la NAC debe ser etiológico; sin embargo, dado que el agente causal solo puede conocerse en escasas ocasiones y nunca antes de las 48-72 horas, el tratamiento antibiótico inicial es empírico, en base a los datos clínicos, analíticos, la radiología, el patrón epidemiológico local, la presencia o no de resistencia bacteriana, historia previa de uso de

antibióticos en los 3 meses anteriores.

Existen varias opciones y diferencias entre las recomendaciones acerca de la elección del antibiótico inicial. A pesar de ello, la elección del tratamiento empírico siempre debe cubrir a *S. pneumoniae* y a patógenos intracelulares como *M. pneumoniae* y *C. pneumoniae* y debe instaurarse inmediatamente. Los antibióticos más utilizados son los macrólidos (eritromicina, azitromicina y claritromicina) y la amoxicilina; además se han empleado con buenos resultados la doxiciclina y las fluoroquinolonas (lomefloxacina y moxifloxacina).

Todos los macrólidos parecen tener la misma eficacia y se recomiendan en pacientes alérgicos a las penicilinas. Además, no existe evidencia de diferencias en cuanto a la eficacia de estos con respecto a la amoxicilina (con o sin ácido clavulánico). La cefalexina, la ciprofloxacina y el cotrimoxazol no se emplean sistemáticamente por pobre actividad contra los gérmenes más implicados y por el riesgo de resistencia microbiana.

La duración del tratamiento en caso de NAC típica será entre 7 y 10 días y para la atípica se prolongará la terapéutica entre 10 y 14 días. En todos los casos siempre se prefiere el tratamiento por vía oral. El paciente debe ser examinado a las 48-72 horas para valorar evolución en el caso de los adultos y una evaluación del estado general en los niños; si existe empeoramiento, valorar remisión al hospital o cambio de antibiótico.

A partir de los resultados obtenidos en el estudio, se propuso la guía clínica respondiendo a los siguientes objetivos:
1. Establecer un consenso a la hora de definir: concepto, factores predisponentes, criterios de gravedad; criterios de manejo en la comunidad y uso de antimicrobianos.
2. Disminuir la mortalidad por NAC.
3. Hacer uso racional de la política de antimicrobianos. [43]

Bibliografía
1. *Who.int. (2016). Neumonía. Disponible en: https://www.who.int/es/news-room/fact-sheets/detail/pneumonia.*
2. *Martín, A., Moreno-Pérez, D., Alfayate Miguélez, S., Couceiro Gianzo, J., García García, M., Korta Murua, J., Martínez León, M., Muñoz Almagro, C., Obando Santaella, I. and Pérez Pérez, G. (2011). Etiología y diagnóstico de la neumonía adquirida en la comunidad y sus formas complicadas. Neumoped.org. disponible en: https://neumoped.org/wp-content/uploads/2019/05/analesp1.pdf*

3. Gonzalez, M. (2011). *Neumonía: Principal Causa de Morbilidad en el Ecuador - año 2011. REVISTA E - ANÁLISIS, [online] (octava), pp.4-7. Available at: https://es.calameo.com/ books/004341829a8181e934370*

4. Instituto Nacional de Estadísticas y Censos (INEC) (2016). *Ecuador en cifras, Vdatos2. Quito/Ecuador, p. Disponible en: : http://www.ecuadorencifras.gob.ec/documentos/webinec/ poblacion_y_demografia/nacimientos_defunciones/publicaciones/anuar io_nacimientos_y_defunciones_2014.pdf*

5. Instituto Nacional de Estadísticas y Censos (INEC). *Ecuador en cifras, Vdatos2. Quito/ Ecuador, p.45. Disponible: http://www.ecuadorencifras.gob.ec/documentos/webinec/ Poblacion_y_Demografia/Nacimientos_Defunciones/Publicaciones/Anu ario_Nacimientos_y_Defunciones_2014.pdf*

6. Meneghello, J. (2013). *Meneghello. Pediatría Volumen I. 6th ed. Buenos Aires: Médica Panamericana, pp.113-114.*

7. Perez, M. G., Martiren, S., Escarra, F., Reijtman, V., Mastroianni, A., VarelaBaino, A., Bologna, R. (2017). *Factores de riesgo de focos secundarios de infección en niños con bacteriemia por Staphylococcus aureus adquirida en la comunidad. Estudio de cohorte 2010-2016. Enfermedades Infecciosas y Microbiología Clínica. doi:10.1016/ j.eimc.2017.10.007 url to share this paper: sci-hub.tw/10.1016/j.eimc.2017.10.007*

8. Meneghello, J. (2013). *Meneghello. Pediatría Volumen I. 6th ed. Buenos Aires: Médica Panamericana, pp.113-114.*

9. Garcés J, et.al. (2005)*Epidemiología de la neumonía adquirida en la comunidad en menores de 5 años en la Comunidad Valenciana. An Pediatr (Barc) 2005;63(2):pp125-30.*

10. Criollo S, Angel E. *UTA [Internet]. Repositorio UTA. 2015. disponible en: http:// repositorio.uta.edu.ec/bitstream/ 123456789/14121/1/%C3%81ngel%20Efra%C3%ADn%20Criollo%20Supe.pdf*

11. Diaz, A., Torres, C., Flores, L., García, P., & Saldias, F. (2003). *Neumonía neumocócica adquirida en la comunidad en adultos hospitalizados. Revista Médica de Chile(131), 505-514.*

12. Saldías F, Díaz O. *Clínica las Condes [Internet]. Clinicalascondes.cl. 2014]. Disponible en: https://www.clinicalascondes.cl/Dev_CLC/media/Imagenes/ PDF%20revista%20m%C3%A9dica/2014/3%20 abril/17-Dr.Saldias.pdf.*

13. Sigüenza T, Webster E. *Dspace [Internet]. Dspace.uazuay.edu.ec. 2015. Disponible en: http:// dspace.uazuay.edu.ec/bitstream/datos/5008/1/11446.pdf*

14. Gutiérrez M, Rosero C. *II COMITE CONSENSO SOBRE DIAGNÓSTICO Y TRATAMIENTO DE LAS NEUMONIAS NEUMOSET 2. 2nd ed. Miguel Gutiérrez; 2013.*

15. Instituto Nacional de Estadísticas y Censos (2017). *Registro Estadístico de Camas y Egresos Hospitalarios 2017 - Junio 2018 (Ecuador). Disponible en: https:// www.ecuadorencifras.gob.ec/documentos/web-inec/Estadisticas_Sociales/ Camas_Egresos_Hospitalarios/Cam_Egre_Hos_2017/Presentacion_CEH_2017.pdf*

16. Grupo de vías respiratorias de la Asociación española de pediatría de Atención Primaria. *Neumonía adquirida en la comunidad. Protocolos del GVR. 2013. 1-23 p.*

17. Andrés Martín A, Moreno-Pérez D, Alfayate Miguélez S, Couceiro Gianzo JA, García García ML, Korta Murua J, et al. *Etiología y diagnóstico de la neumonía adquirida en la comunidad y sus formas complicadas. An Pediatria. 2012 Mar;76(3):162.e1–162.e18*

18. Arturo A, Rica C, Brasil NC. *Consenso de la Sociedad Latinoamericana de Infectología Pediátrica (SLIPE) sobre Neumonía Adquirida en la Comunidad (NAC), publicado en sitio web de SLIPE el 8 de Septiembre del 2010 Comité de Infecciones Respiratorias de la Sociedad. Rev Enfermidades Infecc en Pediatr. 2010;SSIV(94):1–24.*

19. Bradley JS, Byington CL, Shah SS, Alverson B, Carter ER, Harrison C, et al. *The Management of Community-Acquired Pneumonia in Infants and Children Older Than 3 Months of Age: Clinical Practice Guidelines by the Pediatric Infectious Diseases Society and the Infectious Diseases Society of America. Clin Infect Dis. 2011;53(7):25–76.*

20. *Andrés Martín A, Moreno-Pérez D, Alfayate Miguélez S, Couceiro Gianzo JA, García García ML, Korta Murua J, et al. Etiología y diagnóstico de la neumonía adquirida en la comunidad y sus formas complicadas. An Pediatr. 2012;76(3).*

21. *Fernández Urrusuno R, Serrano Martino C, Corral Baena S. Guía de Terapéutica Antimicrobiana del Área Aljarafe. 2012. 1-348 p.*

22. *Spirko LV, López JG, Cepeda KO. Neumonía adquirida en la comunidad en pediatría Community acquired Neumonia in Pediatrics. Salud uninorte. 2007;23(2):231–42*

23. *Rodríguez I de los MT, Marrero M del CT. Neumonía adquirida en la comunidad en niños y adolescentes. Rev Cuba Med Gen Integr. 2012;28(4):712–24.*

24. *Harris M, Clark J, Coote N, Fletcher P, Harnden A, McKean M, et al. British Thoracic Society guidelines for the management of community acquired pneumonia in children: update 2011. Thorax. 2011;66 Suppl 2(October):ii1–23.*

25. *Ministerio de Sanidad y Consumo. Elaboración de Guías de Práctica Clínica en el Sistema Nacional de Salud. Manual Metodológico. Madrid; 2007. 146 p.*

26. *Área de salud de Badajoz. (2015). "Manejo en Urgencias de NAC". Recuperado de: http:// www.areasaludbadajoz. com/images/datos/docencia_e_investigacion/neumonia.pdf.*

27. *Méndez A, García M, Baquero F, Castillo F. Aeped [Internet]. aeped.es.*

28. *Blanquera J, et al. Normativa SEPAR: neumonía nosocomial. Arch Bronconeumol. 2015; 47: 510 – 20*

29. *Miravitlles M, Soler-Cataluña JJ, Calle M, Molina J, Almagro P, Quintano JA, et al. [Spanish COPD Guidelines (GesEPOC): Pharmacological treatment of stable COPD]. Aten primaria [Internet]. 2012 Jul;44(7):425–37. Available from: http:// www.ncbi.nlm.nih.gov/pubmed/22704760*

30. *Boixeda R, Bacca S, Elias L, Capdevila JA, Vilà X, Mauri M, et al. Pneumonia as comorbidity in chronic obstructive pulmonary disease (COPD). Differences between acute exacerbation of COPD and pneumonia in patients with COPD. Arch Bronconeumol [Internet]. 2014 Dec;50(12):514–20. Available from: http://www.ncbi.nlm.nih.gov/pubmed/ 2544359*

31. *Pachón J, Alcántara Bellón JDD, Cordero Matía E, Camacho Espejo A, Lama Herrera C, Rivero Román A, et al. [Clinical management of community-acquired pneumonia in adults]. Med Clin (Barc) [Internet]. 2009 Jun 13;133(2):63–73. Available from: http:// www.ncbi.nlm.nih.gov/pubmed/19426999*

32. *Guía salud. Área de Aljarafe. Guía de Terapéutica Antimicrobiana. NEUMONÍA AGUDA DE LA COMUNIDAD EN ADULTOS. [Internet]. 2016 [cited 2017 Apr 1]. Available from:http://www.juntadeandalucia.es/servicioandaluzdesalud/guiaterapeuticaaljarafe/ guiaTerapeuti caAljarafe/guia/viewApartado_pdf.asp?idApartado=260*

33. *Al WM et. Diagnosis and management of community and hospital-acquired pneumonia in adults. Clinical guidelines: Methods, evidence and recommendations. NICE. 2014;*

34. *Menéndez R, Torres A, Aspa J, Capelastegui A, Prat C, Rodríguez de Castro F. Neumoniaa adquirida en la comunidad. Nueva normativa de la Sociedad Española de Neumología y Cirugía Torácica (SEPAR). Arch Bronconeumol. 2010;46(10):543–58*

35. *Ricardo Rodríguez Barrientos tesis doctoral Neumonía adquirida en la comunidad: Incidencia, perfil clínico y adecuación del tratamiento antibiótico empírico en Atención Primaria de la Comunidad de Madrid. 2017.*

36. *Mandell LA, Wunderink RG, Anzueto A, Bartlett JG, Campbell GD, Dean NC, et al. Infectious Diseases Society of America/American Thoracic Society consensus guidelines on the management of community-acquired pneumonia in adults. Clin Infect Dis [Internet]. 2007 Mar 1;44 Suppl 2:S27-72. Available from: http://www.ncbi.nlm.nih.gov/pubmed/ 17278083*

37. *Barlett GJ. Diagnostic approach to community-acquired pneumonia in adults [Internet]. [cited 2017 Mar 1]. from: http://uptodates.bvcscm.csinet.es/contents/diagnostic-approachto-community-acquired-pneumonia-in-adults?source=search_result&search=neumonia adquirida en la comunidad&selectedTitle=2~150#H3*

38. *Al WM et. Diagnosis and management of community and hospital-acquired pneumonia in adults. Clinical guidelines: Methods, evidence and recommendations. NICE. 2014;*
39. *Fine MJ, Auble TE, Yealy DM, Hanusa BH, Weissfeld LA, Singer DE, et al. A prediction rule to identify low-risk patients with community-acquired pneumonia. N Engl J Med [Internet]. 1997 Jan 23;336(4):243–50. Available from: http://www.ncbi.nlm.nih.gov/pubmed/8995086*
40. *Lim WS, van der Eerden MM, Laing R, Boersma WG, Karalus N, Town GI, et al. Defining community acquired pneumonia severity on presentation to hospital: an international derivation and validation study. Thorax [Internet]. 2003 May;58(5):377–82. Available from: http://www.ncbi.nlm.nih.gov/pubmed/127281*
41. *Alfageme I, Aspa J, Bello S, Blanquer J, Blanquer R, Borderías L, et al. Grupo de estudio de la NAC. Área de tuberculosis e infecciones respiratorias de la SEPAR. Normativas para el diagnostico y tratamiento de la neumonia adquirida en la comunidad.Arch Bronconeumol. 2005;41:272-89.*
42. *Hernandez, M. Torres, J. Hospital Lluís Alcanyis. Xàtiva.Valencia.2008. CAPÍTULO XI Neumonías adquiridas en la comunidad e infecciones pleurales.*
43. *Boletín de información terapéutica para la APS. Boletín No 25 junio 2009 ISSN: 1608-7518.*

CAPÍTULO 6
Obesidad

Patricia Herminia Corella Sanguil

Introducción

La prevalencia mundial de la obesidad ha aumentado en las últimas décadas, y el índice de masa corporal (IMC) promedio de los adultos aumentó de 22 kg / m 2 en 1975 a 24 kg / m 2 en 2014. En consecuencia, la incidencia de obesidad ha aumentado de 3,2 % al 10,8% en hombres y del 6,4% al 14,9% en mujeres. Esta tendencia es preocupante, como un IMC de 30 kg / m 2 se asocia con aumento significativamente las tasas de morbilidad, tales como diabetes mellitus 2 y la enfermedad arterial coronaria, 3 y de la mortalidad. [2,3,4] Desde una perspectiva de salud pública, la obesidad es un factor de riesgo importante para una variedad de enfermedades crónicas, como la diabetes, las enfermedades cardiovasculares y el cáncer. [5] Esta enfermedad, es un importante problema de salud en los países desarrollados y en vías de desarrollo ha alcanzado dimensiones epidemiológicas y ha despertado el interés de muchas especialidades médicas, debido a la negativa repercusión que ejerce sobre todos los órganos y sistemas. Constituye una pandemia que afecta no solo a los países desarrollados, sino a los subdesarrollados. [6] En Ecuador, la obesidad ha mostrado un crecimiento acelerado. Según los datos de la Organización Mundial de la Salud, desde 1980 dicha enfermedad se ha duplicado a nivel mundial con un predominio en adultos mayores de 18 años del sexo femenino. El INEC, mediante la Encuesta Nacional de Salud y Nutrición realizada en el año 2014, concluyó que un poco más de un cuarto de la población ecuatoriana era proclive o padecía de obesidad.

Las personas que padecen de obesidad deben ser atendidas y controladas tempranamente para evitar sus consecuencias. [7]

Definición

La obesidad es un trastorno metabólico complejo, de origen multifactorial, que se caracteriza por un aumento patológico de la cantidad corporal de grasa. La medida utilizada habitualmente para definir el sobrepeso y la obesidad en adultos es el Índice de Masa Corporal (IMC) que se calcula realizando el cociente entre el peso (en Kg) y el cuadrado de la talla (en metros). No obstante, el IMC presenta algunas limitaciones como la sobreestimación del porcentaje de grasa en individuos musculosos (deportistas) o la infravaloración en sujetos con baja masa magra (ancianos), y que la relación entre IMC y grasa corporal no es la misma en distintas poblaciones. Por ello, se recomienda medir también la circunferencia de la cintura para valorar el contenido graso abdominal e identificar el riesgo relativo de desarrollar enfermedades asociadas. En la actualidad se acepta como punto de corte para definir la obesidad un valor de IMC igual o superior a 30 Kg/m2 que es el propuesto por la Organización Mundial de la Salud (OMS) en su clasificación del peso corporal. [8]

Epidemiología

La Organización Mundial de la Salud conceptualiza al sobrepeso como un IMC igual o superior a 25, la obesidad I 30 a 34,95 % y la obesidad II de 35 a 39,9%. La prevalencia de sobrepeso y obesidad se convierte en un importante problema de salud pública, la OMS considera en el 2016, más de 1900 millones de adultos de 18 o más años sufren de sobrepeso, del cual más de 650 millones eran obesos. El Panorama de la Seguridad Alimentaria y Nutricional de América Latina y el Caribe 2017 señala que, Belice (35%) y México con 33%, son los países con mayor incidencia de la enfermedad, mientras que en Sudamérica los países que presentan mayor proporción de adultos obesos son la República Bolivariana de Venezuela, con 31%, y Argentina y Chile con 29%. [9]

De acuerdo a un informe publicado por la Organización de las Naciones Unidas, conocido como "Panorama de la seguridad alimentaria y nutricional 2019", señala que, en la actualidad, en América Latina, el porcentaje de la obesidad se cuadruplicó, pasando de 6% en 1975 a 25%, un incremento en términos absolutos de 760.000 a 6,6 millones de personas. [10]

En Ecuador se realizó una encuesta Nacional de Salud y Nutrición en el año 2014-2015 informando que el 29.9% de niños entre 5 a 11 años tienen sobrepeso y obesidad. Este dato incrementó al 62.8% en adultos (19 a 59 años). En Guayaquil la población adulta la obesidad más alta es en mujeres (27,6) que en hombres (16,6). En cuanto al sobrepeso, los hombres mantienen la prevalencia de 43,4% y las mujeres 37,9%. La Encuesta Nacional de Salud cuantifica que 6 de cada 10 adultos ecuatorianos tienen sobrepeso y obesidad, poniendo en gran compromiso a Galápagos en la cual evidencia la mayor prevalencia. [11]

Según la Organización Mundial de la Salud en el año 2015 en Latinoamérica alrededor de 130 millones de habitantes están afectadas por el sobrepeso y obesidad, entre estos países con nuevos casos de esta afección predomina México con un 32,8%, luego Venezuela el 30%, Argentina con 29,4%, Chile con 29,1%, Uruguay con un 23,5%, Ecuador su prevalencia encaja en tercer lugar con un 29,9%. [12]

Fisiopatología

La prevalencia día a día va en aumento a nivel mundial. Por lo tanto, es necesario conocer las causas y fisiología subyacente de la obesidad, que está determinado por tres componentes primarios que se suscitan en el sistema neuroendocrino: el sistema aferente o periférico, genera señales de varias localizaciones, como la leptina y la insulina, apetito de corto plazo;

mecanismo de procesamiento del sistema nervioso central y el sistema eferente controlado por el sistema nervioso autónomo, envía señales complejas de apetito y saciedad.

El balance energético se puede hallar alterado ya sea por un aumento del consumo calórico o por la disminución del gasto energético, o ambas. Cabe destacar que se puede evaluar el consumo calórico mediante los hábitos alimenticios, tomando como iniciativa la frecuencia con la que se ingiere, registros del consumo de alimentos, guía de un especialista en nutrición, por lo tanto, esta información debe ser validada de manera precisa. El tejido adiposo órgano que controla el balance de reserva energética, contiene como célula principal a los adipocitos que se encargan de almacenar el exceso de energía en forma de triglicéridos en sus cámaras lipídicas y que estas se puedan usar en casos que requieran energía. Incluso se le denomina célula endocrina ya que desempeña acciones fisiológicas y metabólicas. El sobrepeso y obesidad son consecuencia de la inestabilidad entre el aporte y el gasto de energía. Esta energía que se distribuye por todo el organismo resulta del metabolismo de las grasas, carbohidratos y proteínas, dentro de estos grupos los que generan mayor energía son los carbohidratos, por lo que si su consumo es menor al ingreso energético va a crear un desequilibrio metabólico, aumentando el peso corporal y también suele conllevar un incremento de la masa magra. Los glúcidos cumplen un rol relevante dentro del procesamiento de la grasa, puesto que, si existe niveles bajos de glúcidos, la grasa se transformará en ácidos grasos y glicerol, por un mecanismo llamada lipolisis, proporcionando energía. [14,15,16]

Cuadro clínico
La obesidad viene definida objetivamente por el Índice de Masa Corporal (IMC), en función del cual hablamos de: Sobrepeso: IMC 25 - 29.9, o entre los percentiles 86-95 para la edad y sexo.

Obesidad: IMC 30 - 34.4, o mayor del percentil 95 para la edad y sexo.

Obesidad mórbida y súper obesidad: IMC mayor de 40 y 50 respectivamente, considerando un rango de riesgo muy alto para la salud toda cifra mayor del percentil 99 para la edad y sexo.

La aparición de los síntomas relacionados con el exceso de peso aparece a partir del sobrepeso, considerando un aumento progresivo en el riesgo de sufrir enfermedades y de muerte cuando se supera ésta. [17,18,19]

Las enfermedades asociadas a la obesidad; así como otros problemas psicosociales que pueden acompañarla, son las siguientes:

1. Corazón: cardiopatía isquémica prematura, hipertrofia cardíaca izquierda, muerte súbita e insuficiencia cardíaca congestiva.
2. Sistema vascular: hipertensión arterial, accidente vascular cerebral y estasis venoso.
3. Sistema respiratorio: síndrome de apnea obstructiva del sueño, síndrome de Picwick, policitemia secundaria e hipertrofia ventricular izquierda.
4. Sistema hepatobiliar: colelitiasis y esteatosis hepática.
5. Sistema endocrino-metabólico: diabetes mellitus, gota e hiperlipidemias.
6. Riñón: proteinuria y, en obesidades muy severas, nefrosis y trombosis venosa renal.
7. Piel: estrías, acantosis nigricans, hirsutismo, intertrigo, callosidades plantares y papilomatosis axilar o cervical.
8. Sistema locomotor: osteoartritis de rodillas, espolón calcáneo, osteoartrosis de columna vertebral y agravación de defectos posturales preexistentes.
9. Neoplasias: riesgo aumentado de cáncer de endometrio y posible incremento de riesgo de cáncer de mama.
10. Funciones reproductiva y sexual: complicaciones obstétricas, menstruación irregular y frecuentes ciclos anovulatorios y disminución de la fertilidad.
11. Problemática psicosocial: deterioro de la autoestima y sentimiento de inferioridad, dificultad en la comunicación social, discriminación social, económica y laboral, susceptibilidad a psiconeurosis, menor movilidad y mayor absentismo laboral.
12. Miscelánea: mayor riesgo quirúrgico y anestésico, agilidad física reducida y mayor propensión a accidentes e interferencias en el diagnóstico de otras enfermedades. [20,21]

Diagnostico
Para la valoración clínica de la obesidad es necesario tener muchos factores en cuenta: antecedentes familiares, inicio y evolución de la obesidad, hábitos alimentarios, factores psicológicos, factores que afecten al balance energético, factores socioeconómicos,enfermedades asociadas, y la exploración clínica completa como peso, talla, circunferencia de cintura y cadera, cálculo del IMC y cálculo del índice cintura/cadera. [22,23] Si bien el IMC es una estimación de la masa corporal total, también es importante tener en cuenta la distribución de la grasa. La centralización de la grasa corporal, particularmente en los depósitos intraabdominales o viscerales, se asocia con las complicaciones metabólicas de la obesidad; en cambio, la asociación con estas complicaciones es mucho más débil, cuando el exceso

de grasa se concentra en el tejido adiposo glúteo-femoral. También, el síndrome de apnea del sueño (SAOS) se asocia con obesidad de la parte superior del cuerpo, central y sobre todo cervical. Se ha visto que la circunferencia del cuello es el mejor predictor clínico de SAOS, y un estudio ha valorado este dato como medida diagnóstica y ha calculado una sensibilidad del 87% y una especificidad del 79%, con un valor predictivo positivo del 66% para SAOS significativo. [24]

En la práctica clínica un índice sencillo que valora la centralización de la grasa corporal, es la relación entre circunferencia de cintura y circunferencia de cadera (RCC). La cintura se mide tras una noche de ayuno en el punto medio entre el arco costal inferior y la cresta ilíaca, mientras que la circunferencia de la cadera se mide en la parte más ancha de la región glútea. La RCC no debería ser superior a 1,0 en varones y a 0,85 en mujeres, límites basados en datos escandinavos. [25]

Por tanto, la distribución de la grasa corporal puede evaluarse fácilmente con medidas antropométricas. Otras técnicas que miden la grasa abdominal de forma más segura son la tomografía computarizada y la resonancia, sin embargo, no están justificadas en la práctica clínica por su alta relación coste-beneficio. Otro método más sencillo y asequible que mide la composición corporal es el análisis por impedancia bioeléctrica, sin embargo, este método que parece útil para el seguimiento de personas desnutridas que necesitan ganar peso, no ha demostrado su utilidad en el caso contrario. [26]

Riesgo relativo (RR) de los problemas de salud asociados a la obesidad
Muy aumentados (RR>3)
Diabetes
Enfermedad de la vesícula biliar
Dislipemia
Resistencia a la insulina
Sensación de falta de aire-síndrome de
hipoventilación
Síndrome de apnea del sueño

Moderadamente aumentado (RR: 2-3)
Enfermedad coronaria
Hipertensión arterial
Artrosis
Hiperuricemia y gota

Ligeramente aumentado (RR=1-2)
Cáncer (ca. mama en mujeres postmenopáusicas, ca. endometrial, ca. colon)
Anormalidades en las hormonas sexuales
Síndrome de ovario poliquístico
Fertilidad disminuida
Aumento de anomalías fetales como consecuencia
de la obesidad materna
Dolor lumbar
Aumento del riesgo anestésico

Tratamiento
El tratamiento debe ser multidisciplinar y prolongado en el tiempo por ser un proceso crónico. Lo más eficaz es combinar todos los recursos disponibles, es decir, mejorar los hábitos alimentarios, aumentar la actividad física, apoyo psicológico, tanto para mejorar posibles conflictos que acompañen al exceso de peso como para ayudar a seguir una dieta y tratamiento farmacológico si es necesario. En obesidades mórbidas se puede recurrir también a cirugía. Se ha visto que la pérdida de peso de un 10%, mejora el control glicémico, la tensión arterial y los niveles de colesterol 2 4, por lo que la tendencia de los últimos años en el tratamiento de la obesidad, va dirigida a pérdidas de peso moderadas (5-10% del peso) pero sostenidas, en contra de las grandes pérdidas de peso que muchas veces son muy difíciles de mantener. [27].

La dieta es la base y el primer paso del tratamiento. Para instaurar una pauta dietética correcta hace falta conocer las costumbres alimentarias del enfermo, la forma de vida, su historia clínica y las posibles complicaciones añadidas a la obesidad. El interrogatorio debe realizarlo una persona entrenada y debe ser exhaustivo para poder saber el total de calorías que ingiere diariamente, desde si pone azúcar en el café hasta el consumo de alcohol y refrescos, y por supuesto, el número de comidas, dónde come, con quién, entorno familiar, posibles anomalías del comportamiento alimentario (pica, bulimia, hambre nocturna, etc.). Una vez conocemos los hábitos alimentarios, hemos de intentar hacer una dieta personalizada, adecuándola a su forma de vida, nivel socio-económico y posibles complicaciones. Es básica la motivación del paciente para seguir el régimen y el terapeuta debe estimular al enfermo para que siga haciendo la dieta ya que tiende a cansarse. La reducción de la dieta se hará siempre según la ingesta previa.

Las dietas hipocalóricas habitualmente utilizadas aportan de 1.000 kcal a 1.500 kcal/día y se deben realizar bajo estricto control médico. En algunas ocasiones, en obesidades muy severas, se puede recurrir a dietas de muy bajo contenido calórico (400-600 kcal/día), con los hidratos de carbono suficientes para evitar la cetosis, y que incluyen los ácidos grasos esenciales y vitaminas y minerales recomendados. Se debe beber diariamente 1,5 l de agua, ya que en las dietas hipocalóricas el catabolismo de las proteínas está aumentado, de manera que la eliminación urinaria de nitrógeno también está aumentada, y esto hace que sea necesario mantener una buena diuresis.

La adhesión del tratamiento a largo plazo depende en gran medida del apoyo psicológico que reciba el paciente. El cambio de los hábitos alimentarios es lo que va a favorecer el mantenimiento del peso perdido y, en muchas ocasiones, la base del éxito radica en el correcto apoyo psicológico.

El ejercicio por sí solo no hace perder peso, si no se acompaña de una mejora de los hábitos alimentarios. Lo más efectivo sería aumentar la actividad física habitual, como acostumbrarse a subir escaleras, bajar una parada antes del autobús, aparcar el coche algo lejos de nuestro destino, etc. Lo que parece claro es que el ejercicio es fundamental para mantener el peso perdido y para mejorar las complicaciones metabólicas de la obesidad. [28,29]

En cualquier caso, es importante un control a largo plazo, la participación de la familia, dietas sencillas y aplicables, evitar entornos propicios al exceso de ingesta, potenciar actividades físicas del gusto del paciente, reducir conductas sedentarias como la televisión, marcarse metas a corto y largo plazo alcanzables y medibles, con autoevaluaciones en las que el propio paciente valore las causas de éxitos y fracasos, etc. En los casos en que la obesidad es secundaria a una ingesta alimentaria ansiosa es absolutamente necesaria una modificación conductual. [30]

Tratamiento farmacológico
1. Orlistat:
- Derivado de la lipstatina, procedente del hongo Streptomyces toxytricini. Es un inhibidor de las lipasas gástricas y pancreáticas que impide la hidrólisis de las grasas a nivel gastrointestinal en una proporción del 30%.
- Puede ser útil en paciente con prediabetes y/o dislipemia que no toleren los fármacos de acción central o que tengan estreñimiento crónico. También está aprobado su empleo en adolescentes.
- Efectos secundarios: flatulencia, aumento de deposiciones, heces grasientas, manchas oleosas.
- Contraindicaciones: embarazo y lactancia, malabsorción intestinal, colestasis y nefrolitiasis por oxalatos.

2. Bupropión/naltrexona:
- Inhibidor de la recaptación de dopamina y noradrenalina (acción

anorexígena) y en circuitos de recompensación hedónica. La acción inhibitoria del apetito es transitoria debido a un mecanismo de autorregulación mediado por una endorfina, y la asociación con naltrexona permite bloquear este opioide y mantener así la acción anorexígena de manera prolongada.

- Disminuye la glucemia, la insulina y mantiene un perfil lipídico favorable. Sin embargo, disminuye la presión arterial y la frecuencia cardíaca.
- Efectos secundarios: gastrointestinales.
- Indicado en sujetos con tendencia al picoteo o atracones, que suele coincidir con bajo estado de ánimo y predisposición a la depresión.
- Contraindicaciones: embarazo y lactancia, HTA descontrolada, trastornos del comportamiento alimentario, depresión grave, tratamiento concomitante con IMAO, retirada brusca de alcohol o tratamiento con mórficos.
- Atención a arritmias cardíacas, glaucoma de ángulo estrecho, migrañas persistentes, crisis de ansiedad, trastorno bipolar y alteraciones hepáticas o renales.

Liraglutida 3mg:
- Análogo de la incretina GLP-1
- Acción anorexígena a nivel hipotalámico actuando sobre las vías de las melanocortinas e inhibiendo las neuronas orexígenicas. Enlentecimiento moderado del vaciamiento gástrico que contribuye a implementar la sensación de plenitud y saciedad tras la ingesta.
- Acción mantenida en la pérdida de peso, en la prevención de nuevos casos de DM y de seguridad cardiovascular, neuropsiquiátrica o cáncer.
- La mayor pérdida de peso es durante las primeras 16 semanas de tratamiento. Cuando se combina con un tratamiento intensivo de cambios en el estilo de vida las pérdidas de peso son mayores.
- Mejora la presión arterial, dislipemia aterogénica, PCR, glucemia, resistencia a la insulina que se traduce en menor riesgo cardiovascular.
- Efectos secundarios más comunes: náuseas, vómitos, estreñimiento o diarrea. Son transitorias.

- Contraindicaciones: MEN-2, carcinoma medular de tiroides, enfermedad renal o hepática, embarazo y lactancia.

La experiencia clínica, la seguridad, el bajo potencial de interferencia con otros fármacos y la posibilidad de generar beneficios, ubicaría a Liraglutida 3mg como fármaco de primera elección en el tratamiento de la obesidad. [31]

Bibliografía

1. *Colaboración de factores de riesgo de ENT . Tendencias en el índice de masa corporal de adultos en 200 países entre 1975 y 2014: un análisis agrupado de 1698 estudios de medición basados en la población con 19,2 millones de participantes . Lancet (Londres, Inglaterra) . 2016 ; 387 : 1377 - 1396 .*

2. *Semlitsch, T , Stigler, FL , Jeitler, K , Horvath, K , Siebenhofer, A . Manejo del sobrepeso y la obesidad en la atención primaria: una revisión sistemática de las guías internacionales basadas en evidencia . Reseñas de obesidad . 2019 ; 20 : 1218 - 1230 . https://doi.org/ 10.1111/obr.12889*

3. *Aune D , Sen A , Prasad M , et al. IMC y mortalidad por todas las causas: revisión sistemática y metanálisis de dosis-respuesta no lineal de 230 estudios de cohortes con 3,74 millones de muertes entre 30,3 millones de participantes . BMJ (Investigación clínica ed) . 2016 ; 353 : i2156 .*

4. *Global BMIMC , Di Angelantonio E , Bhupathiraju Sh N , et al. Índice de masa corporal y mortalidad por todas las causas: metanálisis de datos de participantes individuales de 239 estudios prospectivos en cuatro continentes . Lancet (Londres, Inglaterra) . 2016 ; 388 : 776 - 786 .*

5. *Organización Mundial de la Salud (OMS) . Temas de salud: obesidad .https:// www.who.int/topics/obesity/en/. Publicado en 2019 . Actualizado en 2019.*

6. *Díaz Bess Yorquidia Osmary, Torres Valiente Yoleisy, Despaigne Pérez Cecilia, Quintana Martínez Yurema. La obesidad: un desafío para la Atención Primaria de Salud. Rev. inf. cient. [Internet]. 2018 Jun [citado 2020 Nov 19] ; 97(3): 680-690. Disponible en: h t t p : / / s c i e l o . s l d . c u / s c i e l o . p h p ? script=sci_arttext&pid=S1028-99332018000300680&lng=es*

7. *Morillo Aguirre, E. A. (2020). Situación actual de la obesidad en Ecuador (Tesis de pregrado). Universidad de las Américas, Quito. Disponible en: http://dspace.udla.edu.ec/ handle/33000/12431*

8. *Jiménez CP. Obesidad. AMF. 2007; 3(7):367-78*

9. *Organización Mundial de la Salud. La obesidad se ha multiplicado por 10 en los cuatro últimos decenios [Internet]. 2018 Disponible en: https://www.who.int/es/news-room/ detail/11-10-2017-tenfold-increase-in-childhood-and-adolescent-obesity-in-four-decades-new-study-by-imperial-college-london-and-who*

10. *Organización de las Naciones Unidas. La obesidad se triplica en América Latina por un mayor consumo de ultraprocesados y comida rápida [Internet]. Noticias ONU. 2019. Disponible en: Instituto Nacional de Estadísticos y Censos. Sobrepeso y obesidad matarán a 13.000 ecuatorianos más hasta 2030 [Internet]. 2019. Disponible en: https:// www.primicias.ec/noticias/sociedad/sobrepeso-obesidad-muerte-alimentos/tps:// newsun.org/es/story/2019/11/1465321*

11. *Instituto Nacional de Estadísticos y Censos. Sobrepeso y obesidad matarán a 13.000 ecuatorianos más hasta 2030 [Internet]. 2019. Disponible en: https://www.primicias.ec/ noticias/sociedad/sobrepeso-obesidad-muerte-alimentos/*

12. *Organización Mundial de la Salud. Estrategia Nacional para la prevención y el control de la obesidad. 2015; Disponible en: https://iris.paho.org/bitstream/handle/ 10665.2/28235/9789996736254-spa?sequence=2&isAllowed=y*

13. *22. Sepúlveda J, Quintero R. Obesity and cancer: pathophysiology and epidemiological evidence. Rev Médica Risaralda. julio de 2016;22(2):91-7.*

14. *Acosta L, Peláez E, Acosta L. Mortalidad atribuible al sobrepeso y la obesidad en Argentina: comparación entre los años 2005 y 2009.*

15. *Rev Bras Estud Popul. agosto de 2015;32(2):277-92.*

16. *Diéguez M, Miguel P, Rodríguez R, López J, Ponce D. Prevalencia de obesidad abdominal y factores de riesgo cardiovascular asociados en adultos jóvenes. Rev Cuba Salud Pública. septiembre de 2017;43:396-411.*

17. *Román DL, Bellido Guerrero D, García Luna PP. Dietoterapia, nutrición clínica y metabolismo. Nutr Hosp [internet]. 2010; 25(6):1062. Disponible en: http://scielo.isciii.es/ pdf/nh/v25n6/critica_libros1.pdf.*

18. *Gomez Vazquez A. Prevalencia de sobrepeso en el personal del hospital médico comunitario de cintalapa. Period 14 de septiembre-14 de octubre de 2017.*

19. *Rev Univ Divulg Ciencias Artes [internet]. 2018;(1): 26-33. Disponible en:http:// spog.org.pe/web/revista/index.php/RPGO/article/viewFile/2034/pdf_491*

20. *Gomez Vazquez A. Prevalencia de sobrepeso en el personal del hospital medico comunitario de cintalapa. Period 14 de septiembre-14 de octubre de 2017. Rev Univ Divulg Ciencias Artes [internet]. 2018. Disponible en: http://spog.org.pe/web/revista/index.php/RPGO/ article/viewFile/2034/pdf_491*

21. *Córdova Villalobos JA. La obesidad: la verdadera pandemia del siglo xxi Obesity: the real pandemic of the 21st century. Cir Ciruj[internet]. 2016; 84(5):351-355. DOI: http:// dx.doi.org/10.1016/j.circen.2016.08.013*

22. *Álvarez Alva R, Kuri Morales P. Obesidad. En: Medicina preventiva y salud pública. 3ed. México: Editorial El Manual Moderno; 2012. p.110-112.*

23. *Villena Chávez JE. Prevalencia de sobrepeso y obesidad en el Perú.Rev Peru Ginecol Obstet. 2017; 63(4):593- 598.*

24. *Davies RJO, Ali NJ, Stradling JR. Neck cicumference and other clinical features in the diagnosis of the obstructive sleep apnoea syndrome. Thorax 1992; 47: 101-5.*

25. *Björntorp P. Visceral obesity: a "civilization syndrome". Obes Res 1993; 1: 206-22.*

26. *Fulcher GR, Farrer M, Walker M, Rodham D, Clayton B, Alberti KM. A comparison of measurements of lean body mass derived by bioelectrical impedance, skinfold thickness and total body potassium. A study in obese and non-obese normal subjects. Scand Lab Invest 1991; 51 (3): 245-53*

27. *Rosenbaum M, Leibel R, Hirsch J. Obesity. N Engl Med 1997;337: 396-407.*

28. *Hirsch J. Obesity: some heat but not enough light. Nature 1997;387: 27-8.*

29. *Obesity: preventing and managing the global epidemic: report of a WHO consultation on obesity, Geneva, une 3-5, 1997.*

30. *Robinson TN. Behavioural treatment of chilhood and adolescent obesity. Int Obes Relat Metab Disord 1999; 23 (2 Suppl): 52S-7S.*

31. *Rubio Herrera MA et al. Tratamiento farmacológico de la obesidad para médicos de Atención Primaria. Semergen. 2019;45(8):559-565. https://doi.org.10/1016/ j.semerg.2019.04.005*

CAPÍTULO 7
Insuficiencia Cardiaca Congestiva
Esteban David Cevallos Jaramillo

Introducción

L a insuficiencia cardíaca es una de las patologías que representa mayor impacto sanitario, debido a la variable complejidad clínica de los pacientes, los distintos recursos necesarios para su manejo, el gasto en salud asociado y el costo social que conlleva [1,2]

La prevalencia de esta enfermedad suele mostrar ciertas diferencias según la región o país analizado y se encuentra condicionada en gran medida por las características metodológicas de los estudios, particularmente el número de personas seleccionadas entre la población general para estimar su frecuencia y el método diagnóstico utilizado: cuestionarios validados, examinación clínica adecuada a los pacientes y pruebas objetivas de disfunción cardíaca (por ejemplo, ecocardiogramas). En términos generales se ha estimado que la insuficiencia cardíaca afecta aproximadamente a entre veinte y treinta millones de personas en todo el mundo, con una franca tendencia a que el número de casos incidentes anuales siga incrementándose a lo largo del tiempo. [1,3]

Representa una de las mayores causas de morbilidad y mortalidad a nivel mundial, representando entre el 1 y 2% del total de la población adulta. En el Ecuador, según datos recogidos por el INEC, en el año 2014 se reportaron un total de 1316 muertes por insuficiencia cardíaca. La frecuencia de insuficiencia cardiaca valorada por ecocardiograma de los pacientes atendidos es superior al 50% independientemente del sexo y grupo etario. [4]

Su prevalencia va en aumento en proporciones epidémicas como consecuencia del aumento en el diagnóstico de hipertensión arterial e infarto agudo miocárdico. Es por esto, que también considerada como la progresión final enfermedades crónicas como: hipertensión arterial, enfermedad coronaria, diabetes mellitus, valvulopatías, miocardiopatías dilatadas y restrictivas, infarto miocardio. [5]

La atención primaria (AP) debe ser el nivel asistencial donde valorar y tratar a la mayoría de los pacientes diagnosticados de IC, ya que contactan en múltiples ocasiones con estos servicios sanitarios por su avanzada edad y su elevada comorbilidad. Es importante también valorar la mayor accesibilidad de los servicios de AP para estos pacientes que tienen unas condiciones físicas deterioradas y dificultad para desplazarse a los hospitales de referencia. Hasta la fecha, en nuestro país, se han publicado algunos estudios que analizan la situación de los pacientes con IC en AP a partir de los registros de diagnóstico hospitalario. [6]

Definición

La insuficiencia cardiaca es un síndrome y como tal una colección de síntomas y signos, que pueden ser originados por diversas enfermedades. Las recientes guías del American College of Cardiology y de la American Heart Association (ACC/AHA) definen la insuficiencia cardiaca congestiva (ICC) como un síndrome complejo que puede deberse a cualquier trastorno estructural o funcional del corazón que afecte a la capacidad del ventrículo para llenarse o vaciarse de sangre. Las manifestaciones principales del síndrome son la fatiga o la disnea o la retención hídrica, que puede conducir a congestión pulmonar y edema periférico. Entre las causas de IC tenemos: Miocardiopatía Dilatada, Miocardiopatía Hipertrófica, Miocardiopatía restrictiva, Miocardiopatía Arritmogénica Del Ventrículo Derecho, Miocardiopatías No Clasificadas Miocardiopatías Específicas, Endocrina, Enfermedades Familiares por Depósito, Enfermedades Sistémica Generalizada, Toxinas.

La insuficiencia cardiaca congestiva (ICC), es un trastorno que se produce cuando el músculo del corazón no bombea la cantidad de sangre necesaria para cumplir la demanda que dicho órgano necesita, acarreando así complicaciones para la persona que la padece.

Epidemiología

En Norteamérica y en los países de Europa occidental, la prevalencia poblacional de insuficiencia cardíaca se encuentra aproximadamente en el 2% y el total de casos con insuficiencia cardíaca crónica duplica al de los cuadros de insuficiencia cardíaca aguda; además, en los pacientes portadores de la condición crónica, la tasa anual de reingresos hospitalarios alcanza el 31.9% y la mortalidad llega al 7.2% durante el año de seguimiento. En Asia la prevalencia se ubica entre 1% y 3%, pero con grandes variaciones entre los países respecto a las condiciones de manejo hospitalario y gasto sanitario. En África la frecuencia de la enfermedad es similar, pero se ha identificado que los pacientes suelen tener menor edad, poseen menos coberturas de salud y muestran una mayor gravedad de la enfermedad al momento de la atención médica. [7] Insuficiencia cardiaca es la primera causa de internación hospitalaria a nivel mundial. Según datos del INEC del 2015, es la cuarta causa cardiovascular de muerte en el Ecuador, después de la cardiopatía isquémica, enfermedad cerebrovascular y la hipertensión arterial.

La prevalencia de insuficiencia cardíaca se dobla con cada década de edad y se sitúa alrededor del 10% en sujetos mayores de 70 años. La incidencia de la insuficiencia cardíaca incrementa con la edad, aumenta el 1% anual en los sujetos mayores de 65 años. Se ha observado de igual forma que las tasas de mortalidad incrementan con la edad en ambos sexos, sin embargo, la relación de defunciones por IC son el doble en mujeres que en varones. [8] En Argentina en el año 2016 se llegó a un consenso sobre ICC, en lo que respecta a la epidemiología de esta enfermedad se menciona que la prevalencia varía entre 1% a un 1,5%, lo que es menor a la reportada en otros países donde puede llegar de entre 2% a un 6%, la   edad promedio de presentación de laenfermedad es de 67,6 años con una importante predilección por el sexo femenino del 39%. [9]

Fisiopatologia
La fisiopatología de la insuficiencia cardiaca se origina de cualquier evento súbito o progresivo que produzca la disminución de la fracción de eyección. (9) La producción de esta reacción inflamatoria da lugar al continuo proceso de remodelamiento cardiaco. Este remodelamiento significa generar cambios adaptativos conllevan cambios en la estructura miocárdica con el fin de mantener la presión arterial y la perfusión periférica adecuada. Los cambios estructurales están modulados principalmente por factores hemodinámicos y mecánicos, neurohumorales y de citoquinas. [10] Si estos mecanismos de protección cardiaca fracasasen o fuesen incapaces de suplir las demandas, aparecerán los signos de IC como ingurgitación yugular, disnea progresiva, congestión pulmonar, etc.

La regulación del gasto cardiaco está mediada por 4 pilares: contractibilidad, precarga, postcarga y frecuencia cardiaca, estos, deben interactuar entre sí para garantizar un correcto llenado y relajación cardiaca. [11] La ley de FrankStarling determina una relación positiva entre la precarga y el volumen sistólico, de tal modo que, cuanto mayor es la precarga ventricular (que conlleva el grado de estiramiento de las fibras miocárdicas), mayor será el volumen sistólico. Sin embargo, en la insuficiencia cardíaca esta relación que precede a un defecto cardíaco se encuentra desviada. [12] la curva está desviada hacia la derecha, es decir que, a pesar de mantener el volumen y/o la presión diastólica normal, el índice cardíaco es insuficiente para mantener una presión de perfusión tisular normal. Lo que origina que existe aumento o del volumen ventricular (cardiomegalia) y modificaciones en la presión diastólica, causando disnea. La modificación de cualquiera de estos factores, debido a la falta de regulación puede ser la causa inicial del origen de la insuficiencia cardiaca.

Cuadro clínico

En la guía de práctica clínica de la Sociedad Europea de Cardiología se establecen los siguientes signos y síntomas:

- Edema/congestión periféricos
- Falta de aire, fatiga, cansancio, anorexia
- Edema periférico, elevación de la presión yugular venosa, edema
- pulmonar, hepatomegalia, ascitis, sobrecarga de fluidos (congestión), caquexia.
- Edema pulmonar
- Falta de aire grave en reposo.
- Crepitantes o estertores pulmonares, derrame; taquicardia, taquipnea
- Shock cardiogénico.
- Confusión, debilidad, miembros.
- Mala perfusión periférica, presión sistólica (síndromes de bajo gasto)
- Periféricos fríos. < 90 mmHg; anuria u oliguria.
- Presión arterial elevada (insuficiencia cardiaca hipertensiva)
- Falta de aire.
- Normalmente, presión arterial elevada, hipertrofia ventricular izquierda y fracción de eyección conservada.
- Insuficiencia cardiaca derecha
- Falta de aire, fatiga.
- Evidencia de disfunción ventricular derecha; presión yugular venosa elevada, edema periférico, hepatomegalia, congestión intestinal.

Los principales factores de riesgo de insuficiencia cardiaca congestiva son:

- Ataques cardíacos previos
- Enfermedad arterial coronaria
- Presión arterial alta (hipertensión)   Latidos irregulares (arritmia) Enfermedad valvular cardíaca (especialmente en las válvulas aórtica y mitral). [13]

En la actualidad se utilizan cada vez más los términos de la clasificación fisiopatológica:

1. Disfunción ventricular sistólica o inotrópica, que expresa un deterioro de la función contráctil del miocardio con disminución de la fracción de eyección del ventrículo izquierdo (FEVI) y dilatación ventricular con cardiomegalia.
2. Disfunción ventricular diastólica o lusotrópica, que traduce una alteración del llenado ventricular por defecto de la elasticidad o distensibilidad del ventrículo con hipertensión venosa y FEVI conservada, está relacionada con la edad. (ICC del anciano), puede, por sí sola, alterar la relajación ventricular y tiene con frecuencia a la HTA como enfermedad de base. La importancia de la correcta diferenciación entre disfunción sistólica y diastólica estriba en que el abordaje terapéutico y el pronóstico de ambas entidades son distintos.
3. Obstrucción mecánica, debida a insuficiencia cardíaca derecha o izquierda (estenosis mitral o tricúspide, mixoma) sin afectación directa de la función ventricular. La terminología diagnóstica actual tiende a restringir la denominación de insuficiencia cardíaca a las disfunciones ventriculares sistólica o diastólica.

Clasificación según la gravedad
1. Disfunción ventricular asintomática o ICC latente, que traduce una disminución de la FEVI sin síntomas clínicos.
2. ICC clase funcional I de la New York Heart Association (NYHA), asintomática por haber cedido los síntomas con el tratamiento (ICC compensada).
3. ICC en clase funcional II-IV de la NYHA, sintomática en el momento actual.
4. ICC inestable, con complicaciones arrítmicas o hemodinámicas.
5. ICC refractaria, irreversible, no se controla con el tratamiento y es indicación de trasplante cardíaco. [14]

Diagnóstico
Métodos de diagnóstico en atención primaria
El diagnóstico provisional de la ICC es esencialmente clínico, basándose en una correcta anamnesis y una completa exploración física.
Unas sencillas exploraciones complementarias al alcance de cualquier médico (laboratorio, electrocardiograma [ECG] y radiografía de tórax) pueden facilitar una buena aproximación al diagnóstico de ICC en atención primaria hasta que se efectúe una evaluación más precisa mediante la ecocardiografía, que evidenciará disfunción sistólica (FEVI deprimida),

disfunción diastólica u obstrucción cardíaca

Unos criterios diagnósticos bien definidos ayudarán a diagnosticar la ICC, evitando falsos positivos y falsos negativos Siempre que sea posible, se debe identificar el mecanismo fisiopatológico o la cardiopatía causal si existe, ya que el tratamiento más adecuado de la ICC, al menos en los primeros estadios de la misma, es el etiológico.

Anamnesis y exploración física

Se debe indagar sobre la fecha de comienzo de la enfermedad, respuesta a tratamientos previos, existencia de factores de riesgo de ICC (tabla 2) e identificar sus síntomas y signos.

Con el objetivo de mejorar la capacidad diagnóstica, dado que la sensibilidad de los datos clínicos es pobre, en el estudio de Framingham se establecieron unos criterios clínicos mayores y menores, que constituyen los criterios diagnósticos más conocidos y utilizados. La presencia de dos criterios mayores o uno mayor y dos menores (los criterios menores no son patognomónicos y sólo son válidos si se excluyen otras causas) diagnostican la ICC.

Los exámenes complementarios sirven para la confirmación de la insuficiencia cardiaca, evaluar la situación clínica, definir la causa subyacente, obtener información pronóstica y ayudar a plantear su manejo, estos son. [16]

Analítica

Las determinaciones básicas a realizar en atención primaria en el paciente con sospecha o diagnóstico de ICC son las siguientes:

1. Hemograma: la anemia agrava o es la única causa de disnea cuando la hemoglobina es inferior a 5 g/dl o el hematócrito está por debajo del 25%.
2. Ionograma: puede revelar hiponatremia o alteraciones del potasio.
3. Glucemia: la diabetes mellitus conduce con frecuencia a ICC (CI, miocardiopatía) y es una enfermedad asociada frecuente en estos pacientes.
4. Perfil renal: la función renal puede verse alterada por la ICC o el tratamiento. De igual forma, el fracaso renal con hipervolemia y sobrecarga de volumen puede producir todas las manifestaciones de la ICC. Las causas más frecuentes de elevación de la creatinina son el

tratamiento diurético o el bajo gasto cardíaco.
5. Perfil hepático: frecuentemente alterado por el compromiso hemodinámico (estasis o bajo gasto) o el tratamiento.
6. Orina elemental: la proteinuria y glucosuria alertan sobre las alteraciones renales que pueden favorecer o complicar la ICC.

En determinadas ocasiones se comprobará la concentración plasmática de algunos fármacos (digital) para realizar un ajuste posológico correcto.

La analítica completa se debe solicitar en la valoración inicial y posteriormente según las circunstancias individuales del paciente. Los electrolitos deben evaluarse cada 6 meses si el paciente recibe tratamiento con diuréticos o si se observan extrasístoles ventriculares en el ECG.
Electrocardiograma: un trazado patológico podemos encontrar hipertrofia de cavidades, patrones de sobrecarga, cambios necróticos, alteraciones de la conducción nerviosa o arritmias

La radiografía de tórax: existencia de derrame pleural, junto anormalidades de la silueta cardiaca o vascular. Descartar otras patologías no cardiacas. [10]
En IC es frecuente encontrar cardiomegalia.

El ecocardiograma es el método complementario a elección, permite establecer un diagnóstico etiológico y funcional. Es el más usado debido a su análisis la función sistólica y diastólica de los ventrículos, estructura anatómica (tamaño) y función de cámaras y válvulas cardiacas. [16]
hemodinámicos: presión diastólica final del vi, las presiones pulmonares, la presión de la aurícula derecha, el gasto cardíaco, el volumen sistólico y la resistencia vascular periférica. La fracción de eyección corresponde a uno de los parámetros más importante en un reporte ecocardiográfico.

Actualmente otros exámenes complementarios consisten en la determinación del péptido cerebral natriurético y del pro péptido cerebral natriurético (pro BNP), el cual es altamente específica de insuficiencia cardiaca, que permite de forma rápida y sencilla llegar a un diagnóstico. [17]

Los valores de péptidos natriuréticos de tipo B (BNP) en pacientes que no cursan con una agudización no deben ser mayores de 35 pg/ml y para la fracción aminoterminal del propéptido natriurético del tipo B (NT-pro-BNP) el valor de referencia es 125 pg/m.

Bibliografía

1. Orso F, Fabbri G, Maggioni AP. Epidemiology of heart failure. Handb Exp Pharmacol 2017; 243: 15 – 33.
2. Ziaeian B, Fonarow GC. Epidemiology and aetiology of heart failure. Nat Rev Cardiol 2016; 13: 368 – 78
3. Mosterd A, Hoes AW. Clinical epidemiology of heart failure. Heart 2007; 93: 1137 – 46.
4. Lituma Orellana, Adriana Margarita, and Christian Mauricio Delgado Gaete. Prevalencia de insuficiencia cardíaca en pacientes adultos, Hospital Vicente Corral Moscoso, 2013-2014. 2016. Cuenca- Ecuador.
5. Pérez Moreira, Jéssica Betzabeth. Péptido natriurético al ingreso como predictor del deterioro de la clase funcional en insuficiencia cardiaca. 2015. Tesis Doctoral. Universidad de Guayaquil. Facultad de Ciencias Médicas. Escuela de Medicina.Cagide A. Evolución del tratamiento de la insuficiencia cardíaca. Insuficiencia Cardiaca. 2015; 10:49-55. Ecuador.
6. Aten Primaria. 2010 Mar; 42(3): 134–140. Published online 2009 Oct 8. Spanish. doi: 10.1016/j.aprim.2009.06.019 PMCID: PMC7024420 PMID: 19818536
7. Maldonado JC. Epidemiología de la insuficiencia cardíaca. Rev Med Vozandes 2018; 29: 51 – 53.
8. Morillo Aguirre, E. A. (2020). Situación actual de la obesidad en Ecuador (Tesis de pregrado). Universidad de las Américas, Quito.
9. Sociedad Argentina de Cardiología. Consenso de insuficiencia cardiaca crònica [Internet]. 2016 Disponible en: http://www.sac.org.ar/wp-content/uploads/2016/10/consenso-de-insuficiencia-cardiaca-cronica-2016.pdf
10. Caruana, L., Petrie, M., Davie, A., & M.C. Murray, J. (2000). Do patients with suspected heart failure and preserved left ventricular systolic function suffer from "diastolic heart failure" or from misdiagnosis? A prospective descriptive   study. Disponible en: https://www.ncbi.nlm.nih.gov/pubmed/10903655.
11. Montijano Cabrera, A., & Castillo Carrapoz, A. Insuficiencia cardiaca. Disponible en : http://www.medynet.com/usuarios/jraguilar/Manual%20de%20urgencias%20y%20Emergencias/insucar.pdf
12. Remme, W. (2001). The Carvedilol and ACE-Inhibitor Remodeling Mild Heart   Failure Evaluation trial (CARMEN)--rationale and design. - PubMed - NCBI, Disponible en: https://www.ncbi.nlm.nih.gov/pubmed/11504166
13. Torres Inga, G. R., & Angulo Rosero, A. N. (2016). Estilos de vida de las personas con insuficiencia cardiaca congestiva que acuden a consulta externa del Hospital Vicente Corral Moscoso, Cuenca 2016.
14. J.L. Llisterri Caro et al.– La insuficiencia cardíaca congestiva en atención primaria (I). Concepto, clasificación, epidemiología, etiología, fisiopatología, pronóstico, diagnóstico y complicaciones. Volumen 26, Número 1, Enero 2000
15. Gutierrez Velasco, L. (2016). Disponible en: https://buleria.unileon.es/bitstream/handle/10612/5700/Tesis%20Laura%20Guti%C3%A9rrez.pdf?sequence=1 ç
16. Quiñones MA, M., Greenberg, B., Kopelen, H., Koilpillai, C., Limacher, M., & Shindler, D. et al. (2000). Echocardiographic predictors of clinical outcome in patients with left ventricular dysfunction enrolled in the SOLVD registry and trials: significa... - PubMed - NCBI. Disponible en: https://www.ncbi.nlm.nih.gov/pubmed/107589668
17. Zile, M., & Brutsaert, D. (2002). New concepts in diastolic dysfunction and diastolic heart failure: Part I: diagnosis, prognosis, and measurements of diastolic function. - PubMed - NCBI. Disponible en: https://www.ncbi.nlm.nih.gov/pubmed/11901053

CAPÍTULO 8
Hipertensión Arterial
Cristian Daniel Chacón Molina

Definición:

L a Hipertensión arterial o como algunos la conocen, presión alta o tensión elevada, es una patología donde los vasos sanguíneos mantienen una presión elevada persistentemente, ya sea de la presión diastólica, sistólica o ambas, causando daños irreversibles. Entre mayor sea la presión sistólica o diastólica, mayor será la morbilidad y mortalidad. [1]

Para el diagnostico de esta patología, se deben obtener los valores de la presión arterial en la consulta médica; una cifra mayor de la presión arterial sistólica o diastólica. Dos o más medidas, tomadas en 2 o más ocasiones diferentes, separadas entre sí por varias semanas, que superen los valores normales de referencia 120/80 mmHg, podrían confirmar el diagnóstico. [2]

Una vez establecido el diagnóstico de HTA en nuestro paciente, podemos clasificarlo por grados, guiándonos en los valores de referencia que nos muestra la Sociedad Europea de Cardiología (tabla1).
La HTA sistólica aislada, también puede aplicar a esta clasificación de la misma manera, grado 1,2 o 3 según los valores obtenidos de la medición de la presión sistólica. Esta clasificación es aplicable a más mediciones de presión arterial para todas las edades a partir de los 16 años. [3]

Existen otras clasificaciones mundialmente aceptadas, como la de American Heart Association, quienes califican la HTA por niveles (gráfico 1).
La AHA toma la HTA nivel 1 desde 130- 139 (PAS) / 80-89 (PAD) [4], mientras que la ESC el grado 1 va desde 140-159 (PAS) / 90-99 (PAD).
En Ecuador, la guía de práctica clínica sobre HTA creada y actualizada por el MSP, se basa en la clasificación de la Sociedad Española de Cardiología. [3]

Tabla 1. Clasificación de la presión arterial. Sociedad Europea de Cardiología.

Categoría	Sistólica (mmHg)	Diastólica
Óptima	<120	<80
Normal	120-129	80-84
Normal Alta	130-139	85-89
HTA grado I	140-159	90-99
HTA grado II	16-179	100-109
HTA grado III	>180	>110
HTA sistólica aislada	>140	<90

Modification de: ESH/ESC Guidelines for the management of arterial hypertension, 2018.

Gráfico 1. Categoría de presión arterial en adultos.

Categoria de PA	PAS		PAD
Normal	<120	y	<80
Elevada	120-129	y	<80
Hipertensión			
Estadio 1	130-139	o	80-89
Estadio 2	≥140	o	≥90

PA en mmHg.

PA: presión arterial; PAD, presión arterial diastólica; PAS: presión arterial sistólica.

[a] Los sujetos con PAS y PAD en distintas categorías se clasificaran en la categoría más alta.

La PA para la clasificación se basará en la media de 2 o más lecturas en 2 o más ocasiones y siguiendo las recomendaciones para medidas de calidad

Fuente: SEH-LELHA sober guía ACC/AHA 2017

Epidemiología:

La Hipertensión Arterial es una patología que causa gran impacto a nivel mundial, siendo la responsable del 45% de muertes por cardiopatías y 51% de muertes por enfermedad cerebro vascular al año. En el año 2008 se reportó que el 40% de diagnósticos se dan en personas mayores a 25 años. [5]

Además, la Hipertensión arterial, se ubica dentro de las cinco principales causas de morbilidad y mortalidad a nivel mundial, ya que causa el 4.4% de la totalidad de discapacidad. [6]

En el 2015 se reportan un total de 1.130 millones de casos de personas diagnosticadas con HTA, con una prevalencia de 30/45% en adultos mayores de 25 años a nivel mundial. La etnia con mayor prevalencia a la HTA, es la etnia afrodescendiente, con un 42% de los casos en adultos. Además, se estima que la HTA es más frecuente en edades avanzadas, alcanzando una prevalencia del 60% en personas que sobrepasan los 60 años. [6]

Dado al crecimiento tecnológico e industrial, la población mundial ha adoptado un estilo de vida más sedentario y un mayor consumo de comida rápida con grasas saturadas, lo que ha provocado un aumento del IMC, aumentado la prevalencia de HTA, así como, de otras enfermedades crónicas. Se prevé que para el 2025, la cantidad de diagnósticos de HTA aumentara a 1.500 millones, es decir, un 15 a 20%. [3]

Según el INEC, en el año 2017, las enfermedades hipertensivas en el Ecuador, correspondieron a la 5ta causa de muerte en la población, con un total de 3409 casos registrados. [7]

En el Ecuador en 2012 la prevalencia de hipertensión arterial medida por la Encuesta Nacional de Nutrición (Ensanut) en la población de 18 a 59 años fue de 9,3 por ciento. [8]

De acuerdo a los resultados de la Encuesta Nacional de Salud (ENSANUT) del año 2012, en el Ecuador, la prevalencia de HTA en la población de 18 a 59 años es de 9.3%; siendo más frecuente en hombres que en mujeres (11.2% vs. 7.5%) y aumentando con la edad. [8]

Para el grupo de 18 a 59 años el grupo étnico montubio registra la prevalencia más alta de hipertensión (13.6%), seguido del grupo afroecuatoriano (13.4%), y la más baja es la indígena (5.3%). [8]

En Ecuador, con respecto al área, la población urbana presenta la prevalencia de hipertensión media con 9.4%, y la rural, 8.9%. [8]

Las prevalencias de hipertensión arterial por provincias se encuentran en Los Ríos (16.6%), Guayas (13.5%), Santa Elena (12.9%), Galápagos (12.1%), El Oro (11.8%) y Esmeraldas (11.7%). Las cifras más bajas se encuentran en las provincias de Pastaza (2.5%). [8]

Fisiopatología:
La presión arterial está dada por la tensión que genera la sangre dentro de la pared arterial. Es producto de dos factores: 1. El gasto cardiaco y 2. La resistencia periférica total. La presión arterial sistólica (PAS), es el valor máximo de la presión durante la sístole o contracción cardiaca, que depende de principalmente del gasto cardiaco y la capacidad distensible de la aorta y grandes arterias, que se expresa a través de una onda de pulso retrograda. En cambio, la presión arterial diastólica (PAD) es el valor mínimo durante la diástole o relajación cardiaca. Que depende de la resistencia periférica fundamentalmente. [9] Figura 1.

Existe una gran diversidad de factores que intervienen en el desarrollo de la HTA primaria. El daño endotelial y la alteración del equilibrio entre factores vasoconstrictores y vasodilatadores, además de varios sistemas hormonales constituyen las principales causas de esta patología. [6]

Se ha demostrado que en el endotelio vascular se produce una disminución de prostaciclina PGI2, conocida como una sustancia vasodepresora. Pero a su vez, se produce un aumento de Tromboxano-TXA2, conocido como un potente vasoconstrictor. [10]

Figura 1. Regulación de la Presión Arterial

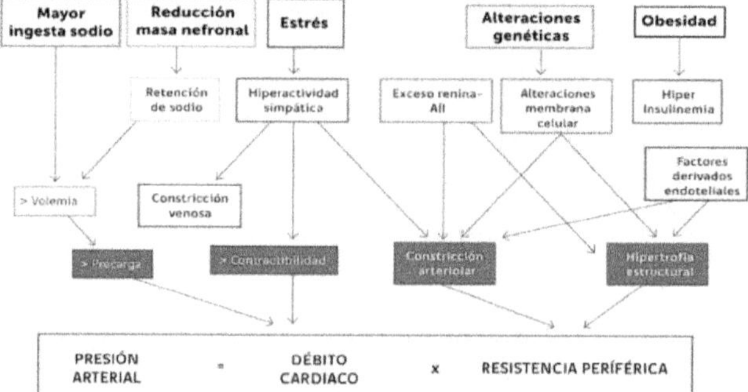

Fuente: A Randomized Trial of Intensive versus Standard Blood-Pressure Control. The New England journal of medicine

Factores Etiológicos:
Diversos estudios demuestran que el factor genético es muy importante para el desarrollo de la enfermedad a largo plazo. Esto se debe gracias a la agregación familiar, lo que quiere decir, que hay mayor riesgo entre los familiares de primer grado. Aun no se logra determinar el o los genes causales, pero parece claro que los determinantes genéticos pueden verse modificados por otros ambientales, de forma que la PA o el fenotipo resultante depende de la interacción de varios factores. [1]

Factores Ambientales:
Gracias al avance tecnológico e industrial de la humanidad, se ha producido un cambio radical en el estilo de vida de la sociedad. El aumentado el consumo de comidas rápidas altas en grasa, ricas en sodio, además del aumento del

sedentarismo. Sin olvidar el consumo de sustancias nocivas como el tabaco, han logrado aumentar los casos de HTA. La elevada ingesta calórica y el bajo gasto energético actúan a través del sistema nervioso autónomo y producen una hiperactividad simpática.

Existe una predisposición individual al efecto vasopresor de la sal, conocida como sensibilidad a la sal. Los mecanismos de dicha sensibilidad son múltiples y se relacionan con anomalías en el transporte transmembranario de sodio, estimulación del sistema nervioso simpático y disfunción endotelial. [1]

Factores Patógenos:

- Sistema nervioso simpático: la sobre estimulación del sistema nervioso autónomo simpático, debido a estrés crónico, físico o mental, o el mal funcionamiento de los baroreceptores puede llevar al desarrollo de HTA, por el efecto vasopresor crónico. [1]

- Sistema Renina – Angiotensina: es sin duda la principal causa responsable del desarrollo de enfermedad vascular. Según nuevas investigaciones se ha logrado descubrir: 1. receptores específicos de prorrenina, 2. mecanismos de formación de angiotensina II independientes de la enzima convertidora, 3. otros tipos de angiotensinas y 4. varios subtipos de receptores de angiotensina II los cuales que promueven acciones de exageradas o en algunos casos contrapuestas a las de la vía conocida, provocando un efecto vasopresor, y mayor resistencia periférica. [1] Figura 2.

- Disfunción o lesión endotelial: esto ocurre por la incapacidad endotelial a reparar daños en situaciones normales. Existe una diminución de células progenitoras endoteliales y un desequilibrio entre sustancias vasodilatadoras como el óxido nítrico y antinflamatorias, como la endotelina. [1]

- Cambios estructurales en las arterias: existen tres tipos de cambios en la estructura endotelial que facilitan el desarrollo de HTA: 1. rarefacción capilar, 2. hipertrofia de la capa media de las arterias de resistencia y 3. rigidez de las grandes arterias. [1]

Figura 2. Sistema Renina Angiotensina Aldosterona y sus efectos. [11]

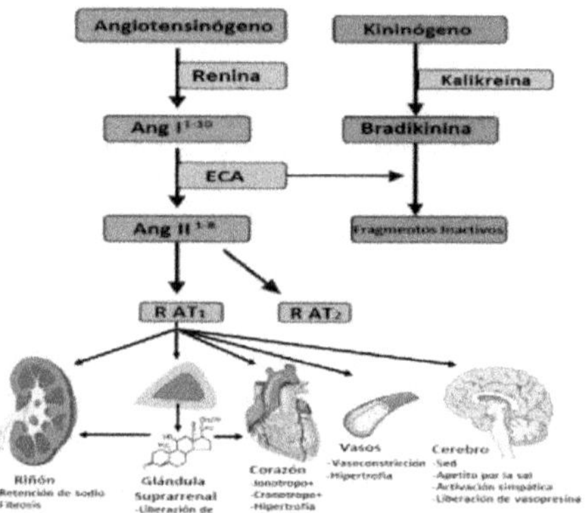

Factores de riesgo:

Existen factores genéticos, ambientales y de estilo de vida individual que aumentan la probabilidad de desarrollar HTA.[6]:

- Diabetes mellitus.
- Dieta rica en grasas saturadas o carbohidratos.
- Inactividad sedentarismo.
- Obesidad.
- Ingesta alcohólica.
- Tabaquismo.
- Antecedentes familiares y genética.
- Edad avanzada.
- Etnia afrodescendiente.

Cuadro Clínico:

En sus primeras etapas la hipertensión arterial no produce síntomas. Cuando se encuentra en un estado más avanzado sin ser descubierta y se tiene antecedentes de factores de riesgo cierta sintomatología puede darnos alerta y no debe pasar desapercibida, el paciente debe acudir a la unidad de salud para la atención pertinente. Estos síntomas pueden ser [5]:

- Cefalea
- Dificultad respiratoria
- Mareo
- Dolor torácico
- Palpitaciones
- Hemorragia nasal
- Visión de luces centellantes

Dependiendo de los valores de presión arterial, se puede calcular el riesgo cardiovascular. Entre más alto, mayor será el riesgo de daño de órgano blanco, es decir, corazón, riñón, ojos, cerebro, etc.

Además, si la persona tiene hábitos nocivos como tabaquismo, sedentarismo, dieta malsana, obesidad, diabetes, hipercolesterolemia, bajo nivel socioeconómico y antecedentes familiares de hipertensión, aunque los valores de HTA sean bajos, el riesgo cardiovascular puede ser alto. [5]

Diagnóstico:
La principal forma de diagnóstico de HTA, es a través de la medición de la presión arterial en la consulta médica. Es importante realizar una técnica precisa para que esta sirva de base para futuras mediciones, hacer seguimiento y verificar eficacia del tratamiento. [5]
Se recomienda que las tomas de la presión arterial se den dentro y fuera de la unidad de salud, es decir, un control ambulatorio o autocontroles domiciliarios, esto ayudara a confirmar el diagnóstico, a llevar un correcto control y seguimiento y descartar la presencia de HTA de bata blanca. [9]

-El equipo:
Se puede utilizar un tensiómetro manual o un automático. En la mayoría de unidades de salud disponen del tensiómetro manual, cuya lectura es más correcta. Es importante que el equipo esté debidamente calibrado.

La longitud del brazalete debe ser la correcta para envolver el brazo y cerrarse con facilidad. La longitud del brazalete debe alcanzar el 80 % de la circunferencia del brazo, y el ancho debe representar el 40% de la longitud del brazo.[12] Figura 3.

Figura 3. Colocación del brazalete.

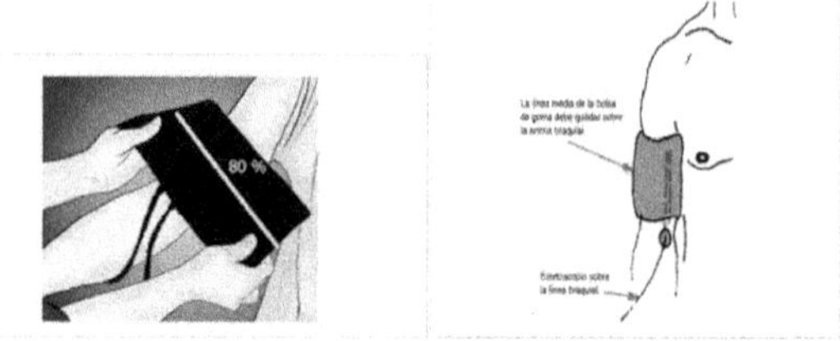

Aplicar el estetoscopio con suave presión sobre la arteria braquial en la fosa cubital. No se debe introducir el fonendoscopio por debajo del manguito porque puede darnos un dato erróneo. [9]

-Recomendación antes de la medición:
La medición debe realizarse en un lugar tranquilo, el paciente puede estar sentado o acostado, pero con la espalda apoya contra una superficie, sin cruzar las piernas. [9]

La persona no debe haber fumado, ni haber realizado ejerció, o haber ingerido cafeína, 30 minutos antes de la toma, además, debe permanecer de 3-5 min sentado antes de comenzar la medición. [4]

Se deben retirar las prendas gruesas, o evitar q se enrollen para q no compriman el brazo. [12]

El brazo debe reposar sobre una superficie recta, a la altura del corazón, con la palma de la mano hacia arriba. [9]

La primera medida deber medirse en ambos brazos y el valor más alto, será el de referencia para futuras tomas. Tomar como mínimo 2 medidas con 1 – 2 min entre ellas, en la mañana, antes de tomar el medicamento y registrar el promedio de las dos con la fecha y hora. [11]

Otra técnica, puede ser de pie. De 1 a 3 minutos después de que el paciente se haya puesto de pie. Ayuda a medir la presión arterial, sobre todo en ancianos q refieren mareo o luces centellantes al levantarse, lo que podría diagnosticar problemas de hipotensión. [9]

- Resultados: La técnica
1. Dejar libre la fosa antecubital (colocar el borde inferior del brazalete 2 a 3 cm por encima del pliegue del codo) [12]

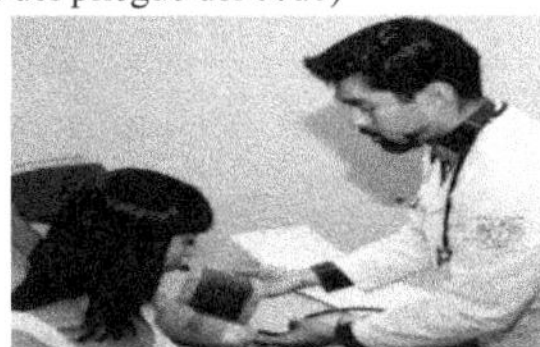

2. Palpar la arteria braquial. [12]

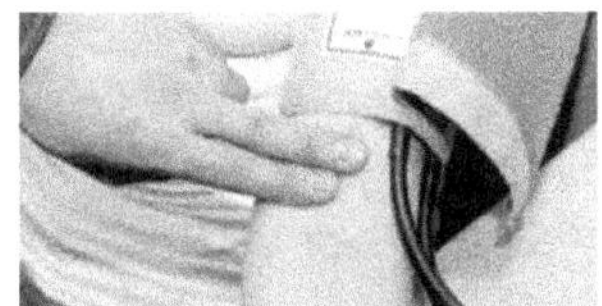

3. Colocar la campana del estetoscopio en el nivel de la arteria braquial.[12]

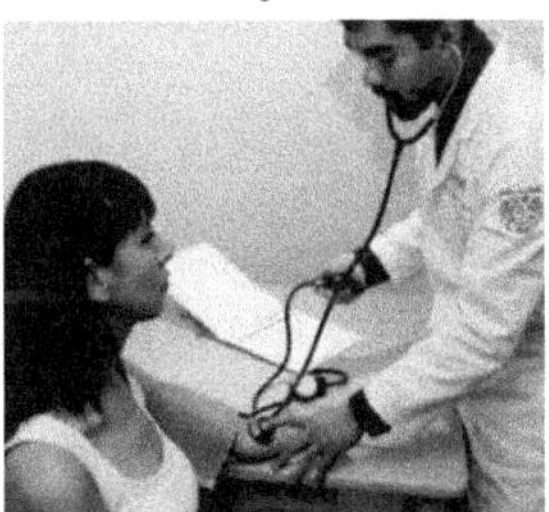

4. El centro de la cámara debe coincidir con la arteria braquial. El manguito debe quedar a la altura del corazón. Establecer la presión arterial sistólica por palpación de la arterial braquial/radial, e inflar el manguito para determinar por palpación el nivel de la presión sistólica[12]

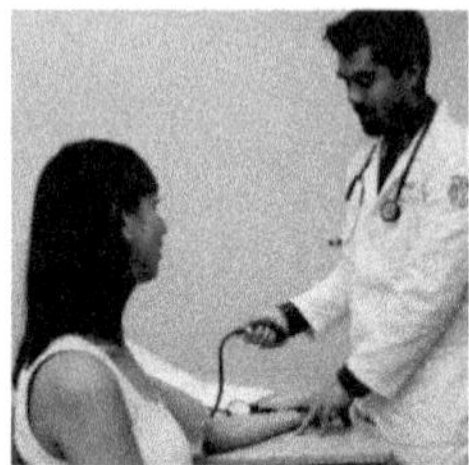

5. Insuflar rápidamente el manguito hasta 30 o 40 mmHg por arriba del nivel palpatorio de la presión sistólica para iniciar su auscultación. Desinflar a una velocidad de 2 a 3 mmHg/segundo. [12]

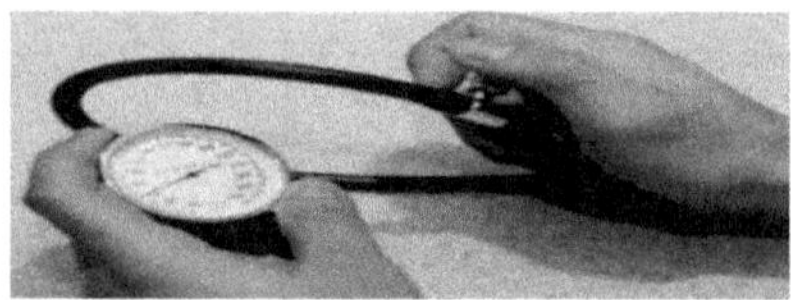

6. Usar el primer ruido de Korotkoff para identificar la cifra de PAS y el quinto ruido (desaparición) para la cifra de presión arterial diastólica (PAD). [12]
7. Registrar datos obtenidos. [12]

Resultados:
Los resultados obtenidos se deben clasificar según los datos de las tablas guía. Existen 2 clasificaciones aceptadas, la de la Asociación americana de cardiología y la de la Sociedad Europea de Cardiología. En ecuador la guía de práctica clínica recomendada por el MSP, toma lo valores de referencia de la Asociación Europea de cardiología [6]. Tabla 1.

Una vez diagnosticada una categoría específica de PA, se debe confirmar con mediciones subsecuentes de PA en varias consultas o atenciones domiciliarias. [3]Figura 4.

Figura 4. Diagnóstico y manejo HTA. [3]

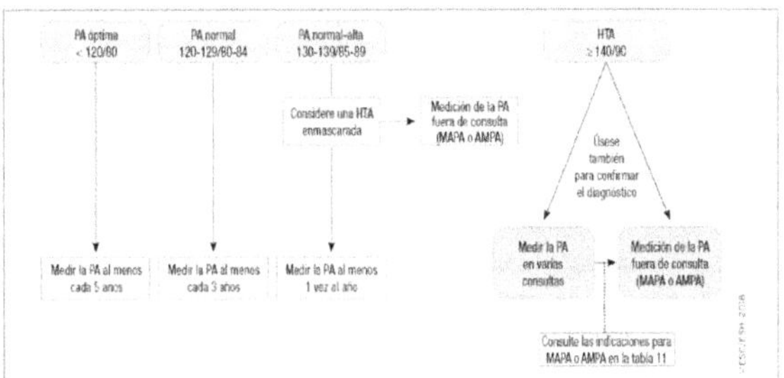

Exámenes complementarios

El objetivo de realizar exámenes complementarios es tener evidencia de factores de riesgo adicionales, buscar causas de hipertensión secundaria, establecer medicación y determinar si existe daño de órgano blanco. [6]

Evaluación clínica	Laboratorio	Imagen
• Signos vitales (TA, FC, FR, T°) • Peso • Talla • Perímetro de cintura • IMC • Determinación del riesgo cardiovascular	• Biometría hemática y hematocrito. • Glicemia en Ayunas. HbA1c en caso de que el paciente tenga diabetes • Controles de colesterol total, HDL, LDL, triglicéridos.	Realizar un electrocardiograma (EKG) de 12 derivaciones a todos los pacientes hipertensos para detectar hipertrofia de ventrículo izquierdo, dilatación auricular izquierda o arritmias.

Tratamiento no farmacológico:

El tratamiento no farmacológico se basa en modificaciones del estilo de vida que conlleva una reducción del riesgo cardiovascular, esto se consigue mediante cambios al nivel individual y comunitario para la prevención de complicaciones. [4]

1. Restricción de sal: El consumo de sal de 5-6 g/día puedes disminuir la TAS/TAD (2-4 mmHg) en individuos con presión arterial normal y entre (3-6 mmHg) en individuos hipertensos, teniendo mayor efecto en adultos mayores, etnia afrodescendiente, enfermedad rena crónica,

diabetes y síndrome metabólico. [6]

2. **Moderación del consumo de alcohol**: En el estudio PATHS se observó una reducción mayor de (0-7-1.2 mmHg) en el grupo de control. [6]

3. **Consumo de cigarrillo**: Dejar de fumar es una medida para prevenir enfermedades cardiovasculares, es la segunda causa de carga mundial de la enfermedad. [6]

4. **Cambios en la dieta**: Dieta mediterránea representa el efecto protector cardiovascular.

   Alto consumo de grasas monoinsaturadas: aceite de oliva.

   Alto consumo de pescado, por su aporte de ácidos grasos poliinsaturados (2- 3 veces por semana).

   Elevado consumo de verduras, leguminosas, frutas, cereales y frutos secos.

   Consumo frecuente de productos lácteos.

   Moderado consumo de carnes rojas [6]

5. **Reducción de peso:** Este puede ayudar a disminuir la presión arterial (5-20mmHg) acompañado del mejoramiento de la eficacia del medicamento. [6]

6. **Ejercicio Físico:** Actividad física regular es beneficio para el tratamiento y prevención de la HTA ayudando a reducir (4-9 mmHg) como el riesgo cardiovascular. [5]

Tabla 2. Cambios en el estilo de vida útiles en la prevención y tratamiento de hipertensión arterial [4]

CR	NE	Recomendación
1	A	Pérdida de peso en sujetos con sobrepeso u obesidad
1	A	Dieta cardiosaludable, como dieta DASH
1	A	Reducción del contenido de sal en la dieta
1	A	Suplementos de potasio, preferiblemente en la dieta, salvo en casos con enfermedad renal o de uso de fármacos que reduzcan la excreción de potasio
1	A	Aumento de la actividad física con programas estructurados de ejercicio
1	A	En caso de consumo de alcohol, restringir la toma a un máximo de 2 -bebidas- en varones y una en mujeres*

CR: clase de recomendación; DASH: *dietary approaches to stop hypertension* (en nuestro medio, dieta mediterránea); NE: nivel de evidencia.

* Se detallan las medidas de una -bebida- en aproximadamente 300 cc de cerveza, 150 cc de vino o 40 cc de una bebida de graduación alta.

Tratamiento farmacológico

Según la guía de hipertensión arterial del ministerio de salud pública del Ecuador además de las medidas no farmacológicos la mayoría de los pacientes necesitan terapia farmacológica, la monoterapia es ideal en pacientes con hipertensión leve, pero es improbable que la presión se normalice si está por encima de 20/10 mmHg de la meta esta debe pensarse en paciente con presión sistólica menor a 150 mmHg o ancianos frágiles, el resto se comenzara una terapia dual, se debe tener cuidado en iniciar tratamiento farmacológico en paciente con hipertensión grado 1 con bajo riesgo vascular en la que los beneficios no se ha demostrado; en cuanto a la evidencia.[6]

Se ha demostrado que los diuréticos tiazídicos se asocian a menor riesgo de accidente cerebrovascular en comparación con beta bloqueantes y en menor riesgo de insuficiencia cardiaca en comparación bloqueadores de canales de calcio; tanto diuréticos tiazídicos, calcio antagonistas, inhibidores de la enzima convertidora de angiotensina y los antagonistas de los receptores de angiotensina II son adecuados para el inicio y mantenimiento del tratamiento tanto en monoterapia o terapia dual.[6]

Diuréticos tiazídicos son medicamentos efectivos para reducir los eventos adversos y mortalidad en pacientes hipertensos. [6]

Inhibidores de la enzima convertida de angiotensina son efectivos para reducir la mortalidad y eventos adversos cardiovascular, puede retrasar la progresión de la insuficiencia renal por lo que son preferidos para pacientes con diabetes mellitus 2. [6]

Calcio antagonista según estudios existe mayor evidencia del grupo de los dihidropirinidinicos en especial el amlodipino, tienen similitud en el control y prevención de eventos cardiovascular. [6]

Antagonistas de los receptores de angiotensina II este medicamento esta particularmente indicado en paciente que no toleran los inhibidores de la ECA principalmente debido a la tos, la monoterapia tiene efectos similares en base a otros medicamentos antipertensivos. [6]

Beta bloqueantes estos tienes más efectos secundarios y son menos eficaces que los bloqueadores del sistema renina angiotensina aldosterona y de los calcio antagonistas en retraso de daño orgánico, estos como los diuréticos sobre todo combinados están asociados a diabetes de nueva aparición.[6]

Otros medicamentos como los vasodilatadores directos y los bloqueadores de los receptores alfa son eficaces para tratar la hipertensión en casos específicos.[6]

Figura 6: Límites de presión arterial y recomendaciones para el diagnóstico y seguimiento [4]

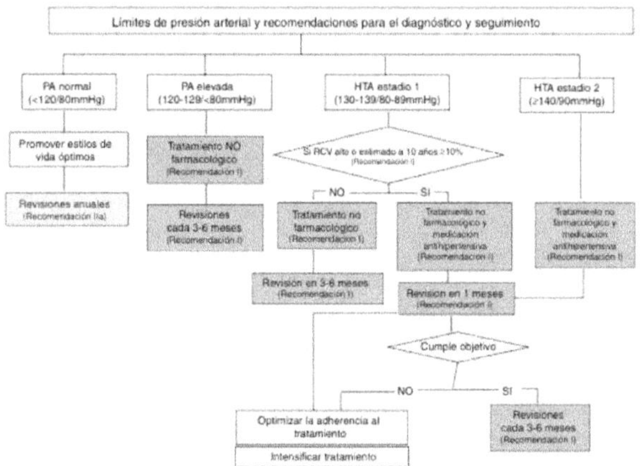

Recomendaciones: [3]

Según la guía ESC/ESH 2018 se resume en el siguiente cuadro las principales recomendaciones para un adecuado apego al tratamiento y para evitar complicaciones que puedan traer consecuencia en el estilo de vida de los pacientes (TABLA 3)

TABLA 3: Recomendaciones guía ESC/ESH 2018

Recomendaciones

Clasificación de la PA

Se debe clasificar la PA como óptima, normal, normal alta o HTA de grados 1-3 según la PA medida en consulta

Cribado de la PA

Se recomienda implementar programas de cribado de la HTA. Se debe medir y registrar en la historia médica la PA de toda persona de 18 o más años, que deben ser conscientes de su PA

Diagnóstico de la HTA

El diagnóstico de HTA debe basarse en:

- Mediciones de la PA en varias consultas, excepto en los casos de HTA grave (como la de grado 3 y especialmente en pacientes con alto riesgo). En cada consulta se deben tomar 3 mediciones de la PA, dejando 1-2 min entre ellas; se debe repetir las mediciones cuando entre las primeras 2 hay una diferencia > 10 mmHg. La PA es el promedio de las últimas 2 mediciones

- Mediciones de la PA fuera de consulta mediante MAPA o AMPA siempre que sean logística y económicamente viables

Umbrales de PA en consulta para iniciar el tratamiento antihipertensivo

Se recomienda el inicio inmediato de medicación antihipertensiva para los pacientes con HTA de grado 2 o 3 y cualquier nivel de riesgo CV, y el inicio simultáneo de intervenciones en el estilo de vida

Para los pacientes con HTA de grado 1:

- Se recomiendan las intervenciones en el estilo de vida para determinar si con ello se puede normalizar la PA

- En pacientes con HTA de grado 1, riesgo bajo-moderado y sin evidencia de daño orgánico, se recomienda el tratamiento farmacológico antihipertensivo si el paciente permanece hipertenso después de un periodo de cambios en el estilo de vida

- Para los pacientes con HTA de grado 1, riesgo alto o evidencia de daño orgánico, se recomienda el inicio inmediato de tratamiento farmacológico antihipertensivo y el inicio simultáneo de intervenciones en el estilo de vida

Para los pacientes mayores con HTA y buena forma física (incluso mayores de 80 años), se recomiendan el tratamiento farmacológico antihipertensivo e intervenciones en el estilo de vida cuando la PAS sea ≥ 160 mmHg

Se recomiendan el tratamiento farmacológico antihipertensivo y las intervenciones en el estilo de vida para los pacientes mayores en buena forma física (> 65 años, pero no > 80) cuando la PAS esté en el intervalo de grado 1 (140-159 mmHg) siempre que se tolere bien el tratamiento

Para los pacientes con PA normal-alta (130-139/85-89 mmHg), se recomiendan las intervenciones en el estilo de vida

No se recomienda retirar el tratamiento farmacológico antihipertensivo con base en la edad, incluso para pacientes que sobrepasen los 80 años, siempre que el tratamiento se tolere bien

Objetivos del tratamiento para la PA medida en consulta

El primer objetivo recomendado del tratamiento es reducir la PA a < 140/90 mmHg en todos los pacientes y, si el tratamiento se tolera bien, el objetivo se debe bajar a 130/80 mmHg o menos para la mayoría de los pacientes

Para la mayoría de los pacientes menores de 65 años tratados, se recomienda reducir la PAS al intervalo de 120-129 mmHg

Para los pacientes mayores (edad ≥ 65 años) en tratamiento antihipertensivo, se recomienda un objetivo de PAS en el intervalo de 130-139 mmHg

Tratamiento de la HTA: intervenciones en el estilo de vida

Se recomienda restringir la ingesta de sal a < 5 g/día

Se recomienda restringir el consumo de alcohol a < 14 unidades a la semana los varones y < 8 unidades a la semana las mujeres

Se recomienda aumentar el consumo de verduras, frutas frescas, pescado, frutos secos y ácidos grasos no saturados (aceite de oliva); se aconseja un bajo consumo de carne roja y consumo de productos lácteos bajos en grasa

Está indicado el control del peso corporal para evitar la obesidad (IMC > 30 o circunferencia de cintura > 102 cm los varones y > 88 cm las mujeres, y mantener un IMC saludable (alrededor de 20-25) y una circunferencia de cintura adecuada (< 94 cm los varones y < 80 cm las mujeres) para reducir la PA y el riesgo CV

Se recomienda el ejercicio aeróbico regular (al menos 30 min de ejercicio dinámico moderado 5-7 días a la semana)

Se recomiendan el abandono del tabaco, los servicios de apoyo y los programas para el abandono del hábito tabáquico

Se recomienda evitar los estados de ebriedad

Tratamiento de la HTA: tratamiento farmacológico

Se recomienda el tratamiento combinado para la mayoría de los pacientes como tratamiento inicial. Las combinaciones preferidas deben incluir un bloqueador del SRA (IECA o ARA-II) más un BCC o un diurético. Pueden emplearse otras combinaciones de las 5 principales clases de fármacos

Se recomienda combinar los BB con cualquier fármaco de las 5 clases principales cuando haya una indicación específica (p. ej., angina, infarto de miocardio reciente o insuficiencia cardiaca o para el control de la frecuencia cardiaca)

Se recomienda iniciar el tratamiento antihipertensivo con una combinación de 2 fármacos, preferiblemente en un solo comprimido. Las excepciones son los pacientes mayores y los pacientes con bajo riesgo y HTA de grado 1 (especialmente si la PAS es < 150 mmHg)

Si la PA no se controla con una combinación de 2 fármacos, se recomienda intensificar el tratamiento con una combinación de 3 fármacos, normalmente un bloqueador del SRA con un BCC y una tiacida o análogo tiacídico, preferiblemente combinados en un solo comprimido

Si la PA no se controla con una combinación de 3 fármacos, se recomienda intensificar el tratamiento con la adición de espironolactona o, si no se tolera, con otros diuréticos, como amilorida o dosis más altas de otros diuréticos, un BB o un bloqueador alfa

No se recomienda la combinación de 2 bloqueadores del SRA

Tratamiento de la HTA: terapias basadas en dispositivos
No se recomienda el uso de tratamientos basados en dispositivos para el tratamiento de la HTA en la práctica clínica habitual, excepto en el contexto de estudios clínicos, hasta que se disponga de evidencia sobre su seguridad y su eficacia
Tratamiento del riesgo de ECV en pacientes hipertensos
Se recomienda la evaluación del riesgo CV con el sistema SCORE para pacientes hipertensos que aún no tienen riesgo alto o muy alto debido a ECV establecida, enfermedad renal o diabetes
Para pacientes con riesgo CV alto, se recomienda el tratamiento con estatinas
Se recomienda el tratamiento antiagregante, especialmente dosis bajas de ácido acetilsalicílico, para la prevención secundaria en pacientes hipertensos
No se recomienda el uso de ácido acetilsalicílico para la prevención primaria en pacientes hipertensos sin ECV
No se recomienda la realización sistemática de pruebas genéticas a pacientes hipertensos

AMPA: automedición de la presión arterial; ARA II: antagonistas del receptor de la angiotensina II; BCC: bloqueadores de los canales del calcio; CV: c

Bibliografía

1. von DÖMARUS, A. FARRERAS VALENTÍ, P. ROZMAN, C. CARDELLACH LÓPEZ F and A de la SI. Medicina Interna. Hipertensión Arterial. 17th ed. España: elsevier; 2012. 512–520 p.

2. Colciencias M de S y PS-. Guía de práctica clínica Hipertensión Arterial Primaria (HTA). Para pacientes y familiares. 2013;(18):10–6. Available from: http://gpc.minsalud.gov.co/gpc_sites/Repositorio/Conv_500/GPC_hta/gpc_hta_padres.aspx

3. Williams B, Mancia G, Spiering W, Rosei EA, Azizi M, Burnier M, et al. 2018 ESC/ESH Guidelines for themanagement of arterial hypertension. Vol. 39, European Heart Journal. 2018. 3021–3104 p.

4. Gijón-Conde T, Gorostidi M, Camafort M, Abad-Cardiel M, Martín-Rioboo E, Morales-Olivas F, et al. Spanish Society of Hypertension position statement on the 2017 ACC/AHA hypertension guidelines. Hipertens y Riesgo Vasc [Internet]. 2018;(xx):1–11. Available from: https://doi.org/10.1016/j.hipert.2018.04.001

5. Organización Mundial de la Salud. Información general sobre la hipertensión en el mundo. Dia mundial de la salud 2013. Ginebra, Organización Mundial de la Salud, 2013.

6. Ministerio de Salud Pública. Guía de Práctica Clínica de Hipertension Arterial. Guia Práctica Clínica Hipertens Arter [Internet]. 2019; Available from: www.salud.gob.ec

7. Instituto Nacional de Estadística y Censos. Registro estadistico de nacidos vivos y defunciones 2017. Inst Nac Estadística y Censos [Internet]. 2018;1–69. Available from: https://www.ecuadorencifras.gob.ec/documentos/web-inec/Poblacion_y_Demografia/Nacimientos_Defunciones/2017/Presentacion_Nac_y_Def_2017.pdf

8. Freire W.B, Ramírez M.J., Belmont P, Mendieta M.J., Silva M.K., Romero N. et al. ENSANUT_2011-2013_tomo_1. Vol. 1, Resumen Ejecutivo. 2013

9. TAGLE RODRIGO. DIAGNOSTICO DE HIPERTESION ARTERIAL. RED MED CLIN CONDES [Internet]. 2018;12–20. Available from: https://www.elsevier.es/es-revista-revista-medica-clinica-las-condes-202-pdf-S0716864018300099

10. REUBI F. [Physiopathology of arterial hypertension]. Brux Med. 1953;33(38):1909–19023.

11. Ponce A. El Sistema Renina-Angiotensina Desde La Circulación Hasta La Célula: Implicaciones más allá de la Hipertensión. CorSalud [Internet]. 2012;4(4):287–93. Available from: file:///C:/Users/DELL/Downloads/Dialnet-ElSistemaReninaangiotensinaDesdeLaCirculacionHasta-4260415 (1).pdf

12. León G, López M, Díaz C. Técnica para una correcta toma de la presión arterial. Secr saud. 2016;59(59):3.

CAPÍTULO 9
Trastornos Hipertensivos en el Embarazo
Luis Daniel Pino Vallejo

Definición

Los trastornos hipertensivos constituyen uno de los miembros de la triada letal junto con la hemorragia y la infección que contribuye en buena medida la tasa de morbilidad y mortalidad materna.[1]. Un análisis sistemático de la OMS sobre las causas de muerte materna ha mostrado que los trastornos hipertensivos constituyen una de las principales causas de muerte materna en los países en vías de desarrollo[2], esto a cusa de escasa utilización de los servicios de control prenatal y de asistencia obstétrica, así como la presentación tardía a las unidades especializadas para la atención de emergencia. En Ecuador en los últimos años a presentado un aumento de casos de muertes maternas a causa de hipertensión en el embarazo debido a un mal manejo en la atención primaria desde la captación y seguimiento de embarazadas, en especial del sector rural.

La hipertensión puede existir como hipertensión crónica o ser inducida por el embarazo, adherida a dos trastornos bien definidos: la preeclampsia, eclampsia y la hipertensión gestacional. La preeclampsia a menudo puede desarrollarse superpuesta a la gestación o bien en personas con hipertensión crónica establecida.[3]. Este trastorno se asocia con numerosas complicaciones médicas cuyas implicaciones se extienden al desarrollo futuro del producto del embarazo, como bajo peso al nacer, prematures, restricción del crecimiento intrauterino y múltiples problemas perinatales; así como un deterioro de la salud materna general a largo plazo[4].

Epidemiologia.

Según la Organización Mundial de la Salud[5]. "La mortalidad materna es inaceptablemente alta. Cada día mueren en todo el mundo unas 830 mujeres por complicaciones relacionadas con el embarazo o el parto. En 2015 se estimaron unas 303 000 muertes de mujeres durante el embarazo y el parto o después de ellos. Prácticamente todas estas muertes se producen en países de ingresos bajos y la mayoría de ellas podrían haberse evitado" (p1).
La tasa de preeclampsia varia entre el 5% y 10% en paises desarrollado, y alcanza un 18% en paises en via de desallorro. En algunos países en vias de desallorro la preeclampsia representa entre 40% y 80% de las muertes maternas[6]
En la página oficial del Ministerio de Salud Pública del Ecuador en su Gacetas Muerte Evitable del 2019 se han reporta un total de 103 muertes maternas en la cual 25 fueron a causa de trastornos hipertensivos teniendo un 24,2% y en el 2020 hasta el mes de noviembre existe un total de 143 muertes maternas teniendo 46 muertes a causa de trastornos hipertensivos siendo el 32.1%

sabiendo que estas muertes maternas pudieron ser evitadas siendo bien manejadas. [7]

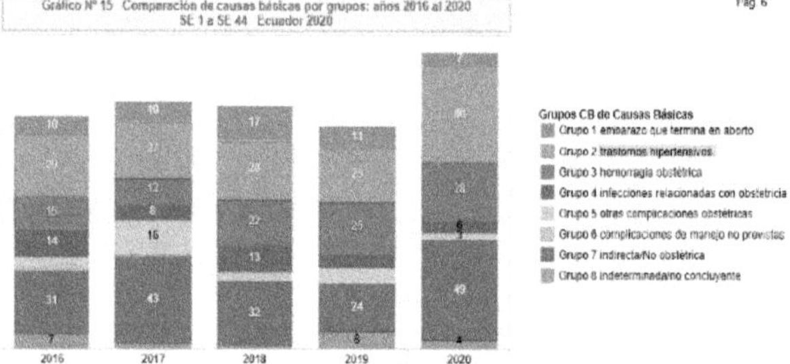

La OMS con el fin de promover un marco común de comparaciones internacionales, agrupan las causas básicas de muerte durante el embarazo, parto y puerperio en nueve grupos, que son clínica y epidemiológicamente relevantes, simplifican la caracterización de las MM, ya sean de causas directas o indirectas, aclaran y normalizan el reporte de afecciones que se consideran tienen un alto impacto sobre la salud pública

De las 143 MM registradas en la SE 44 las fuentes de las Causas básicas son de las notificaciones inmediatas tanto de los diagnósticos de la Historia Clínica y de los Certificados de defunción recojidos ese momento, hasta que se realice las Auditorias externas

Imagen 1: Gacetas Muerte Evitable del 2020 Ministerio de Salud del Ecuador
Fuente: Ministerio de Salud del Ecuador: https://www.salud.gob.ec/gacetas-muerte-materna-2020/

Clasificación

Los trastornos hipertensivos del embarazo se clasifican mediante la semana de gestación y la gravedad que tenga además de los diferentes efectos como se describe a continuación (Tabla1)

ANTES DE LAS 20 SEMANAS	DESPUÉS DE LAS 20 SEMANAS	OTROS
Hipertensión arterial crónica	Hipertensión gestacional	Efecto hipertensivo transitorio
Hipertensión arterial crónica con preeclampsia sobreañadida.	Preeclampsia sin signos de severidad. Preeclampsia con signos de severidad.	Efecto hipertensivo de bata blanca.
	Eclampsia.	Efecto hipertensivo enmascarado.

Tabla1: clasificación de los trastornos hipertensivos del embarazo
Fuente: Autor con fundamento [6] [8]

Fisiopatología

Durante el periodo de gestación existen diversos factores tanto maternos, placentarios y fetales, estos pueden desencadenar trastornos hipertensivos como es la preeclampsia.

Entre los mecanismos que se consideran importantes y de los que hablaremos a continuación son:

1. Implantación placentaria con invasión trofoblástica anormal de vasos uterinos.
2. Tolerancia inmunitaria mal adaptada entre tejidos maternos, paternos (placentarios y fetales)
3. Mala adaptación de la madre a los cambios cardiovasculares o inflamatorios del embarazo normal
4. Factores genéticos, incluidos genes predisponentes heredados e influencias epigenéticas.

Placentación anormal

La fisiología y anatomía de un embarazo normal, las encargadas de perfundir la placenta y por ende suministrar sangre al feto son las arterias espirales, presentan una remodelación que las hacen ser vasos de baja resistencia y alta capacitancia, gracias a la migración de los citotrofoblastos hacia la capa muscular de las arterias[9].

El proceso se da mediante cuando el trofoblasto adopta una subdivisión en 2 estructuras básicas: una capa interna, conocida como citotrofoblasto, y una externa o sincitiotrofoblasto, que erosiona el tejido materno para alcanzar la decidua y después las sinusoides de las arterias espirales[10]. Al existir un remodelado extenso de las arteriolas espirales uterinas conforme son invadidas por los trofoblastos endovasculares aumentando el diámetro de los vasos, al tener invasión trofoblástica incompleta sufren una invasión superficial de vasos deciduales, las arteriolas más profundas miometriales quedan revestidos por trofoblastos endometriales y tejido musculo esquelético ,pero su diámetro queda a la mitad de los de una placentación normal[1].

En la preeclampsia ocurre defecto en la placentación en el momento de la penetración inicial, con una inhibición total en la segunda etapa entre las 15 y 20 semanas, donde debía producirse la penetración total de las arterias espirales [10]. La presencia de insuficiencia placentaria relativa provoca la incapacidad de la placenta para satisfacer los requerimientos fetales, induciendo al feto que produzca adenosina, molécula que mejora la perfusión placentaria, aumentando del gasto cardíaco materno y elevación de la presión arterial a partir de las 34 semanas [10] [11].

La placentación inadecuada en sus etapas 2, produce una isquemia uteroplacentaria por la pérdida del sistema de baja resistencia que debe caracterizar el espacio intervelloso, presentando entonces hipoxia placentaria, que por consecuencia causa la liberación de las citoquinas IL1, IL6 y factor de necrosis tumoral (FNT), penetrando en la circulación materna, originan daño endotelial placentaria y sistémico. Al existir el daño del endotelio altera la producción de mediadores vasoactivos, y se pierde el equilibrio entre los factores relajantes y constrictores endoteliales ocurriendo así la hipertensión arterial. Al respecto, las consecuencias serían vasoconstricción generalizada, hipoperfusión de órganos y coagulación intravascular [10].

Factores inmunitarios

El antígeno G del leucocito humano (HLA-G) es un gen clase I del complejo mayor de histocompatibilidad (MHC), que tiene expresión específica sobre las células citotrofoblásticas fetales y compromiso en la protección del feto en desarrollo de su destrucción por la respuesta inmune materna. La mala adaptación inmunitaria al principio de un embarazo destinado a presentar preeclampsia, el trofoblasto extrabelloso expresa cantidades bajas en la circulación materna de (HLA-G), esto puede contribuir a la prevención de la preeclampsia. [1]

Las células CD4(+) HLA(-) DR(+) y CD3(+)NK, aumentan en la preeclampsia y disminuyen los linfocitos T y de la subpoblación CD3(+)CD25(+). Se observa niveles elevados de IL-6, TNF-α y neopterina, a diferencia de los controles, especialmente en la preeclampsia severa. En este proceso participa de la inmunidad celular especialmente, monocitos/macrófagos. Es decir, en la preeclampsia existe activación inmune generalizada[12]. Según Pacheco menciona "los neutrófilos polimorfonucleares parecen serlos más afectados, con cambios en la expresión de marcadores de superficie y liberación de enzimas granulares, y cambios en L-selectina (CD62L) sobre los neutrófilos monocitos y células T. Entre otros, hay aumento en la traslocación nuclear de NF-kappaB y aumento de IL-6. La IL-6 inhibe la expresión de receptores de IL-2, que podrían de otra manera promover la proliferación de células citotóxicas (linfocitos T y células NK), de linfocitos B y de citotoxicidad mediada por células y dependiente de anticuerpos. La IL-10 tiene rol importante al prevenir la resorción del embrión por los antagonistas IFNγ y TNFα" (p.103) .

Además, la progesterona cumple con una función inmunosupresora, que actúa en sinergia con la prostaglandina E (PgE), inhibiendo la proliferación del linfocito T. Todo lo anterior se relaciona a un concepto global de los sistemas Th1–Th2. El Th1 agrupa las células T y segrega IL-2 e IFNγ , mientras Th2 produce IL-4,

IL-6 e IL-10 . Th2 domina en un embarazo exitoso. En la preeclampsia, esta relación se invierte (Th1> Th2), y aumenta la tasa de destrucción de las células trofoblásticas, por lo tanto no pueden así cumplir sus roles designados [12].

Factores Cardiovasculares
Como dato importante que se debe considerar que el útero de mujeres adultas no embarazadas recibe aproximadamente el 5% del gasto cardiaco, mientras que en la mujer embarazada éste aumenta progresivamente hasta ser alrededor del 20%[13]

En el embarazo normal se produce múltiples cambios cardiovasculares, como el aumento del gasto cardiaco, la distensibilidad arterial y el volumen de líquido extracelular o la disminución de la presión arterial y la distensibilidad periférica total. (14) Produciendo así ligera bajada de la presión arterial entre la semana 16 – 20 semanas de embarazo, y a partir de la mitad del tercer trimestre comienza a subir hasta llegar a unas cifras cercanas a las de antes del embarazo. [13]

En la preeclampsia varios cambios relacionados con: aumento de la poscarga cardiaca, precarga cardiaca afectada por la hipervolemia, activación endotelial con extravasación hacia el espacio extracelular. [1]

La prostaglandina I2, tiene una función vasorelajadora y de antiagregante plaquetario aumento en el flujo sanguíneo al útero, mientras que el tromboxano A2 presenta una actividad es vasoconstrictora y agregante plaquetario, disminuye el flujo sanguíneo al útero. En el caso de mujeres preeclámpticas hay un desbalance entre las concentraciones plasmáticas de prostaciclina y tromboxano A2, inclinado al aumento de tromboxano, lo que propicia estenosis vascular en la placenta, condición no deseable en el segundo y tercer trimestres del embarazo, que puede conducir a problemas de hipertensión en la madre [13]

El óxido nítrico es producido en el endotelio a fin de relajar el músculo vascular subyacente y con ello contribuir a la relajación de los vasos sanguíneos. En mujeres preeclámticas presentan menor concentración produciendo así la elevación de la presión arterial media, reduce la frecuencia cardiaca y revierte la refractariedad a los vasopresores inducidos por el embarazo [1] [13]

Prevención
Actualmente no existe tratamiento preventivo farmacológico efectivo para el trastorno hipertensivo en el embarazo, se deben tomar muy en cuenta los factores

de riesgo para poder desarrollar medidas preventivas.

Factores de riesgo

Se debe estadificar el riesgo obstétrico de la paciente gestante al momento de su captación para un mejor manejo durante todo el embazo y así realizar un correcto seguimiento hasta la culminación de mismo. Para esto se ha propuesto que los factores de riesgo juegan un papel fundamental para la predisposición de una paciente gestantes llegue a tener preeclampsia, los factores de riesgo se dividen riesgo alto y riesgo moderado como se los describe en la (Tabla 2- 3)

Factores de riesgo alto

ANTECEDENTES DE PREECLAMPSIA	HIPERTENSIÓN CRONICA	DIABETES MELLITUS	HISTORIA DE TROMBOFILIA
Familiares en primer grado de consanguineidad de aquellas quienes han pasado por episodios de preeclampsia, poseen de 4 a 5 veces mayor riesgo de padecerla en el embarazo.	Acarrea un riesgo mayor de padecer preeclampsia ya que produce daño vascular por diferentes mecanismos y la placenta es un órgano vascular lo cual condiciona una oxigenación adecuada y aumentar el riesgo de ocurrencia de preeclampsia.	La Preeclampsia es 10 veces más frecuente en pacientes que padecen esta enfermedad, por cuanto pueden existir microangiopatías que aumentan el estrés oxidativo lo que favorece su ocurrencia.	Existe una mayor incidencia en la resistencia ante el efecto de la proteína C activada, deficiencia de proteína S y mutación del factor V de Leiden en mujeres con preeclampsia.

Tabla 2: Riesgo alto Fuente: autor con fundamento [6] [15] [16]

Factores de riesgo moderados

PRIMIPARIDAD	OBESIDAD	EDAD MATERNA MAYOR A 40 AÑOS y MENORES A 18 AÑOS
Las primigestas son de 6 a 8 veces más propensas a la preeclampsia a razón de un fenómeno de inadaptación inmunitaria por cuanto la madre huésped desconoce los antígenos paternos de la unidad feto placentaria.	Ya que esta provoca una excesiva expansión del volumen sanguíneo y eleva el gasto cardiaco, lo que eleva la tensión arterial, esto sumado a que los adipocitos secretan citoquinas como el factor de necrosis tumoral mismo que causa daño vascular haciendo vulnerable a la paciente ante la ocurrencia de preeclampsia.	Mujeres mayores a 35 años presentan frecuentemente trastornos crónicos vasculares y en edades tempranas se forman placentas anormales, lo que en ambos casos conlleva el riesgo de ocurrencia de preeclamsia.

RAZA	MALNUTRICIÓN	DEFICIT EN LA INGESTA DE CALCIO
La prevalencia de hipertensión arterial en la población afroamericana los hace vulnerables para potencial padecimiento de preeclamsia en el embarazo.	Se asocia a la ausencia de micronutrientes como Zn, Se, Ca.El déficit de nutrientes puede desencadenar alteración en la captación de oxigeno por parte del trofoblasto.	Cuando disminuye el calcio en plasma también disminuye la síntesis de prostaglandina específicamente prostaciclina que es un vasodilatador.

Tabla 3: Riesgo moderado Fuente: autor con fundamento [6] [15] [16]

Se debe evaluar los factores de riesgo según: 1 **Factores de riesgo alto o 2 Factores de riesgo moderados** para empezar a tomar conductas en todo el transcurso del embarazo.

Se recomienda clasificar a la gestante según: embarazo de alto riesgo o bajo riesgo de preeclampsia.

Calcio.

Estudios realizados a pacientes gestantes rebelan que la administración de suplementos de calcio en la segunda mitad del embarazo reduce las consecuencias graves de la preeclampsia, pero tiene un efecto limitado sobre el riesgo general de preeclampsia. Es importante establecer si la administración de suplementos de calcio antes y durante el primer trimestre tiene un efecto beneficioso adicional. [17]

En un meta análisis de *Cochrane revela que la administración de calcio de 1.5 gramos diarios revelan* los (18) "Resultados primarios: la administración de suplementos de calcio antes de la concepción puede hacer poca o ninguna diferencia en el riesgo de preeclampsia (69/296 versus 82/283, [CR] 0,80; [IC] del 95%: 0,61 a 1,06; evidencia de calidad baja). Para la preeclampsia o la pérdida del embarazo o el mortinato (o ambos) a cualquier edad gestacional, el calcio puede reducir ligeramente el riesgo de este resultado compuesto; sin embargo, el IC del 95% incluyó la línea de ningún efecto. La administración de suplementos puede hacer poca o ninguna diferencia en el índice de morbilidad y mortalidad materna grave"

Los estudios presentan una evidencia la cual no apoya ni refuta la administración habitual de suplementos de calcio antes de la concepción ni durante el primer trimestre de embarazo, el apartado GPC del Ministerio de Salud del Ecuador 2016 y la OMS señala que la suplementación de calcio 1,5 gramos en gestantes con ingesta baja (< 900 mg diarios) disminuye significativamente el riesgo de desarrollar preeclampsia. [6] [19]

Ácido acetilsalicílico

En un meta análisis realizado en el Marzo del 2018 de *Cochrane revela que* "El uso de agentes antiplaquetarios redujo el riesgo de preeclampsia con proteinuria en el 18% (36 716 mujeres, 60 ensayos, RR 0,82; IC del 95%: 0,77 a 0,88; evidencia de calidad alta), Hubo una reducción pequeña (9%) del RR de parto prematuro < 37 semanas y una reducción del 14% en las muertes fetales, las muertes neonatales o la muerte antes del alta hospitalaria. Los agentes antiplaquetarios probablemente aumentan ligeramente la hemorragia postparto> 500 ml, y probablemente aumentan de manera marginal el riesgo de desprendimiento placentario". [20]

Al tener una buena evidencia que el ácido acetilsalicílico reduce el riesgo de preeclampsia tanto el GPC del Ministerio de Salud publica y la OMS recomiendan la administración a partir de las 12 semanas la dosis (75 – 100 mg) de ácido acetilsalicílico. Estudios recientes recomiendan 162 mg de aspirina administrada a mujeres con riesgo de desarrollar HDP [6] [19] [21].

1.Estudios Predictores de Preeclampsia

Los predictores a continuación expuestos son los que se han estudiado teniendo muy buen porcentaje de evidencia de calidad son:
Los biomarcadores como la forma soluble de la tirosina Quinasa 1 y el factor de crecimiento placentario los cuales siguen estudio teniendo evidencia de calidad. R = sFlt-1/PIGF permite predecir a corto plazo la preeclampsia con un diagnóstico de inclusión o exclusión. [22]

Los biomarcadores Preeclampsia: La sFlt-1 durante el embarazo la placenta es la principal fuente que la secreta, se asociado con la vasoconstricción y disfunción endotelial del tejido placentario. El aumento de su concentración, por encima de valores normales, provoca cambios en la vascularización placentaria con consecuencias en la circulación uterina, en relación directa con la PE y la disminución del crecimiento fetal intrauterino. Esta sustancia circula en el torrente sanguíneo materno para actuar en tejidos distantes, lo que explica la disfunción multisistema en mujeres con PE. [23]

PIGF: (Factor de crecimiento placentario). La función más destaca es promover la viabilidad de las células endoteliales además produce un efecto en los procesos de angiogénesis.

Se espera concentraciones altas entre la 29 a las 32 semanas de gestación, disminuyendo posteriormente. Su descenso, se piensa que se produce por un aumento del sFlt-1 entre la semana 33 a la 36 hasta final del embarazo. En otras palabras, las concentraciones de ambos son inversamente proporcional. [22]

A continuación, se menciona los puntos de corte a las distintas semanas de gestación según el cálculo de la razón, en la fase temprana y tardía de PE (Tabla 3)

Fase Temprana 20+0 a 33+6	Razón SFlt-1/PIGF	Fase Tardía 34+0 a parto	Razón SFlt-1/PIGF
Corte de exclusión	33	Corte de exclusión	33
Corte de inclusión	85	Corte de inclusión	110

Tabla 3: Puntos de corte a las distintas semanas de gestación SFlt-1/PIGF
Fuente: Diagnosis of Preeclapsia by means of the Elecsys sFlt-1 and PGIF
assays«, ROCHE.

Calciuria
La excreción urinaria de calcio **como** predictor para desarrollo de preeclampsia según Sánchez-Ramos "se ha considerado un punto de corte de 12 mg/dl reportó que pacientes con valores menores a esta cifra desarrollaron pre eclampsia, la sensibilidad fue 85%, especificidad 91%, VPN 85% y VPP 91%".

Suárez es su estudio concluye que "se reportaron que el test más eficiente para predecir preeclampsia era la excreción urinaria de calcio en 24 horas ajustada por peso corporal. Usando como punto de corte 3,4 mg/Kg/24h, en primigestas jóvenes, en buen estado de salud, encontraron una sensibilidad de 80%, especificidad de 64,8, VPN: 92,1%, VPP: 38,7%" [23].

Volumen plaquetario medio (VPM)
El tamaño medio de las plaquetas en la sangre de una paciente puede servir para detectar un problema antes de que aparezca en una prueba recuento de plaquetas. Es utilizado para detectar una variedad de condiciones, muchas de ellas graves, entre estas la preeclampsia ya que por su fisiopatología al haber un daño endotelial sistémico hay un aumento de la agregación

n plaquetaria, destrucción de estas e incremento en su producción que se traduce en un incremento del VPM, se ha demostrado que con un VPM > 9fL el riesgo de presentar preeclampsia es 2 veces mayor. [24]

Diagnóstico

Se recomienda la toma la presión arterial de la gestante debe estar en reposo, sentada, los pies sobre una superficie plana, con el brazo a nivel del corazón, si esta tiene un resultado elevado se debe tomar de nuevo, en un periodo de 15 minutos en el mismo brazo [6]

A continuación, se describe la clasificación de los trastornos hipertensivos del embarazo con sus distintos criterios para su diagnóstico. (Tabla 4)

NOMBRE	CRITERIOS	OBSERVACIÓN
HTA PREEXISTENTE (CRÓNICA)	• < 20 semanas • >12 semanas postparto • HTA previamente a la gestación. • Continua posterior al parto	
HIPERTENSIÓN GESTACIONAL	• >20 semanas • No antecedente de hipertensión previa a las 20 semanas de gestación • Tensión arterial ≥ 140/90 mm hg en dos tomas separadas por seis horas. • T/A retorna a lo normal dentro de las 12 semanas posparto • Sin proteinuria	
PREECLAMPSIA LEVE	• >20 semanas • Diagnóstico a partir de las 20 semanas de gestación. • Ta ≥ 140/90 mm hg • Presencia de proteinuria ≥ a 300 mg/24 horas • Relación proteinuria/ creatinuria muestra aislada > 30 mg/ mmol (> 0.26 mg/mg). • Sin criterios de gravedad. (signos vasomotores afectación de órganos diana)	<20 semanas de gestación Solo en casos como: Enfermedad trofoblástica gestacional, Síndrome antifosfolipídico severo Embarazo múltiple. •Proteinuria en tirilla: (1+) 30 a 100 mg/dL (2+) 100 a 300 mg/dL (3+) 300 a 1.000 mg/dL (4+) >1.000 mg/dL

PREECLAMPSIA GRAVE	• >20 semanas • Tensión arterial ≥ 160/110 mm hg, • Con proteinuria positiva >5g/24 h. • Alteraciones hepáticas aumento de transaminasas AST- ALT al doble de su valor normal • Alteraciones hematológicas trombocitopenia < 100.000/ mm3 • Hemólisis, coagulopatía intravascular diseminada). • Alteraciones de función renal (creatinina sérica >1,1 mg /dl, oliguria de <50ml/hora • Alteraciones neurológicas • Alteraciones visuales • Cianosis - edema agudo de pulmón (no atribuible a otras causas).	• Sintomatología: • Epigastralgia persistente, náuseas/ vómitos, dolor en cuadrante superior en el abdomen. • Neurologicas • Cefalea • Hiperreflexia tendinosa, persistente, hiperexcitabilidad psicomotriz, alteración del sensorio - confusión). • Visuales • Visión borrosa, escotomas centellantes, diplopía, fotofobia).
HTA CORNICA MAS PREECLAMPSIA O ECLAMSIA SOBRAÑADIDA	• >20 semanas • Agravamiento de cifras de T/A • Aparición de proteinuria luego de las 20 semanas • Síntomas neurosensoriales • Diagnóstico previo a las 20 semanas de hipertensión.	
ECLAMSIA	• >20 semanas • Criterios de preeclampsia • Convulsiones tónico - clónicas generalizadas • Coma inexplicado no atribuible a otras patologías.	
SÍNDROME HELLP	• Criterios de preeclampsia • Clasificación Mississippi • **Clase 1:** trombocitopenia severa (Plaquetas ≤ 50 000/ml), evidencia de disfunción hepática (AST O ALT ≥ 70 UI/ l) y evidencia sugestiva de hemólisis (LDH sérica total 600ui/l). • **Clase 2:** requiere similares criterios, excepto que la trombocitopenia es moderada (>50 000 a 100 000/ ml). • **Clase 3:** incluye pacientes con trombo-citopenia leve (> 100 000 a 150 000/ml), disfunción hepática leve (AST O ALT ≥ 40 UI/ L) y hemólisis (LDH ≥ 600 UI/L). Las anormalidades de bilirrubinas no son encontradas.	• **Completo:** cumple con tres criterios • **Incompleto:** cumple con uno o dos criterios.

Tabla 4 : Criterios diagnósticos de los trastornos hipertensivos del embarazo.
Fuente: Autor con fundamento [1] [2] [6] [8] [9] [16] [25]

El enfoque estratégico para la reducción de la morbi-mortalidad por preeclampsia y eclampsia se centra en la Atención primaria, dicho enfoques se basa en la prevención, monitoreo, detección y manejo como se describe a continuación.

El Ministerio de salud pública del Ecuador mediante su GPC de Hipertensión en el Embarazo (2016) y Score Mamá (2017), propone la implementación de la estrategia "Alarma Materna", que tiene como objetivo identificar y tratar oportunamente a una mujer con morbilidad obstétrica y riesgo de muerte para contribuir a la disminución de la mortalidad materna [26]

Al momento de la consulta de la paciente obstétrica gestante y puérpera se debe llevar a cabo un estricto control de factores de riesgo, una anamnesis, y examen físico adecuado, toma de signos vitales, estos deben ser calculados con el Score Mamá, el cual nos ayuda para el reconocimiento y respuesta temprana del deterioro de signos clínicos y fisiológicos, identificando así de manera temprana la patología obstétrica y permitiendo una toma de decisiones oportuna.

En embarazos con preeclampsia grave, un feto de menos de 37 semanas de gestación debe considerarse una política de conducta expectante, siempre que no haya hipertensión materna no controlada, disfunción orgánica materna en aumento ni sufrimiento fetal y que pueda monitorizarse continuamente, en gestantes de 34 semanas con preeclampsia grave puede finalizar el embarazo previa maduración fetal. Embarazos de 37 semanas se recomienda culminación del embarazo por la vía más factible en ese momento.

Tratamiento

El apartado de tratamiento está en base a The American College of Obstetricians and Gynecologist y el Ministerio de Salud Pública del Ecuador formando las siguientes recomendaciones y conclusiones: que mediante directrices clínicas estandarizadas y basadas en la evidencia para el tratamiento de pacientes con trastorno hipertensivo del embarazo entre estas la preeclampsia y eclampsia obteniendo reducir resultados maternos adversos.

El personal de salud a cargo de la paciente debe trabajar en conjunto y organizadamente con la conformación de equipos, las instituciones deben tener mecanismos para iniciar la administración inmediata de medicamentos cuando un paciente se presenta con una emergencia hipertensiva. El tratamiento con agentes de primera línea debe ser rápido y debe ocurrir lo antes posible dentro de los 30 minutos de la hipertensión severa confirmada (presión arterial mayor de 160/110 mm Hg y persistente durante 15 minutos).

El objetivo es mantener la TAS entre 130-145 y la TAD entre 80-95 y es necesario iniciar tratamiento hipotensor.

Tratamiento farmacológico de la emergencia hipertensiva.
Los medicamentos de primera línea que se asocian a la emergencia hipertensiva ($\geq$ 160/ $\geq$ 110)según la evidencia actual:

Nifedipina: una dosis inicial de 10 mg solido oral, repita la medición de la presión arterial (PA) en 20 minutos y registre los resultados si existe persistencia de PA alta se debe administrar nueva dosis de 10 mg hasta un máximo de 60 mg
La nifedipina se ha asociado con un aumento de la frecuencia cardíaca materna, cefalea y sofocos un menor riesgo de hipotensión excesiva. Asimismo, no se han observado cambios significativos en el flujo sanguíneo úteroplacentario o en el corazón fetal con el uso de nifedipina oral de liberación inmediata para el tratamiento. [6] [26] [27]

Labetalol: 20 mg liquido parenteral – 200 mg solido oral
La dosis de labetalol intravenoso 20 mg liquido parenteral se debe administrar durante 2 minutos, y si en 10 minutos existe persistencia de PA alta administrar 20 – 40 - 80 mg hasta una dosis máxima de 300 mg. [6]
Cuando se necesita tratamiento para la hipertensión grave de inicio agudo y aún no se ha iniciado el acceso intravenoso, se puede administrar una dosis de 200 mg de labetalol por vía oral si no se dispone de nifedipina oral de liberación inmediata. Sin embargo, el acceder a este fármaco en Ecuador no es posible aun que en otros países si se dispone [27].

Hidralazina: 5 mg – 10 mg liquido parenteral
La dosis de la hidralazina de inicio se puede iniciar con 5 mg o 10 mg por vía intravenosa durante 2 minutos, se debe repita la medición de la PA en 20 minutos y si esta continua alta, administre hidralazina 10 mg intravenosos teniendo como dosis máxima 20 mg y 30 mg si se a administrado intramuscular [6] [26].

Tratamiento preventivo de la Eclampsia
Sulfato de magnesio: Actúa como bloqueador de los receptores de N- metil aspartato en el cerebro disminuyendo la probabilidad de convulsiones hasta en un 58% y de esa manera disminuyendo el riesgo de mortalidad materna en 45%[6]. A continuación, se describe la dosis de impregnación y

y mantenimiento del sulfato de magnesio (Tabla 5).

Impregnación	Mantenimiento
Preeclampsia: 4g en 20 minutos Eclampsia: 6g en 20 minutos	Preeclampsia: 1g/hora en infusión continua Eclampsia: 2g/hora en infusión continua

Tabla 5: dosis del sulfato de magnesio impregnación – mantenimiento.
Fuente: autor con fundamento [26]

Signos de intoxicación por sulfato de magnesio: disminución de la diuresis, disminución o abolición de reflejos osteotendinosos, depresión respiratoria, bloqueo A- V, bradicardia y paro cardiaco si se observa uno de estos signos se sospecharía en una intoxicación por sulfato de magnesio y se debería suspender su administración iniciar el antídoto Gluconato de Calcio 1 g intravenosos al 10 % en 3 a 10 minutos. [6] [19]

Es importante mencionar que la atención primaria de salud en puestos de salud, centros de salud Tipo A - B y en atención prehospitalaria para una paciente gestante que padece una crisis hipertensiva debe iniciar con un diagnostico eficiente, acompañado de exámenes complementarios, tratamiento correctamente direccionado y ejecutado previo a la activación de la clave obstétrica, seguida de la   referencia hacia una casa de salud de mayor complejidad, activación de la cadena de llamada al personal distrital encargado y el seguimiento del caso.

Bibliografía

1. *Gary C. Williams Obstetricia. 25th ed. Madrid: McGraw-Hill; 2017.*
2. *Vance MC. Trastornos Hipertensivos del Embarazo. In Guía de Práctica Clínica (GPC). Quito; 2016. p. 10.*
3. *Rosas-Peralta M. Hipertensión durante el embarazo el reto continua. Hipertensión durante el embarazo. 2015 Nov.*
4. *Cristóbal Espinoza Diaz M. AVFT Archivos Venezolanos de Farmacología y Terapéutica. [Online].; 2020 [cited 2020 Nobriembre 10. Available from: https://search.proquest.com/ openview/262861acbb4cae4a177d8f5936beb6da/1?pq-origsite=gscholar&cbl=1216408.*
5. *Organizacion mundial de salud. Organizacion mundial de salud. [Online].; 2019 [cited 2020 Nobiembre 10. Available from: https://www.who.int/es/news-room/fact-sheets/detail/ maternal-mortality.*
6. *Ministerio de Salud Publica de Ecuador. trastornos hipertensivos en el embarazo. In Editores LC, editor. Guia de practica clinica (GPC). Quito: Editogran S.A; 2016. p. 16 -18.*
7. *Ministerio de Salud Publica. Ministerio de Salud Publica Gacetas Muerte Evitable 2020. [Online].; 2020 [cited 2020 Noviembre 10. Available from: https://www.salud.gob.ec/*

gacetas-muerte-materna-2020/.

8. Ministerio de Salud Publica del Ecuador. Componente Normativo Materno (CONASA) León DW, editor. Quito: Lapiz y Papel.ec; 2008.

9. Calvo DJP. Actualización en preeclampsia. Revista Médica Sinergia. 2020 Enero; 5(1).

10. Méndez DCDN. Actualización sobre las bases fisiopatológicas de la preeclampsia. SciELO - Medisan. 2015 agosto; 19(8).

11. Reyna-Villasmil E. Invasión trofoblástica en el embarazo normal (II): Placentación profunda. Avances en Biomedicina. 2015 Abril; 5(1).

12. Dr. JP. Preeclampsia/eclampsia/Reto para el ginecoobstetra. Acta Med Per. 2006 Febrero; 23(2).

13. Itami-Sordo ME. Factores vasculares implicados en la preeclampsia. Revista de la Facultad de Medicina de la UNAM. 2013 Abril; 52(2).

14. S GV. Preeclampsia y enfermedad cardiovascular: un enfoque integral para detectar las fases subclínicas de complicaciones obstétricas y cardiovasculares. Revista chilena de obstetricia y ginecología - s.cielo. 2020 Abril; 85(2).

15. Pacheco-Romero J. Preclampsia en la gestación múltiple. Revista Peruana de Ginecología y Obstetricia S- cielo. 2015 Septiembre ; 61(3).

16. Instituto Guatemalteco de Seguridad Social (IGSS). Trastornos hipertensivos en el embarazo"(Actualización). 28th ed. (GPC-BE CdEdGdPCBelE, editor. Guatemala : IGSS, Guatemala; 2019.

17. GJ H. Suplementos de calcio durante el embarazo para la prevención de los trastornos hipertensivos y problemas relacionados. Cochrane. 2018 Octubre; 56(4).

18. Hofmeyr GJ. Cochrane Library. [Online].; 2019 [cited 20202 Nobiembre 20. Available from: https://www.cochranelibrary.com/cdsr/doi/10.1002/14651858.CD011192.pub3/full.

19. WHO / RHR. RECOMENDACIONES DE LA OMS PARA LA PREVENCIÓN Y EL TRATAMIENTO DELA PREECLAMPSIA Y LA ECLAMPSIA. [Online].; 2013 [cited 2020 Noviembre 20. Available from: https://apps.who.int/iris/bitstream/handle/10665/119742/WHO_RHR_14.17_spa.pdf?sequence=1.

20. Duley L. Cochrane library. [Online].; 2019 [cited 2020 Noviembre 20. Available from: https://www.cochranelibrary.com/es/cdsr/doi/10.1002/14651858.CD004659.pub3/full/es.

21. Moodley J. Hypertensive disorders in pregnancy: 2019 National guideline. GUIDELINE. 2019 September; 109(9).

22. Laboratorio Clinico Referencia. Preeclampsia Utilizando sFlt-1 y PlGF. [Online].; 2019 [cited 2020 Noviembre 26. Available from: https://www.labreferencia.com/preeclampsia-utilizando-sflt-1-y-pigf/.

23. Centre de Medicina Fetal i Neonatal de Barcelona. HIPERTENSIÓN Y GESTACIÓN. Centre de Medicina Fetal y Neonatal de Barcelona.. 2020 Junio; 34(2).

24. Herrera JD. Calcio y embarazo. Rev Med Hered. 2013 Junio ; 24(237).

25. DR. MI. Repositorio-puce.edu. [Online].; 2017 [cited 2020 Noviembre 20. Available from: http://repositorio.puce.edu.ec/bitstream/handle/22000/13291/TESIS%20PREECLAMPSIA%20IVAN%20MIRANDA%20MARCO%20TAPIA%20PG%20GO.pdf?sequence=1&isAllowed=y.

26. LAPIDUS A. Estados hipertensivos y embarazo. Consenso de Obstetricia FASGO 2017. 2017 Apr.

27. Ministerio de Salud Publica del Ecuador. Score Mamá Normatización DNd, editor. Quito: Printed in Ecuador; 2017.

28. MD YY. Emergent Therapy for Acute-Onset, SevereHypertension During Pregnancy and the PostpartumPeriod. The American College of Obstetricians and Gynecologists. 2019 February; 133(2).

29. Dra. LSVP. Hipertensión en el embarazo. SECCIÓN HIPERTENSIÓN ARTERIAL. 2019 Apr.

30. Dra. ACAS. Actualización y conceptos claves del Síndrome de HELLP. Revista Ciencia & Salud: Integrando Conocimiento. 2020 Jun.

31. *Dr. YAT. Hypertension in pregnancy. RELAHTA • Foro Internacional de Medicina Interna - FIMI 2018. 2018 Jul.*

32. *Dr. SB. Hypertension in pregnancy: Pathophysiology and treatment. SAGE Open Medicine. 2019 March ; 7.*

CAPÍTULO 10
Insuficiencia Venosa Periférica
María Belén Espíndola Lara

L a insuficiencia venosa periférica es una enfermedad que ha afectado a las personas desde el inicio de la historia, podemos encontrar distintas referencias en el transcurso del tiempo. La primera referencia histórica que se ha encontrado es en la cultura egipcia, los escritos que hacen referencia a esta enfermedad están en el papiro egipcio de Ebers, que data de 1550 años AC. En la cultura griega también hacen referencia a esta enfermedad, el filósofo Hipócrates en 460-375 AC, buscó una manera de tratar la enfermedad. Entonces surge la interrogante de cómo solucionar dicho problema, lo que lo llevó a realizar, la investigación del tratamiento de las várices congestionadas y dolorosas mediante punciones múltiples, provocando trombosis focales, que según los escritos calma el dolor, pero a pesar de ello el padecimiento era recurrente. En su obra "De Ulceribus" describe la localización y tratamiento con vino y el uso de vendajes compresivos, siendo esto el inicio del tratamiento conservador de la insuficiencia venosa periférica.

La primera descripción de una operación venosa, es en el periodo del Imperio Romano, Plutarco es el que lo describe en su obra "Vidas Paralelas" (155-86 AC). Otro hecho importante en este periodo, es el realizado por Galeno (130-200 DC), quien extraía las venas con un gancho. Luego de la caída del Imperio Romano de Occidente y el alce del Imperio Romano de Oriente, el bizantino Aetio de Amida (502- 575 DC), describe por primera vez la ligadura alta de la vena safena en el muslo, el vendaje compresivo y el reposo en cama con la pierna elevada. En la Edad Media, HariAbbas, dermatólogo del siglo X, describió la úlcera venosa y es el primero que reconoce la frecuencia de las várices en personas que trabajan de pie; de esta manera inicia la importancia médico social del problema varicoso y sus factores etiopatogénicos.

En la época del Renacimiento, el estudioso Ambrosio Paré (1510-1590), en su obra "Trabajos", recomienda la cauterización o aplicación de cáusticos sobre la piel, estableciendo la relación entre várices y úlceras. La anatomía venosa tuvo su cumbre en la época Romana con Galeno y Fabricio de Acquapendente (1533-1619) quienes son los primeros que describen las válvulas venosas en su libro "Venorum Ostiolis", aunque no su función. La fisiopatología de la enfermedad fue estudiada por Fabricio de Gilden en 1589, él llega a la conclusión que la hipertensión venosa es la causante de la formación de varices. Dionis (1668-1718) es el primero de hablar sobre el tratamiento conservador, el uso para el tratamiento de las varices, las vendas elásticas, concepto que permanece inalterado hasta en la actualidad. En 1905, Keller revoluciona la cirugía de varices, al incorporar un flebo extractor intraluminal (stripper) de alambre semirrígido. Francia fue denominada la cuna de la flebología moderna, donde destaca Raymond Tournay (1927) "Padre de la flebología" con inclinación hacia la práctica de escleroterapia que aún sigue siendo una de las diversas formas de cómo tratar las varices. En 1916 Homan inició la ligadura de perforante incompetentes, de esta manera nace la idea de ligar de la unión safenofemoral y en 1936 la idea se vuelve realidad cambiando la forma de cómo tratar quirúrgicamente las varices [1,2]

Definición

La insuficiencia venosa crónica nace con la bipedestación y es definida como la incapacidad de una vena para conducir un flujo de sangre en sentido cardiópeto, adaptado a las necesidades del drenaje, termorregulación y reserva hemodinámica con independencia de su posición y de la actividad. Varios son los determinantes que no permiten establecer la prevalencia de esta patología en Latinoamérica y de manera particular en el Ecuador, pues se resta importancia a la presencia de la misma así como a las posibles complicaciones producidas por el subdiagnóstico de este padecimiento. [3]:

La insuficiencia venosa periférica es una afectación en la cual las venas son incapaces de enviar sangre desde las extremidades inferiores al corazón. Pero la gravedad de esta enfermedad radica en sus complicaciones, el grado más leve produce escozor, dolor, pesadez, cansancio y quemazón en la planta de los pies, al complicarse pueden presentar edema, calambres en pantorrillas, prurito intenso, coloración oscura de la piel, es ahí donde ya salen a relucir otras afecciones como dermatitis, varicorragia, ulceras venosas, linfedema crónico, infecciones de la piel y del tejido celular subcutáneo, además de tromboflebitis superficial o profunda, es proceso inflamatorio donde la formación de coágulos sanguíneos produce obstrucción en la vena de las piernas, puede ser superficial (tromboflebitis superficial) o en un nivel profundo de un músculo (trombosis venosa profunda), esta última tiene un potencial riesgo ya que el desprendimiento del coagulo de sangre viaja por el torrente sanguíneo a los pulmones, produciendo una embolia pulmonar, generando la muerte. [4]

Epidemiología

Según la Organización Mundial de la Salud (OMS), refiere que las enfermedades cardiovasculares (ECV) son la principal causa de muerte en todo el mundo, estas enfermedades son un grupo de desórdenes del corazón y de los vasos sanguíneos. la trombosis venosa profunda y embolia pulmonar se encuentra incluida siendo una de las 6 enfermedades cardiovasculares que genera la muerte, es importante mencionar que esta última, es la mayor complicación de la insuficiencia venosa periférica. La OMS calcula que en el 2012 murieron 17.5 millones de personas por algún tipo de ECV, lo que representa el 31% de todas las muertes en el mundo. [5]

La insuficiencia venosa crónica es una entidad patológica que se ha convertido en un verdadero problema de salud, en especial por el hecho de que afecta claramente en la calidad de vida de quienes la padecen; y es uno de los motivos de consulta más frecuentes en la práctica médica en los diferentes niveles de salud. [6, 7,8] Además de su impacto económico en los sistemas de salud, representando gastos de hasta 3 millones de dólares anuales en lugares como Estado Unidos o el 3% del fundo público en Camerún.[9,10]

Según datos proporcionados por la Organización 8 Mundial de la Salud (OMS) aproximadamente el 15% de la población ecuatoriana sería portadora de insuficiencia venosa crónica en diferentes grados evolutivos. [11] La ablación por radiofrecuencia según estudios realizados ofrece una tasa de oclusión de la vena tratada del 97%, una tasa de reflujo de 6,6%, una neovascularización inguinal 0,7%; además, ausencia de neuritis, quemadura cutánea, ni trombosis venosa profunda, demostrando las bondades de este procedimiento. [3]

Fisiopatología
La fisiopatología de la insuficiencia venosa crónica se basa principalmente en el daño del sistema valvular, que produce reflujo venoso, consecuentemente hipertensión venosa, y eso traducido a la microcirculación dérmica provoca extravasación de eritrocitos, liberación de citoquinas y factores de crecimiento que estimulan la migración de fibroblastos y otras moléculas que finalmente desencadenan la remodelación crónica en la dermis. Clínicamente estos fenómenos se traducen en cambios tróficos y úlceras. Por contraparte la obstrucción del sistema venoso secundario a trombosis, ya sea en el sistema profundo de la pelvis o el miembro inferior, se asocia a síndrome pos-trombótico, que al combinarse lleva a insuficiencia venosa y formación de ulceras las cuales prevalecen en un 0.7%.[11]

La insuficiencia venosa periférica (IVP) es la incapacidad de las venas para realizar un adecuado retorno de la sangre hacia el corazón, lo que provoca la acumulación de esta en las piernas, por lo que aparecen varios signos y síntomas. La insuficiencia venosa periférica, genera alargamiento y flexuosidades en la vena. [12] la anatomía y fisiológica de la circulación venosa está integrada anatómicamente por el sistema venoso profundo y el sistema venoso   superficial. El sistema venoso profundo transcurre profundamente entre las masas musculares, por tanto, es subaponeurótico está conformado por las venas tibiales anteriores el cual conduce alrededor de 90% de la sangre que retorna de una extremidad estas se dilatan, siendo la enfermedad más frecuente y peligrosa la trombosis venosa profunda. Por otro lado el sistema venoso superficial está formado por la vena safena interna y la vena safena externa ambas nacen en las redes venosas plantar y dorsal del pie. [13] Se puede clasificar las IVP en cuatro grados dependiendo de su situación clínica, el grado I; se presenta un aumento de relieve y de visibilidad de la red venosa, el grado II, las várices reticulares, no protruyen a través de la piel, aparecen síntomas como cansancio, pesadez, lentitud, dolor calambre y edemas.

Estos síntomas van a ser de forma prolongada. El grado III en este grado aparecen signos como picor, quemazón, aumento de la pigmentación o dermatitis ocre; y el grado IV aquí se ve ya la ulceras varicosas o flebostatica es la consecuencia de la necrosis de capilaritis, esta es la evolución para que puedan aparecer complicaciones, como las tromboflebitis y la varicorragia. [14] La insuficiencia venosa periférica son denominadas alteraciones del sistema circulatorio, las complicaciones más frecuentes son de dos tipos, venosas y dermatológicas, en la primera puede presentarse tromboflebitis y varicorragia. La tromboflebitis es la formación de un coágulo en una vena varicosa, con un riesgo de un 11 al 15% de presencia de embolia pulmonar y muerte. Las complicaciones dermatológicas son más frecuentes, como la dermatitis y ulcera varicosa y se clasifican en primarias y secundarias. Las primarias están relacionadas con la herencia y a factores desencadenantes, como la edad, el sexo, embarazo, obesidad y gestaciones repetidas. También con el sobrepeso, el sedentarismo, el uso de vestimentas ajustadas, la posición sentada, bipedestación prolongada, la exposición al calor, etc. [15]

Manifestaciones clínicas
Los signos y síntomas perduran y se agravan a medida que se complica la IVP, presentando sintomatología clínica; como cambios tróficos en la piel, el

enlentecimiento de la circulación venosa da oportunidad al filtrado de la hemosiderina que progresivamente va tatuando la piel, que toma un tinte color pardo denominada lipodermatoesclerosis es un proceso que se produce por la inflamación progresiva y engrosamiento de la piel a causa de la fibrosis de la dermis y el tejido celular subcutáneo. [14] las complicaciones de la insuficiencia venosa periférica están las úlceras, es cuando la piel se rompe normalmente en la zona inferior de la pierna, justo por encima del tobillo provocando edemas, enrojecimiento, vesiculación, exudados, escamas, hinchazón, pesadez. Otra complicación es la celulitis es una infección cutánea y bacteriana, es cuando la piel está enrojecida e inflamada, además es dolorosa y caliente al tacto, se sitúa por lo general en la parte inferior de las piernas. [16] otra de las complicaciones vasculares, se tiene como principal manifestación, es la varicorragia esta es una complicación grave ya que pone en riesgo la vida ser humano y es la hemorragia interna o externa de una vena varicosa de forma espontánea, generalmente indolora y se da en la lesión ya ulcerosa, se observa cómo una capa fina de color ulcerado o equimosis, e. Magno en España (2016) en un estudio sobre IVP refiere que esta complicación ya ha comprometido a 23% de enfermeras que laboran en instituciones hospitalarios ya que la gran cantidad sufría esta enfermedad. [17]

Factores de riesgo
Factores de riesgo para las complicaciones de la IVP   Tenemos los modificables que tienen referencia a trabajos o actividades que demandan arduas horas de labor de pie, sentado o inmovilizado, el embarazo también es un factor influyente en la aparición de IVP, ya que en esta etapa existe incremento hormonal, presión intra abdominal y del flujo sanguíneo en la pelvis, así mismo la exposición al calor en trabajos que exijan que el personal se mantenga de pie y expuesto a temperaturas altas son adicionalmente riesgosos, así mismo el estado nutricional. [18] los factores no modificables como la edad, es el factor de riesgo en forma directa para los desórdenes venosos, es decir que la prevalencia se incrementa de manera lineal con la edad y a su vez, la población cada vez más longeva estaría incrementando la prevalencia de la enfermedad, el sexo, se presenta con mayor frecuencia en el sexo femenino que en el masculino por los factores hormonales endógenos. En conclusión, existen una serie de factores etiológicos, primarios, secundarios y desencadenantes que influyen en el desarrollo de la insuficiencia venosa periférica. [18]

Diagnóstico y tratamiento
El diagnóstico principalmente se establece con la sospecha clínica, pues el cuadro es evidente cuando se presenta, permitiendo inclusive predecir la gravedad de la misma. La inspección se realiza en bipedestación, lo que favorece la ingurgitación de los troncos venosos, con el abdomen y la zona inguinal descubierta. [19]

A continuación se examina los trayectos varicosos de los miembros empezando en la desembocadura de la Vena Safena Mayor a nivel inguinal, identificando lesiones de varicosas. Las ramas más frecuentemente comprometidas son: en el muslo la femoral anterior y la anastomótica magna; en la pierna la safena accesoria anterior e inferior. [19,20] La safena mayor puede enfermarse parcialmente por insuficiencia de sus perforantes tal es el caso de la disfunción de la perforante del Hunter en el muslo o Coquet en las paratibiales. Por medio de la palpación de los cordones y golfos venosos, además se estudia la presencia de edema, el mismo que deja fóvea usualmente. [19] Existen pruebas utilizadas para la valoración de la insuficiencia venosa crónica como la Prueba De Perthes- Delbet que explora la permeabilidad del sistema venoso profundo, y la Prueba De Brodie – Trendelemburg que sirve para valorar la insuficiencia valvular de las perforantes y de la unión safeno-femoral, actualmente ambas en desuso y reemplazadas por el eco-doppler.

Clasificación clínica CEAP para insuficiencia venosa crónica
En el año 1994 el American Venous Forum elaboró un documento de consenso para la clasificación y gradación de la insuficiencia venosa crónica basado en las manifestaciones clínicas (C), factores etiológicos (E), distribución anatómica (A) y hallazgos fisiopatológicos (P), que fue revisado en 2004.

Surgió como un instrumento para facilitar la comunicación y descripción de las formas de la EVC. El objetivo de esta clasificación es determinar la presencia de signos y síntomas, gravedad clínica, localización y el tipo de enfermedad venosa (primaria, secundaria o congénita). Es la clasificación que se acepta de forma general en todo el mundo y, desde su adopción, las comunicaciones del ámbito venoso se han normalizado. Se recomienda utilizar la clasificación CEAP en todo paciente con EVC. [21]

CLÍNICA* (C)	ETIOLOGÍA (E)	ANATOMIA (A)	FISIOPATOLÓGICA (P)
C0 No hay signos visibles o palpables de enfermedad venosa	**Ec** congénita	**As** Venas superficiales	**Pr** Reflujo
C1 Presencia de telangiectasias o venas reticulares	**Ep** primaria	**Ad** Venas profundas	**Po** Obstrucción
C2 Presencia de varices tronculares	**Es** secundaria	**Ap** Sistema perforante	**Pro** Reflujo y obstrucción
C3 Edema			**Pn** Sin causa identificable
C4 Cambios cutáneos relacionados con la patología venosa: **4a**: Pigmentación, eccema **4b**: Lipodermatoesclerosis, atrofia blanca			
C5 Cambios cutáneos + Úlcera cicatrizada			
C6 Cambios cutáneos + Úlcera activa			

Fuente: (21) Clasificación CEAP. Carrasco, E. Diaz, S. (2015). Recomendaciones para el manejo de la Enfermedad Venosa Crónica en Atención Primaria.

Después de la categoría se añade una a si el sujeto está asintomático o una s si presenta síntomas.

La clasificación CEAP no permite conocer el impacto de la enfermedad venosa crónica en el paciente ni la calidad de vida. Tampoco permite el seguimiento después de los diferentes tratamientos. En el año 2000, el American Venous Forum desarrolló un instrumento para poder medir los efectos y datos que no proporcionaba la clasificación CEAP: el Venous Severity Score (VSS). Es una herramienta con tres componentes: una escala de discapacidad venosa (VDS- Venous Disability Score), una puntuación dependiendo del segmento anatómico afectado así como de la fisiopatología (VSDS- Venous Segmental Disease Score) y por último, una escala de medición de la gravedad clínica de la EVC el VCSS (Venous Clinical Severity Score).

Todas estas escalas han recibido la validación de diversos comités y se ha visto la correcta correlación con la práctica clínica. El VCSS se correlaciona adecuadamente con la puntuación CEAP y con la evaluación ecográfica de la gravedad de la incompetencia valvular venosa u obstrucción. Se recomienda el uso del VCSS para graduar la severidad de la EVC y ver la mejoría de los síntomas. [21]

Escala clínica de severidad venosa VCSS

ATRIBUTO	AUSENTE (0)	LEVE (1)	MODERADO (2)	GRAVE (3)
Dolor	Nunca	Ocasional, no limita la actividad o requiere de analgésicos	Diario, limita moderadamente la actividad, ocasionalmente requiere analgésicos	Diario, limita severamente la actividad o requiere del uso regular de analgésicos
Varices	Ausente	Escasas, dispersas en varias ramas	Múltiples varices de la VSI* confinadas a la pantorrilla o el muslo	Extensa en el muslo y pantorrilla o de distribución en la VSI* o VSE**
Edema venoso	Ausente	Nocturna solo alrededor del tobillo	Por la tarde alrededor del tobillo y que requiere elevación	Matutino, alrededor del tobillo
Pigmentación cutánea	Ausente tobillo	Difusa pero limitada al área y antigua (ocre)	Difusa, con una distribución en "polaina" (tercio bajo) o pigmentación reciente (púrpura)	Distribución extensa (alrededor de todo el tercio bajo) y pigmentación reciente
Inflamación	Ausente	Celulitis leve, limitada a un área marginal alrededor de la úlcera	Celulitis moderada, que involucra toda el área de la "polaina" (tercio bajo)	Celulitis severa o eccema venoso o significativo
Induración	Ausente < 5 cm	Focal, bimaleolar menor al tercio bajo de la pantorrilla	Medial o lateral, de la pantorrilla o más	Todo el tercio bajo
N° úlceras cicatrizadas	0	1	2	> 2
Duración de la úlcera activa	Ninguno	< 3 meses	Entre 3 y 12 meses	Sin cicatrizar > 1 año
Tamaño de la úlcera activa	Ninguno	< 2 cm de diámetro	De 2 a 6 cm	> 6 cm
Terapia compresiva	No usa o no obedece	Uso intermitente de medias	Uso de medias elásticas la mayor parte del día	Uso constante de medias + elevación

Fuente: (21) Carrasco, E. Diaz, S. (2015). Recomendaciones para el manejo de la Enfermedad Venosa

El patrón oro para el diagnóstico y cuantificación de la insuficiencia venosa será pues, la medición cruenta de la presión venosa en una vena del dorso del pie.

El hallazgo, en bipedestación y post-ejercicio, de un tiempo de recuperación a la basal inferior a 20 segundos es el parámetro hemodinámico que la caracteriza. Además, el incremento de la presión venosa ambulatoria se correlaciona de forma lineal con la incidencia de ulceras venosas, siendo nula cuando la presión es inferior a 30 mmHg y afectando al 100% de los pacientes con presiones de más de 90 mmHg. [22]

Las técnicas pletismográficas se dirigen a la detección y medición de los cambios de volumen. Aplicada al estudio de la insuficiencia venosa, trata de medir los cambios de volumen que se producen en la extremidad tras ejercitar la bomba muscular o al bloquear el drenaje sanguíneo. Según el método físico empleado hablaremos de pneumo pletismografía, pletismografía de impedancia, de anillo de mercurio, de agua o de fotopletismografía.

La pletismografía de impedancia y la de anillo de mercurio han demostrado ser procedimientos válidos en el diagnóstico de la insuficiencia venosa aguda secundaria a una trombosis venosa, siempre que ésta cause un compromiso hemodinámico. En este caso se realiza la exploración con el paciente en decúbito, con la extremidad ligeramente elevada. Se practica una oclusión venosa a nivel del muslo y se mide el volumen de llenado venoso (capacitancia venosa) y su relación con el tiempo de vaciamiento venoso producido tras la desinflación del manguito neumático. La disminución de la capacitancia venosa y el débito venoso máximo (maximum venous outflow) son parámetros útiles para el diagnóstico de trombosis venosas proximales de los MMII, pudiéndose alcanzar fiabilidades del 90% si se combina con el doppler continuo. [23-24]

La pneumopletismografía es la que ha demostrado una mayor utilidad para la cuantificación de la insuficiencia venosa y la eficiencia de la bomba muscular. Esta técnica se realiza en bipedestación y permite determinar un sinfín de parámetros que analizan, básicamente, el tiempo que tarda la extremidad en alcanzar su volumen máximo al recuperar la bipedestación tras el decúbito o tras haber "vaciado" las venas ejercitando la bomba muscular. Hablamos así, de fracción de eyección, tiempo de llenado venoso, volumen residual, volumen o capacidad venosa máxima. [25] El índice de llenado venoso (VFI) se considera una cuantificación del reflujo y se define como el cociente entre el volumen de sangre que llena la extremidad al incorporarse del decúbito (Volumen venoso) y el tiempo requerido para alcanzar el 90% de este llenado (tiempo de llenado venoso). [26]

La pletismografía aérea permite una valoración cuantitativa de la insuficiencia venosa sin precisar topografía.

Valores de VFI superiores a 7 ml/s mostraron una sensibilidad del 73% y un 100% de valor predictivo positivo en la identificación del reflujo venoso identificado con flebografía descendente, sin embargo, en casos de oclusión venosa proximal, el VFI infravalora el grado de reflujo. [27] Clínicamente, valores con VFI superiores a 3 ml/s permitieron discriminar con un VPP del 96% entre piernas con insuficiencia venosa y piernas normales. [28] La fotopletismografía, aunque ha sido una de las modalidades más usadas, demostró hace tiempo que no pasaba de ser un test cualitativo, dada la imposibilidad de un adecuado calibrado y la falta de correlación con la presión venosa ambulatoria. [29]

La fotopletismografía permite una aproximación cualitativa de la insuficiencia venosa sin precisar topografía.
De todas maneras, la falta de información anatómica, la imposibilidad de discriminar correctamente la insuficiencia valvular profunda de la superficial, a pesar de una correcta utilización de torniquetes, [30] y la sencillez y facilidad del examen con eco-doppler han motivado que las técnicas pletismográficas hayan quedado en desuso y se empleen únicamente en caso de no disponer de eco-doppler o cuando se desea cuantificar numéricamente la insuficiencia venosa en el contexto de un ensayo clínico[31]

Doppler continuo
La utilidad del doppler continuo en la insuficiencia venosa se limita a la valoración "grosera" de la existencia de reflujo, ya que solo nos permitirá descartar su existencia, es decir que si detectamos reflujo en una encrucijada venosa no podremos saber qué válvulas son las disfuncionantes y necesitaremos el eco-doppler para localizar la insuficiencia, pero cuando no registremos flujo retrógrado podremos afirmar que todas las válvulas del sector funcionan adecuadamente. [32]

Tratamiento
El especialista prescribe un tratamiento médico con medidas de higiene venosa adecuada a la patología del paciente, soporte elástico, control de las patologías asociadas. Como manejo sintomático se implementa el tratamiento farmacológico a dosis adecuadas. Uno de los más comunes y completos para varios estadios de la enfermedad es la combinación de diosmina + hesperidina debido a su eficacia para aumentar el tono venoso y mejorar el drenaje linfático o dobesilato de calcio porque también incrementa de modo efectivo el tono venoso y reduce tanto la permeabilidad capilar como la inflamación. Durante el tratamiento farmacológico también se lleva a cabo un seguimiento del caso. En un gran porcentaje de pacientes,

el tratamiento debe ser quirúrgico (láser, radiofrecuencia, cirugía convencional) y combinado con escleroterapia láser o química. Se debe informar al paciente para no crear falsas expectativas. [33]

Con respecto a los tratamientos para las complicaciones de la insuficiencia venosa es diverso y depende mucho del grado de IVP que presente el paciente, puede ir desde un tratamiento conservador como la toma de anticoagulante o hasta uno quirúrgico, por ello la cirugía de IVP como la varices, tromboflebitis, varicorragia se encuentra entre las más frecuentes de la práctica diaria debido a la elevada prevalencia que presenta esta enfermedad, En los últimos años se han realizado avances significativos para el tratamiento de la IVP, entre los métodos de tratamiento se ha estudiado la ablación de la vena safena mediante la utilización de técnicas percutáneas, incluyendo la terapia del láser endovenoso y la radiofrecuencia. [34]

Ablación por radiofrecuencia (RF)
A pesar de la adopción a gran escala sobre la ablación por radiofrecuencia de las venas varicosas de las extremidades inferiores y la aceptación de sus ventajas clínicas sobre la cirugía abierta hay una escasez de evidencias, esto es consecuencia de la falta de estudios de seguimiento a largo plazo entre otros factores. [35]

El protocolo esquemático de la ablación por radiofrecuencia (RF) para el tratamiento de venas varicosas, incluye los siguientes pasos:
Indicación: Indicación anatómica o fisiopatológico incluye diámetro venoso dentro de 2-20 mm, tiempo de reflujo $\geq 0,5$ segundos y distancia de la piel ≥ 5 mm o ubicación subfascial. Acceso: se recomienda el acceso igual o superior a la articulación de la rodilla de la vena safena interna y por encima de la mitad de la pantorrilla para la vena safena externa.

La colocación del catéter: la punta del catéter se debe colocar 2,0 cm por debajo de la unión safeno-femoral o safenopoplítea.
Solución tumescente: la composición de la solución puede ser variable (por ejemplo, 20 ml de lidocaína 2% con / sin epinefrina + 500 2 ml de solución salina + 2,5 ml bicarbonato de sodio 8,4 %). La infiltración puede realizarse desde cada dirección.

Ablación: se recomienda la ablación dos ciclos para el primer segmento proximal de la vena safena y el segmento con las perforantes incompetentes.

Los otros segmentos deben ablacionarse una vez. Durante la entrega de energía de RF, se recomienda aplicar la compresión externa.

Procedimiento concomitante: Se recomienda hacer flebectomía ambulatoria de forma simultánea. Para la escleroterapia, se recomienda aplazar al menos 2 semanas. Gestión post-procedimiento: se aconseja la deambulación postprocedimiento para reducir las complicaciones trombóticas.

La media de compresión debe aplicarse durante al menos 7 días. La actividad diaria no está limitada, pero las actividades extenuantes deben evitarse durante 2 semanas. Se sugiere tomar duchas después de 24 horas y las bañeras, piscinas, o sumergirse en el agua después de 2 semanas. [36]

Bibliografía

1. *Eva Emperatriz Oliva Catalán. Caracterización epidemiológica, clínica y terapéutica de pacientes con insuficiencia venosa superficial [Internet]. [Guatemala]: Universidad de san Carlos; 2002*
2. *Jiménez, J.A. Treatment of chronic venous insufficiency. Madrid: Medical, Laboratoires Servier, 1996.*
3. *Cárdenas Becerra MV,&GPMS. Influencia de la obesidad en la severidad clínica de la insuficiencia venosa crónica en el servicio de cirugía vascular del Hospital Eugenio Espejo. Quito, Ecuador:; 2015.*
4. *Vásquez HM. 2016. Prevalencia de insuficiencia venosa periférica en el personal de enfermería. EU. septiembre; Vol. 245 Pág. 139-198. Disponible en: https:// www.elsevier.es/es-revista-enfermeria-universitaria-400-articuloç prevalencia.*
5. *Instituto Nacional de Estadística e Informática 2017. Norma técnica de salud en el trabajo. Diciembre; Perú. Vol. 14 Pag. 5 Resolución 231 de norma técnica. Disponible en: https://www.inei.gob.pe/media/reglamento_interno_de_seguridad.pdf*
6. *S Sahu, S Bhushan, P Sachan Clinco-Anatomical And Radiological Study Of Varicose Veins Of Lower Limb And Their Management Outcomes The Internet Journal of Surgery. 2012, 28 (2) 78-110.*
7. *Bellmunt S, Miquel C, Reina L, Lozano F. La insuficiencia venosa crónica en el Sistema Nacional de Salud. Diagnóstico, indicaciones quirúrgicas y priorización de listas de espera. Documento de la Sociedad Española de Angiología y Cirugía Vascular (SEACV) y del Capítulo de Flebología y Linfología de la SEACV. Angiología. 2013;65(2):61-71.*
8. *Joseph N, B A, Faizan Thouseef M, Devi M U, Abna A, Juneja I. A multicenter review of epidemiology and management of varicose veins for national guidance. Annals of Medicine and Surgery. 2016;8(8):21-7.*
9. *McArdle M, Hernandez-Vila EA. Management of Chronic Venous Disease. Texas Heart Institute Journal. 2017;44(5):347-9.*
10. *Fokou M, Moifo B, Fongang E, Teyang A, Muna W. Characteristics of patients and patterns of chronic venous disease of the lower limbs in a referral hospital in Cameroon. Journal of Vascular Surgery: Venous and Lymphatic Disorders. 2018;6(1):90-5*
11. *Santler B, Goerge T. Chronic venous insufficiency - a review of pathophysiology, diagnosis, and treatment. JDDG: Journal der Deutschen Dermatologischen Gesellschaft. 2017;15(5):538-56*
12. *César García-Madrid JÓPMFGBESP. ew Advances in the Treatment of Varicose Veins:*

Endovenous Radiofrequency VNUS Closure®. Cirugía Española (English Edition). 2011 August–September; 89(7): p. 420-426.

13. *Roldan Luis, 2017 Factores asociados a insuficiencia venosa periférica en el hospital nacional Sergio Bernales de julio a noviembre [tesis para optar título profesional] Lima – Perú. Universidad Ricardo Palma, 2017, 27pp.*

14. *Vázquez-Hernández I, Acevedo-Peña M. 2016 Prevalencia de insuficiencia venosa periférica en el personal de enfermería. Universidad de Colombia; Vol. 150-70. Pag 155*

15. *Grijalva I., 2018, la insuficiencia venosa superficial y su relación con los estilos de vida, [tesis para optar título profesional] Ambato – Ecuador. Universidad de Ambato, Vol. 53 , Pag 3pp.*

16. *Rodrigo Fernando García Veliz. Insuficiencia venosa temprana en adolescentesPDF [Internet]. [Guatemala]: Universidad Mariano Gálvez; 2012 [citado 22 de enero de 2018].Disponible en:http://docplayer.es/18670844-Insuficienciavenosa-temprana-en-adolescentes.html*

17. *Dossier R. 2018 Salud de insuficiencia venosa aguda y crónica. España. editorial Cinfa salud, vol.100 Pag 20 al 32 disponible en: http://www.consejogeneralenfermeria.org/docs_revista/Dossier_Salud_de_las_P iernas_e_IVC_Cinfa.pdf.*

18. *Miguel K. 2017. Signos y Síntomas de la Insuficiencia Venosa Periférica. México estudio científico de la carrera de Enfermería del Hospital General de Culiacán Vol. 23 Pag. 2 Disponible en: http://hgculiacan.com/bilblioteca%20medica/clinica/anatomia.htm*

19. *Tolu I, Durmaz MS, Department of Radiology, Health Sciences University Teaching and Research Hospital, Konya, Turkey. Frequency and Significance of Perforating Venous Insufficiency in Patients with Chronic Venous Insufficiency of Lower Extremity. The Eurasian Journal of Medicine. 2018;50(2):14/ 20.*

20. *Zhan HT, Bush RL. A Review of the Current Management and Treatment Options for Superficial Venous Insufficiency. World Journal of Surgery. 2014;38(10):2580-8.*

21. *Carrasco, E. Diaz, S. (2015). Recomendaciones para el manejo de la Enfermedad Venosa Crónica en Atención Primaria. Disponible en: https://www.semergen.es/resources/files/noticias/venosaCrocina_1.pdf*

22. *Nicolaides An., Hussein MK, Szendor G., Chistopoulos D., Vasdekis S. The relation of venous ulceration with ambulatory venosus pressure measurements. J.Vasc Surg 1993; 17(2):414-9*

23. *Langeron P., Harle J. Détection des thromboses veineuses aiguës par la plethysmographie. Possibilités et limites. J Mal Vasculaires 1989 ; 14 suppl B : 52-5*

24. *Christopoulos D., Nicolaides An., Szendro G., Irvine AT., Bull ML. Air plethismography and the effect of elastic compression on venous hemodynamics of the leg. J Vasc Surg 1987; 5(1): 148-59*

25. *Hosoy Y,. Yasuhara H., Miyata T., Komiyama T., Onozuka A., Shigematsu H. Comparison of near-infrared spectroscopy with air plethysmography in detection of deep venous thrombosis. International Angiology 1999; 18 (4): 287-93*

26. *.Harada RN., Katz ML., Comerota A. A non-invasive test to detect "critical" deep venous reflux. J. Vasc. Surg. 1995; 22(5): 532-7.*

27. *Ting AC., Cheng SW., Wu LL., Cheung GC. Air plethysmography in chronic venous insufficiency: clinical diagnosis and quantitative assessment. Angiology 1999; 50(10): 831-6 28. Nicolaides An.,Miles C. Photopletismography in the assessment of venous insufficiency. J. Vasc. Surg 1987; 5(3):405-12.*

28. *Holmgren K., Jacobson H., Johnson H., Lofsjogard-Nilsson E. Thermography and plethismography, a non invasive alternative to venography in the diagnosis of deep vein thrombosis. J. Int. Med. 1990; 228(1): 29-33)*

29. *van Bemmelen PS., Mattos MA., Hodgson KJ., Barkmeier LD., Ramsey DE. Does air plethysmography correlate with duplex scanning in patients with chronic venosus insufficiency?. J Vasc Surg 1993; 18(5): 796-807*

insufficiency?. J Vasc Surg 1993; 18(5): 796-807
31. *Akesson H., Brudin L. Venous strain-gauge plethysmography – Reference values. International Angiology 1996; 15 (3): 268-71*
32. *J. Fontcuberta García, J. Juan Samsó, M.E. Senin Fernández, R. Vila Coll. (2015). Guía básica para el diagnóstico no invasivo de la insuficiencia venosa. Documento de Consenso del Capítulo de Diagnóstico Vascular No Invasivo de la Sociedad Española de Angiología y Cirugía Vascular. Disponible en: http://www.cdvni.es/wp-content/uploads/2017/01/GuiaDIV.pdf*
33. *Espejel-Blancas JA y cols. Insuficiencia venosa crónica y enfermedad hemorroidal en México. Rev Mex Angiol 2018; 46(4): 204-212*
34. *Blanco B. 2017. El modelo de promoción de la salud de Nola Pender: Una reflexión en torno a su comprensión. Enferm. univ [revista en la Internet] Dic [citado 2019 Mayo 07] ; Vol. 8(4): Pag. 16-23.*
35. *Goodyear SJ,&NIK. Radiofrequency ablation of varicose veins: Best practice techniques and evidence. Phlebology. ; 30(2): p. 9-17.*
36. *Joh JH,KWS,JIM,PKH,LT,KJM,&. Consensus for the Treatment of Varicose Vein with Radiofrequency Ablation. In Vascular specialist international; 2014; Korea. p. 105.*

CAPÍTULO 11
Gonartrosis de Rodillas en Pacientes Geriátricos
Silvia Carolina Haro Casco

Definición

DLa Gonartrosis, denominada también artrosis de rodilla o enfermedad degenerativa articular, es la enfermedad reumatológica, progresiva más frecuente que afecta a la población adulta, y es más prevalente en el adulto mayor, donde se considera más grave, más frecuente y más debilitante, y puede llevarle a la discapacidad. La gonartrosis afecta a pacientes de más de 40 años de edad, a ambos sexos, pero con mayor predominio a las mujeres, su inicio es unilateral, con tendencia a hacerse bilateral con el paso del tiempo [1,2].

La artrosis fue definida por la OMS en 1995 como un proceso degenerativo articular que se produce como consecuencia de trastornos mecánicos y biológicos que desestabilizan el equilibrio entre la síntesis y la degradación del cartílago articular, estimulando el crecimiento del hueso subcondral y con la presencia de sinovitis crónica de intensidad leve [1].

Se la conoce también como un grupo heterogéneo de condiciones que llevan a síntomas y signos articulares que se asocian con defectos en la integridad del cartílago articular, además de cambios relacionados con el hueso subcondral [1].

Epidemiología

En la actualidad la osteoartrosis, constituye uno de los motivos más frecuentes de asistencia médica en todos los países del mundo, el 20% de las personas por encima de los 65 años, en especial las mujeres sufrirán de esta enfermedad lo que afectaría aproximadamente a 70 millones de pacientes[2,3].

Según la OMS, las enfermedades reumáticas representan el tercer problema de salud más importante en los países desarrollados y entre ellas, la artrosis es la más frecuente, ya que afecta al 80 % de la población mayor de 65 años en los países industrializados [2,3].

En España, la artrosis afecta al 10% de la población, representando casi la cuarta parte del total de pacientes atendidos en las consultas de los reumatólogos. Según la Sociedad Española de Reumatología, la artrosis sintomática de rodilla tiene una prevalencia puntual del 10,2% y la artrosis de mano del 6,2%. Alrededor de la mitad de la población adulta de más de 50 años muestra signos radiológicos de artrosis de rodilla, aunque es más frecuente en mujeres sobre todo a partir de 55 años [2,3].

Las enfermedades degenerativas afectan en gran medida a las personas de avanzada edad, siendo una de estas, la artrosis de las articulaciones, en especial de la articulación de la rodilla, limitando las actividades cotidianas de las personas que la padecen, perjudicando su calidad de vida, es la más frecuente de las enfermedades articulares y la presentan el 90% de la población mayor de 50 años. A nivel mundial la osteoartritis es una causa frecuente de invalidez a partir de los cincuenta años, actualmente en países desarrollados una de cada seis personas sufren de osteoartritis. La OMS señala que las enfermedades reumáticas representan el tercer problema de salud más importante en los países desarrollados y entre ellas, la artrosis es la más frecuente, ya que afecta al 80 % de la población mayor de 65 años en los países industrializados. La gonartrosis, es la forma más común de osteoartrosis, rara vez se presenta antes de los 50 años y su incidencia es de 240/ 100,000 personas/año. El 3.1% de las mujeres adultas desarrollan disminución del espacio articular cada año. La prevalencia de la gonartrosis es de 30% en aquellos de 75 años y mayores, las mujeres la sufren más que los hombres [2,3].

La herencia probablemente sea más importante en el desarrollo de la osteoartrosis en mujeres que en hombres. En ecuador, en la ciudad de Quito, en el Centro Médico de la Liga Barrionuevo, afirman que, el 90 por ciento de sus pacientes mayores de 60 años sufre de artrosis. La tendencia es más fuerte entre las mujeres tras la menopausia y por ende los principales candidatos a prótesis de rodilla, son las mujeres [2,3].

Los estudios epidemiológicos tienen como objetivos conocer la frecuencia de la enfermedad en una población determinada y su relación con las características de dicha población, y además proveen información acerca de los factores de riesgo para determinar qué sujetos y poblaciones están expuestas a una mayor probabilidad de contraerla [2,3].

En Ecuador el 60 por ciento de los ancianos sufre artrosis y en el Centro Médico de la Liga Barrionuevo, al sur de Quito, con mayor frecuencia en las mujeres por displasia y por la falta de calcio, tras la menopausia. Los problemas más frecuentes se producen en las articulaciones que tienen mayor movimiento como las manos, rodillas, cadera, columna, tobillo, región lumbar y cuello, según los expertos. La Sociedad de Geriatría del Ecuador indica que la artrosis afecta al 60 por ciento de personas mayores de 65 años, según cifras mundiales (2,3).

Fisiopatología

La articulación es una unidad funcional formada por: cartílago, membrana sinovial y el hueso subcondral. En la gonartrosis ésta unidad funcional se pierde produciendo 3 manifestaciones fundamentales: la destrucción del cartílago, la sinovitis y alteraciones en el hueso condral. El cartílago articular soporta cambios articulares debidos al movimiento y a la carga mecánica, pero la aplicación de fuerzas estáticas prolongadas a las articulaciones o de fuerzas cíclicas constantes, genera alteraciones en la producción de la matriz y aumento del catabolismo por acumulación de mediadores celulares como el dióxido nítrico, la interleucina 1-B y el TNF-ALFA (factor de necrosis tumoral) que junto a otros antioxidantes indicen la apoptosis y disminuyen el número de condrocitos [4].

Además, se activa la colagenasa que reduce el colágeno y los proteoglicanos por lo que se degrada la matriz extracelular provocando una destrucción progresiva del cartílago. El cartílago articular normal es muy resistente, pero el proceso reparador es muy lento (semivida de los proteoglicanos hasta dos décadas y la del colágeno hasta más de 100 años) lo que favorece la artrosis. En consecuencia, el cartílago aumenta su contenido de agua, se desordena el patrón del colágeno, se mantiene el déficit de proteoglicanos y pierde su elasticidad, apareciendo grietas, fisuras y erosión de la superficie articular que se pueden visualizar radiológicamente [4].

La sinovitis o lesión sinovial se presenta también en la artrosis con inflamación de la membrana sinovial, con hiperplasia e infiltración de células mononucleares, que se manifiesta en forma de tumefacción, calor y rubor local y que se ha relacionado con la cronificación y progresión de la artrosis. Las causas de la sinovitis son la sobrecarga mecánica, la presencia de microcristales y productos procedentes de la degradación del cartílago. La membrana sinovial sintetiza mediadores bioquímicos con efecto catabólico sobre el cartílago, a la vez que estimula la producción por el condrocito de mediadores proinflamatorios, como la IL1b, el TNFa, la PGE-2, que destruyen el cartílago [1,4].

El hueso subcondral se ve seriamente afectado con defectos de mineralización, crecimiento del tejido óseo subcondral y aparición de osteofitos. Dada la afectación global articular en la artrosis, la clínica es heterogénea. En las etapas tempranas, la manifestación predominante será un dolor óseo inespecífico, cuando está afectado predominante el tejido subcondral, o hinchazón articular cuando predomina la lesión de la membrana articular (1,4).

Factores De Riesgo
En la fisiopatología de la artrosis existen una serie de factores que han demostrado estar asociados con un mayor riesgo y los más importantes son: la edad, el género, el sobrepeso y la obesidad, las lesiones traumáticas articulares y las deportivas, ciertas ocupaciones que suponen una sobrecarga repetitiva sobre una determinada articulación, la genética, enfermedades metabólicas y trastornos endocrinos y haber tenido previamente otras enfermedades reumáticas como la gota. La combinación de estos factores provoca un desequilibrio en el cartílago articular con un incremento del catabolismo y una disminución del anabolismo [4].

La contribución genética en la fisiopatología de la artrosis es conocida desde hace años, ésta enfermedad es poligénica y multifactorial en su desarrollo. Estudios recientes de genoma humano completo confirman la presencia de más de 80 polimorfismos de nucleótidos simples relacionados con cambios estructurales en la matriz extracelular, con moléculas de señalización, con proteínas morfogenéticas óseas y con las vías de señalización del TGF-b (Factor de Crecimiento Transformante), presentes en la población con artrosis [4].

Durante la progresión de la artrosis, el cartílago, el hueso subcondral y la membrana sinovial, participan en el proceso inflamatorio, caracterizado por un aumento de óxido nítrico, citocinas, proteasas y radicales libres que activan a las metaloproteasas catabólicas e inducen la liberación de otros mediadores inflamatorios que degradan el cartílago e inducen la apoptosis de los condrocitos. En adultos mayores y diabéticos, algunos factores inflamatorios, como interleucinas (IL-1β, IL-6, IL-8), el TNF-α y las quimiocinas, contribuyen a la inflamación sistémica activando las vías de señalización catabólicas [4].

La edad es el factor de riesgo más importante para padecer artrosis. Con el envejecimiento se suman otros factores de riesgo, hipertensión, diabetes y otras comorbilidades por lo que la prevalencia de la artrosis es mayor, ya que se alteran todos los tejidos articulares lo que afecta a la función articular, muchas personas mayores de 65 años presentan cambios radiológicos, en una o varias articulaciones, compatibles con la artrosis. Además, los agrecanos de proteoglicanos, pese a mantenerse su síntesis, van perdiendo la capacidad de absorber agua lo que disminuye la elasticidad propia del cartílago. El condrocito envejecido produce citocinas proinflamatorias y enzimas catabólicas que degradan la matriz articular y aumenta la degeneración del cartílago [4].

Sexo. Las mujeres son más propensas a padecer artrosis [4].

Obesidad. Tener sobrepeso contribuye a la artrosis de varias maneras, y mientras más peso mayor el riesgo, un peso mayor agrega estrés a las articulaciones que soportan peso, como las caderas y las rodillas. Además, el tejido graso produce proteínas que pueden causar inflamación en las articulaciones y alrededor de estas [4].

Lesiones articulares. Las lesiones, como las que ocurren al practicar deportes o por un accidente, pueden aumentar el riesgo de artrosis, incluso las lesiones que ocurrieron hace muchos años y que aparentemente ya sanaron pueden aumentar el riesgo de artrosis [4].

Tensión repetida en la articulación. El trabajo o deporte someten a una articulación a un esfuerzo repetitivo, esa articulación podría presentar artrosis con el tiempo [4].

Deformidades óseas. Algunas personas nacen con articulaciones malformadas o cartílagos defectuosos [4].

Ciertas enfermedades metabólicas. Estas incluyen diabetes y hemocromatosis [4].

Cuadro Clínico

El **dolor** es el síntoma que conduce a los individuos a pedir atención médica y contribuye al deterioro funcional progresivo y a reducir la calidad de vida, con frecuencia se acompaña de rigidez, deformidad articular y debilidad muscular alrededor de las articulaciones afectadas. El dolor crónico en la artrosis tiene graves secuelas como el empeoramiento de la calidad de vida y deterioro funcional junto con caídas, depresión o ansiedad, trastorno del sueño y tendencia al aislamiento y deterioro de las relaciones sociales.

Existen múltiples factores que pueden influir en el dolor, sobre todo los que incrementan la intensidad. En general, las mujeres suelen experimentar un dolor de mayor intensidad, las alteraciones hormonales son un factor que aumenta la intensidad, sobre todo en la menopausia.

El déficit de vitamina D suponía un factor que podía agravar el dolor, la a obesidad constituye un factor de riesgo claramente reconocido para el desarrollo de la artrosis, es importante tener en cuenta que el dolor es siempre subjetivo y se encuentra bajo la influencia de las características propias de cada paciente, la presencia de trastornos del ánimo y sus estrategias de afrontamiento. Los pacientes con artrosis refieren que su dolor articular empeora con los cambios climáticos.

Es característico de la artrosis de rodilla tener **rigidez** al intentar levantarse, después de estar un rato sentado. Este dolor y rigidez desaparecen inicialmente con los primeros pasos, pero reaparece tras caminar una distancia más o menos variable. El dolor va cediendo poco a poco con el reposo.

Incapacidad funcional. Limitación para realizar tareas de la vida diaria.

Sensibilidad. Es posible que su articulación esté sensible cuando aplicas un poco de presión sobre ella o cerca de ella.

Pérdida de flexibilidad. Es posible que no puedas mover la articulación en todo su rango de movimiento.

Crujido en la rodilla: la hinchazón de la rodilla o incluso un leve crujido al mover la articulación pueden acompañar al dolor en los primeros estadios de la gonartrosis

Osteofitos. Estos pedazos adicionales de hueso se sienten como bultos duros y pueden formarse alrededor de la articulación afectada.

Hinchazón. Esto puede producirse por la inflamación de los tejidos blandos alrededor de la articulación.

Diagnóstico

En todo paciente con sospecha clínica de artrosis se debe realizar una anamnesis clínica completa, exploración física, analítica básica y radiología simple con el objetivo de confirmar el diagnóstico y descartar otros tipos de patologías [8,9].

Anamnesis

Básicamente el paciente refiere un dolor de características mecánicas que aumenta con la sobrecarga articular y al inicio de la deambulación. Asimismo, es frecuente la presencia de una rigidez articular inferior a 30 minutos y de predominio tras un periodo de inactividad (por ejemplo, al levantarse de la cama o de una silla tras un periodo de descanso [8,9].

Exploración Física

Inicialmente se debe valorar la presencia de crepitación, bloqueos, limitación del rango de movimientos activos y pasivos, deformidades y estabilidad articular. En ocasiones es posible poner de manifiesto la presencia de un discreto derrame articular y un aumento de calor local [8,9].

Analítica
Reactantes de fase aguda
La velocidad de sedimentación globular, por la rapidez en su determinación y su bajo coste debe formar parte del análisis general rutinario que se debe realizar a todos los enfermos reumáticos, ya que de entrada nos permitirá separar las afecciones de origen inflamatorio de las de origen mecánico como la artrosis, donde los reactantes de fase aguda se encuentran dentro de los límites de la normalidad. En ocasiones, es posible obtener una ligera elevación de la velocidad de sedimentación globular. En la artrosis primaria, la determinación analítica de la proteína C reactiva (PCR) no nos aporta ningún dato adicional, pues sus valores son normales. En fases inflamatorias puede detectarse una moderada elevación de la VSG y/o de la PCR [8,9].

Hemograma y bioquímica
La analítica puede ser un instrumento importante para confirmar o descartar causas metabólicas de artrosis secundaria, es así que en la Hemocromatosis la ferritina está elevada, con Saturación de transferrina >70%, gen de la hemocromatosis. En el Hiperparatiroidismo el Calcio es normal o alto, PTH elevada. En el Hipotiroidismo hay elevación de TSH, disminución de T3 y/o T4. En la hay Gota Elevación de uratos séricos, con crisis articulares o nefrolitiasis úrica Cristales de urato monosódico en líquido sinovial o material tofáceo. La Enfermedad de Wilson aparece la Ceruloplasmina sérica baja, cupremia elevada. En la Acromegalia existe elevación de GH sérica. En la Sífilis serología positiva y en la Diabetes glucemia y hemoglobina glicosilada elevada [8,9].

Estudio del líquido sinovial
Las propiedades físicas del líquido sinovial son de tipo mecánico en las fases no inflamatorias, con recuentos celulares menores de 2000 células/mm3, viscosidad normal y aspecto transparente. En las fases inflamatorias el recuento celular asciende ligeramente y disminuye su viscosidad [8,9].

Radiología Simple
Los signos radiológicos fundamentales de artrosis son [8,9]:
1.Pinzamiento de la interlínea articular de forma no uniforme en toda la

articulación.

1.Osteofitos marginales: proliferaciones óseas que aparecen en los bordes de la articulación como consecuencia de la neoformación ósea secundaria al estrés mecánico repetitivo.

2.Esclerosis del hueso subcondral: Hiperdensidad ósea del hueso subyacente al cartílago articular.

3.Geodas o quistes subcondrales: Presencia de cavidades óseas en las zonas de mayor presión mecánica.

4.Luxaciones o subluxaciones en forma de pérdida de la alineación articular en los estadios más evolucionados de la enfermedad.

En el contexto del estudio complementario por imagen se recomiendan solicitar las siguientes proyecciones radiológicas en función de la articulación a estudio [8,9]:

Manos

Radiografía postero-anterior o palma-placa de manos (es la proyección habitual).

Radiografía de Norgaard (oblicua anteroposterior) si se desea descartar patología erosiva a nivel de la cara radial de las articulaciones metacarpo-falángicas, inferfalángicas proximales, hueso piramidal o pisiforme (8,9).

Rodillas

Radiografía en carga bipodal antero-posterior y lateral de rodillas: se evalúa la pérdida de cartílago en ambos compartimentos femoro-tibiales, el desplazamiento de la tibia respecto al fémur y la posible angulación en varo o valgo [8,9].

Radiografía axial de rótulas a 30° permite visualizar de forma adecuada la posición de las rótulas [8,9].

Caderas

Radiografía antero-posterior de caderas: se coloca la cadera en rotación interna para visualizar de forma óptima el cuello femoral [8,9].

Radiografía axial de caderas (lateral en "anca de rana") la cadera se coloca en abducción y permite un estudio adecuado de las regiones anterior y posterior de la cabeza femoral [8,9].

Ecografía

La ecografía es una técnica útil para el estudio de complicaciones frecuentes en la artrosis, especialmente para confirmar la existencia de quistes de Baker poplíteos, así como su rotura [8].

En caso de derrame sinovial, la ecografía permite determinar si existe hipertrofia sinovial asociada, lo que iría a favor de otros cuadros (p.ej.: artritis reumatoide). La ecografía también es capaz de detectar cuerpos libres intraarticulares, sugiriendo en ocasiones una condromatosis sinovial. Se trata de una técnica útil con indicaciones precisas [8].

Gammagrafía Ósea
La gammagrafía ósea está indicada en el caso de sospecha de lesiones óseas ocultas, como osteocondritis, osteonecrosis epifisarias y fracturas subcondrales por sobrecarga [8].

La Tomografía Axial Computarizada (TAC)
Está indicada en la artrosis para confirmar lesiones óseas relacionadas, especialmente en el estudio de bloques óseos (coalición tarsal o carpal), confirmación de estenosis de canal medular en raquis, estudio de congruencia fémoro-patelar, en la medición de ángulos de torsión de los cóndilos femorales, así como en la planificación prequirúrgica para artroplastias [8].

Resonancia Magnética (RM)
La Resonancia Magnética tiene indicaciones parecidas a la gammagrafía y la TAC, pero permite una mayor definición de estructuras blandas. Es de primera elección ante la sospecha de osteonecrosis ósea y lesiones tumorales. Los aparatos modernos, permiten la medición del tamaño del cartílago articular, pero debido a su alto coste su uso está limitado a estudios científicos y experimentales [8].

Otras Exploraciones Complementarias
Habitualmente la anamnesis, la exploración física y la radiología son suficientes para el diagnóstico, pronóstico y tratamiento de los pacientes con artrosis. En caso de sospecha de artrosis secundaria de origen metabólico pueden ser útiles los estudios de laboratorio [9].

La artroscopia, con o sin biopsia sinovial, es útil en caso de sospecha de cuerpos libres intraarticulares, condromatosis sinovial o meniscopatía. En estos casos la intervención tiene además aplicaciones terapéuticas, ya que permite extraer los cuerpos extraños o regularizar la superficie meniscal. Por otro lado, el lavado articular que se realiza durante el procedimiento artroscópico induce una mejoría clínica en numerosos pacientes, a veces prolongada (9).

Existen cuatro grados de gonartrosis, en función de la afectación que tenga la articulación de la rodilla (9):
Grado 1: dudoso estrechamiento del espacio articular y posible osteofitosis o espolones óseos.
Grado 2 o leve: posible estrechamiento del espacio articular y osteofitosis
Grado 3 o moderado: estrechamiento del espacio articular, osteofitosis moderada múltiple, leve esclerosis y posible deformidad de los extremos de los huesos.
Grado 4 o grave: marcado estrechamiento del espacio articular, abundante osteofitosis, esclerosis grave y deformidad de los extremos de los huesos.

Tratamiento No Farmacológico
La gonartrosis una enfermedad en la que se deberá individualizar el tratamiento en función de la sintomatología que presenta el paciente, y se actuará sobre los factores de riesgo modificables y sobre aquellas articulaciones en las que exista mayor dolor y pérdida de funcionalidad (9).
Éste enfoque nos lleva a una combinación de medidas farmacológicas y no farmacológicas que optimicen el control del dolor y mejoren la independencia funcional del paciente (9). El tratamiento no farmacológico debe incluir en la mayoría de casos la recomendación de ejercicio físico, medidas locales articulares específicas, prescripción de ayudas ortésicas y en último recurso la opción de tratamiento quirúrgico. El tratamiento no farmacológico debe ser la herramienta terapéutica inicial y fundamental en todos los pacientes, incidiendo en la educación del paciente para comprender su enfermedad y en la prescripción de ejercicio físico. Los objetivos son reducir la progresión de la enfermedad, reducir la sintomatología de la enfermedad y conseguir en cada momento una máxima capacidad funcional (10).

<u>Educación</u>
La gonartrosis provoca una limitación funcional progresiva, y puede desarrollar una limitación psíquica, trastornos del ánimo, frustración y depresión. La adherencia terapéutica al ejercicio, a la dieta o a la medicación puede verse influenciada directamente por los trastornos afectivos. Por ello,

se debe incluir apoyo psicológico para el control y el seguimiento del paciente con gonartrosis y evitar episodios de depresión, ofreciendo acompañamiento terapéutico de su enfermedad y ayudando al paciente a entender y aceptar su diagnóstico y tratamiento. Se debe proporcionar dicha información durante su seguimiento y no solo al inicio de la enfermedad, así como individualizar el manejo y consensuarlo con el paciente. Existe evidencia de que la educación individualizada alivia el control de los síntomas, además de reducir el número de visitas al especialista y los costes[10].

Las recomendaciones en los hábitos de vida incluyen cambios en la alimentación, aumento en el número de pasos diario e incorporación a un programa de ejercicios. Se deben explicar los buenos hábitos posturales, evitar posiciones corporales forzadas que desalineen los segmentos corporales afectados, así como el sobreuso de articulaciones de miembros inferiores y recomendar la práctica deportiva sin impacto, como bicicleta, caminar o ejercicios dentro del agua. Utilizar el bastón en la mano contraria a la lesión de rodilla reduce la fuerza generada por los abductores de cadera[11]

Ejercicio Físico
Está recomendado en el manejo de la artrosis independientemente del grado de gravedad de la enfermedad, del nivel funcional del paciente y del grado de dolor del paciente. [11]

El ejercicio físico a corto plazo mejora tanto el dolor como la calidad de vida de los pacientes con artrosis moderada, menos sintomática, que en pacientes con artrosis grave. Comparado con el tratamiento farmacológico, el ejercicio tiene muchas más ventajas y escasos efectos adversos [11].

El ejercicio físico puede mejorar el patrón de marcha, fuerza, flexibilidad y potencia en las articulaciones de miembros inferiores. Se deben realizar ejercicios de potenciación muscular y ejercicio aeróbico global. Las recomendaciones generales de prescripción de ejercicio en pacientes mayores o pacientes con enfermedades crónicas son de ejercicio aeróbico de intensidad de moderada a alta, al menos 30 minutos al día, se intentará llegar a 60 minutos al día, y entrenamiento de fuerza muscular al menos 2 veces a la semana de intensidad alta o moderada, utilizando el 60-80 % de la carga máxima de una repetición, realizando entre 8 a 12 repeticiones [11].

El ejercicio aeróbico consigue aumentar la capacidad aeróbica, disminuir la ansiedad y la depresión, aumentar la actividad física y disminuir la fatiga, aumentar la flexibilidad y la fuerza muscular, disminuir el dolor y aumentar la capacidad funcional, todo ello, sin aumentar la sintomatología de la artrosis [12].

Control De Peso

La obesidad es un factor de riesgo para la aparición de osteoartritis y de inicio de síntomas dolorosos. La aparición de gonartrosis se reduce de manera lineal asociado a una pérdida de peso. También se observa una disminución en los síntomas con reducción del dolor y mejoría funcional, en articulaciones como la rodilla o la columna lumbar [13].

Uso De Ortesis Y Ayudas Técnicas Para La Marcha

Bastones o andadores: su uso ayuda a descargar las articulaciones afectadas de miembros inferiores, reduce el dolor y el riesgo de caída. Se debe usar el bastón en el lado contralateral a la lesión, con la altura de la empuñadura a nivel del trocánter mayor. Todo ello conlleva un menor riesgo de caída y una mejoría en la capacidad de marcha y en la protección del cartílago articular en articulaciones de carga [13].

Ortesis: se utilizan para el alivio sintomático del dolor en fases agudas de la enfermedad o como compensación de deformidades articulares o malposición articular. El uso de rodilleras disminuye el dolor y la rigidez articular y mejora tanto la estabilidad de la rodilla como los arcos de movimiento y la propiocepción. Las ortesis de rodilla ayudan a la realineación articular en casos de artrosis femoropatelar unicompartimental. Plantillas o calzado adecuado: ayuda a disminuir el dolor en extremidades inferiores, al aumentar la supinación o pronación del pie facilitan el alineamiento de la rodilla en casos de genu varo o genu valgo [13].

Tratamiento Rehabilitador

La rehabilitación incluye técnicas de cinesiterapia y electroterapia encaminadas a disminuir el dolor y recuperar a articulaciones concretas la mayor funcionalidad posible. Por un lado, usamos ejercicios dirigidos a tonificar y fortalecer las articulaciones afectadas y por otro utilizamos la electroterapia como efecto antinflamatorio y analgésico [14].

Vendaje Neuromuscular

Se recomienda su uso debido a que ayuda en la analgesia al generar un aumento de la circulación y disminución de la presión, y reeduca el sistema neuromuscular, mejorando la postura del paciente [7,14].

Termoterapia Y Electroterapia Calor Y Frío
El calor superficial puede mejorar el dolor. Disminuye el espasmo muscular al actuar sobre las terminaciones nerviosas libres en la piel. Se puede aplicar calor local a través de diatermia, mediante sacos o paños de calor, inmersión en agua caliente o en parafina. La aplicación del calor no debe ser mayor de 20 minutos. Las aguas termales, con temperaturas entre 31 a 34°C, producen efectos beneficiosos en el dolor, la calidad de vida y una disminución de la toma de antiinflamatorios no esteroideos [7,14].

El frío local ayuda a disminuir el edema y el dolor, reduce el espasmo muscular y aumenta el umbral del dolor. Se puede aplicar como frío local o con masajes. La aplicación local del frío puede ser mediante spray local o con bolsas de hielo. El masaje con frío (20 minutos, 5 días por semana, durante 2 semanas) produce un efecto beneficioso en la gonartrosis sobre el arco de movimiento, la función y fuerza del cuádriceps. El masaje con hielo ha mostrado beneficios significativos mejorando el rango de movimiento articular y la funcionalidad en el tratamiento de la artrosis de rodilla [7,14].

Estimulación Eléctrica Nerviosa Transcutánea
La estimulación eléctrica nerviosa transcutánea es una forma de electroterapia que activa las fibras A delta (vías de transmisión del dolor) bloqueando la transmisión del dolor en el asta posterior medular. Ayuda a mejorar el dolor a corto plazo (4 semanas). Debe utilizarse como coadyuvante en el tratamiento del dolor artrósico. Se recomienda en pacientes con dolor crónico moderado-grave ya que disminuye la rigidez y limitación en los arcos de movimiento [7,14].

Tratamiento Farmacológico
Analgésicos: Paracetamol
En el adulto mayor, con dolor artrósico leve o moderado, el paracetamol se ha considerado como fármaco de elección en tratamientos a largo plazo, por presentar un perfil de seguridad favorable, bajo riesgo gastrointestinal en relación con otros AINE y bajo coste, con una dosis de 3-4 gr al día, puede proporcionar un alivio eficaz de los signos y síntomas de la artrosis. Por el contrario, otros estudios parecen indicar que en la artrosis la eficacia analgésica del paracetamol es modesta y no mejora la función física o la

a rigidez en comparación con placebo. En una revisión realizada en pacientes con artrosis de cadera o rodilla la eficacia del paracetamol mostró una dudosa relevancia clínica [14].

Se han estudiado ciertos efectos adversos existiendo una fuerte evidencia de un mayor riesgo de hemorragia gastrointestinal y un aumento moderado de la presión arterial sistólica. Además, dosis elevadas de paracetamol producen lesiones hepáticas, mayor riesgo de hospitalización por úlceras, hemorragias o perforación gastrointestinal. En la mujer, el consumo durante tiempo prolongado de paracetamol provoca disminución de la función renal, las dosis superiores a los 3 g diarios, tanto en el hombre como en la mujer, aumenta el riesgo de hipertensión [14].

Antiinflamatorios No Esteroideos: AINE Y COXIB
Los AINE constituyen un grupo heterogéneo de compuestos que presentan actividad analgésica, antiinflamatoria y antipirética. Se emplean en múltiples situaciones clínicas, tanto agudas como crónicas, por lo que constituyen uno de los grupos terapéuticos más utilizados. Podemos distinguir dos grupos diferentes, los AINE que inhiben de forma no selectiva la ciclooxigenasa 1 y 2 (COX-1 y COX-2) y los COXIB que inhiben de forma selectiva la COX-2. Los AINE actúan mediante la inhibición de la vía de la ciclooxigenasa (COX-1 y COX-2), por lo que inhibe la síntesis de prostaglandinas implicadas en el dolor y la inflamación. Los efectos analgésicos de los AINE se han atribuido a la inhibición de la COX-2, mientras que los efectos secundarios gastrointestinales y antiagregantes plaquetarios son probablemente secundarios a la inhibición de la COX-1. Los AINE administrados por vía oral pueden ser eficaces en algunos ancianos, pero tienen un riesgo gastrointestinal, cardiovascular y renal que aumenta con la edad [14].

En particular, los AINE tradicionales aumentan el riesgo de eventos adversos y hospitalización por lesiones gastrointestinales altas, mientras que los COXIB tienen un menor riesgo de efectos secundarios gastrointestinales, pero un mayor riesgo de efectos cardiovasculares en comparación con los AINE. Los AINE orales tienen un efecto moderado en el alivio del dolor, pero superior al del paracetamol, demostrando más eficacia en los cuadros artrósicos más graves [14].

Por otra parte, los inhibidores selectivos de la cicloxigenasa-2 (COXIB) han demostrado tener una eficacia similar a los AINE en el control del dolor, entre ellos están: rofecoxib (12,5 mg; 25 mg y 50 mg); lumiracoxib (100 mg; 200 mg y 400 mg/día); etoricoxib (30mg; 60 mg y 90 mg/día); diclofenaco (100 y 150 mg/día); celecoxib (200 y 400 mg/día); naproxeno (1.000 mg/día); ibuprofeno (2.400 mg/día), todos éstos mejoran los síntomas del dolor artrósico [15].

Los AINE tienen reacciones adversas gastrointestinales que incluyen dispepsia, pirosis, úlcera péptica, perforación y sangrado. Aunque estos riesgos pueden ocurrir en cualquier edad, en los ancianos son más frecuentes. La inhibición de la COX-1 bloquea la síntesis de prostaglandinas (PG) constitutivas, como la PGE2 y PGI2, disminuyendo la producción de moco protector y de bicarbonato, así como la vasodilatación y el flujo sanguíneo a la zona, fenómenos que contribuyen a la desprotección de la mucosa gastrointestinal. Teniendo en cuenta estos riegos, deben aplicarse estrategias preventivas en pacientes de riesgo elevado, entre los que se encuentran los ancianos, como pueden ser emplear la dosis efectiva más baja del AINE o realizar una terapia conjunta con inhibidores de la bomba de protones (IBP) o emplear un COXIB. La tolerabilidad de los COXIB, en especial celecoxib a nivel gastrointestinal parece superior a la de los AINE incluso supera a la de diclofenaco asociado a omeprazol, aunque su seguridad, especialmente en ancianos, no es total, sobre todo si se asocia con ácido acetil salicílico ya que tiene una probabilidad de sangrado digestivo[15].

La prevención de la aparición de efectos adversos gastrointestinales inducidos por AINE y COXIB en el anciano incluyen: agentes protectores de la mucosa, como el misoprostol, los antagonistas del receptor H2 de la histamina o los Inhibidores de la bomba de protones(IBP), son empleados en los pacientes ancianos tratados con AINE de forma prolongada. Múltiples estudios han revelado que los COXIB, como el lumiracoxib, celecoxib y rofecoxib, causaron menos daño a la mucosa gastrointestinal que los AINE y la combinación de COXIB con IBP proporciona la mejor protección gastrointestinal, con menos complicaciones. El uso de un COXIB de baja acidez, como valdecoxib o celecoxib, puede ser una estrategia adecuada para los pacientes de alto riesgo de eventos adversos digestivos altos y bajos [15].

La preocupación por los eventos cardiovasculares se manifiesta tras el aumento de infartos de miocardio y accidentes cerebrovasculares asociados al amplio uso del rofecoxib, seguido de diclofenaco y etoricoxib y, en menor medida, para celecoxib [17].

Varios estudios revelan que algunos AINE, incluyendo al diclofenaco y aceclofenaco, aumentan el riesgo de accidente cerebrovascular, hecho que no se observó con naproxeno o ibuprofeno [15].

Los efectos secundarios de los AINE a nivel renal se consideran menos frecuentes que los gastrointestinales y cardiovasculares, aunque los ancianos presentan un mayor riesgo de nefrotoxicidad con los AINE. En efecto, las prostaglandinas son vasodilatadoras a nivel renal, por lo que su inhibición puede tener consecuencias funcionales sobre este órgano. La Sociedad de Geriatría Americana recomienda evitar cualquier AINE en pacientes con IRA con aclaramiento de creatinina < 30 ml/min [15].

Tratamientos Tópicos
El uso de AINE tópicos como una alternativa en el tratamiento de la artrosis, en especial en el anciano, para disminuir el riesgo sistémico de los AINE orales. Aunque estos agentes se consideran relativamente seguros, presentan efectos adversos dermatológicos con relativa frecuencia, sin embargo, los parches de diclofenaco los más eficaces en el alivio del dolor y el piroxicam el más eficaz sobre la funcionalidad [16].
La capsaicina es un componente de la "pimienta picante", que puede utilizarse en forma de extracto orgánico o sintético, se fija a los termorreceptores dérmicos, excitando y sensibilizando las terminaciones nerviosas, generando sensación de calor o picazón y una vasodilatación cutánea. Posteriormente, la desensibilización y la depleción de los neurotransmisores se traduce por un efecto analgésico, presenta además propiedades antiinflamatorias que pueden ser beneficiosas en el tratamiento de la artrosis [16].

Opioides
El más utilizado es el tramadol, un opioide menor con propiedades inhibidoras de la recaptación de noradrenalina y serotonina, fundamentalmente en combinación con paracetamol, cuyo consumo ha aumentado y como opioide débil, su potencial adictivo es mucho menor y raramente produce depresión respiratoria. El uso de tramadol tampoco se asocia a la toxicidad gastrointestinal y cardiovascular que tienen los AINE. Además, el tramadol, por su doble mecanismo de acción, presenta eficacia en el componente nociceptivo y neuropático del dolor [16]
El uso a corto plazo de tramadol puede considerarse en pacientes artrósicos sintomáticos, siendo preferible la formulación de liberación prolongada. La

titulación lenta mejora la tolerabilidad y reduce al mínimo los abandonos por eventos adversos. La combinación de tramadol y paracetamol controla el dolor con menor dosis de cada fármaco, mejorando la tolerabilidad [16].

Entre los opioides potentes debemos referirnos a Tapentadol por sus características farmacológicas diferenciales, que pueden ser de utilidad en el tratamiento del dolor artrósico en el anciano. Tapentadol es un agonista potente de receptores opioides, que además presenta la capacidad de inhibir la recaptación de noradrenalina. Su potencial de interacciones farmacocinéticas es muy bajo y por lo general no requiere ajuste de dosis en los ancianos [16].

<u>Condroprotectores</u>
Estos medicamentos no están documentados científicamente, pero su uso es masivo, su eficacia no está comprobada como para considerarlos dentro de una terapia segura en el manejo de la gonartrosis, dentro de los que se puede destacar están la glucosamida, glucosamida con condroitina, condroitín sulfato, diacereína y glycine-max [17].
La glucosamina se encuentra en el cuerpo de manera natural. Este elemento estimula la formación y reparación del cartílago articular. El sulfato de condroitina es otra sustancia propia de nuestro organismo y previene que otras enzimas del cuerpo degraden los componentes constructores del cartílago articulatorio. El tipo de medicamento que se vende en las tiendas de productos naturales y farmacias se deriva de los animales [17].
La glucosamina y el sulfato de condroitina han sido utilizados en Europa durante varios años y han reportado pocos efectos secundarios. Además, ambos suplementos tienen también ciertos resultados antiinflamatorios que no se han comprobado completamente y que pueden ser los responsables del alivio del dolor [17].

Esteroides
Las infiltraciones de esteroides son útiles para el tratamiento del dolor agudo, aunque su uso no es totalmente aceptado por todos, ya que los esteroides se utilizan interarticularmente. Para las infiltraciones intraarticulares podemos contar con betametazona, metilprednisolona, dexametasona, parametasona y tramcinolona. La mejoría puede presentarse generalmente en las primeras 24 horas y puede durar días, semanas o meses. Las inyecciones intraarticulares pueden repetirse según la necesidad, determinada por la sintomatología, pero de preferencia no antes de dos a

a cuatro meses [17].

Las inyecciones repetidas, indiscriminadas, producen alteraciones degenerativas evidentes en el cartílago y en la síntesis de colágeno y proteoglicanos. Su uso debe ser limitado, controlado y bien utilizado para evitar un daño mayor [17].

La viscosuplementación es un nuevo concepto de la medicina que tiene como meta terapéutica la restauración de la homeostasis de las propiedades reológicas (viscosidad, solubilidad y elasticidad) del líquido sinovial en pacientes con osteoartrosis. Esta nueva técnica terapéutica ha mostrado eficacia y seguridad en pacientes con osteoartrosis de rodilla grados II y III. Está destinada sólo al uso intraarticular para tratar el dolor asociado con osteoartrosis de dicha articulación [17].

La viscosuplementación ha demostrado ser una alternativa eficaz y segura para el tratamiento de la osteoartrosis de rodilla. Además, se ha observado una disminución en la utilización de AINE. Convendría valorar el tiempo de efectividad a largo plazo y su utilidad en otras articulaciones [17].

El tratamiento de osteoartrosis de rodilla con viscosuplementación consiste en una serie de tres inyecciones interarticulares, con una semana de separación entre ellas. Para obtener el máximo efecto es esencial la administración de la serie completa, es decir, las tres inyecciones. La dosis máxima recomendada es de dos series de tres inyecciones cada una, administrada en seis meses y con un mínimo de cuatro semanas entre ambas. La terapia de hialuronato (ácido hialurónico) consiste en una serie de cinco inyecciones destinadas a cambiar el carácter del fluido de la articulación; las indicaciones son las mismas para ambos procedimientos y medicamentos. Si la gonartrosis no responde a todos estos tratamientos no quirúrgicos (conservadores) es probable que se requiera tratamiento quirúrgico [18].

Limpieza Articular

La cirugía artroscópica utiliza tecnología de fibra óptica para permitir que el cirujano pueda ver dentro de la articulación y limpiarla de partículas, detritus, desprendimientos condrales, sinovitis o reparar cartílago desgarrado. A través del tiempo este procedimiento, que en un principio fue utilizado con frecuencia, no ha tenido resultados del todo satisfactorios; cada día se utiliza menos [18].

Osteotomías Correctoras En Las Deformidades Angulares

Su objetivo principal es la alineación de la articulación y del eje mecánico de la extremidad, tratando de obtener un equilibrio y balance en las fuerzas de e presión. En los casos de geno-varo, la osteotomía que se recomienda es la proximal tibial por encima de la tuberosidad anterior de la tibia, y en los casos de geno-valgo la osteotomía deberá ser distal del fémur. Los pacientes deben ser bien seleccionados para este procedimiento, preferentemente adultos jóvenes y con desgaste mayor en un solo compartimiento [18].

Artroplastias

La artroplastia es la sustitución de las partes de una articulación por un implante. En un principio, la artroplastia total de rodilla fue el tratamiento ideal para estas patologías; en dicho procedimiento se remplazan las partes severamente dañadas de la articulación con un implante de metal y polietileno que sustituye los tres compartimientos de la rodilla: medial, lateral y patelofemoral. La sustitución del compartimiento patelofemoral se dejó de efectuar de rutina, aunque aún se practica. Actualmente, en casos bien seleccionados cuando el desgaste es mayor y la sintomatología es más severa en un compartimiento. Ambos procedimientos han dado buenos resultados, ya que el metal y el polietileno resisten la fricción y los movimientos articulares [18].

Pronóstico

La artrosis es una enfermedad degenerativa que empeora con el tiempo y que a menudo produce dolor crónico. El dolor y la rigidez en las articulaciones pueden llegar a ser lo suficientemente intensos como para dificultar las tareas diarias. Como consecuencia del dolor e impedimento de la artrosis, pueden aparecer depresión y trastornos del sueño [18].

Recomendaciones

1. Teniendo en cuenta varios efectos adversos tanto de AINE Y COXIB sobre el organismo, la elección del tratamiento debe hacerse de forma individual tomando en cuenta los factores de riesgo de cada paciente, y teniendo conocimiento de las estrategias para disminuir los efectos tóxicos de los medicamentos.
2. En la atención médica geriátrica se oferta varias alternativas terapéuticas para el alivio del dolor, por lo que se recomienda utilizar un buen manejo del dolor crónico para conseguir el alivio sin empeorar la calidad de vida del adulto mayor, utilizando la dosis eficaz empezando con dosis bajas e irlas incrementando mientras lentamente hasta conseguir el mejor resultado, combinando terapias no farmacológicas con analgésicos.

Bibliografía

1. Chen D, Shen J, Zhao W, et al. Osteoarthritis: toward a comprehensive understanding of pathological mechanism. Bone Res 2017;5:16044.
2. Zhang R, Yao J, Xu P, et al. A comprehensive meta-analysis of association between genetic variants of GDF5 and osteoarthritis of the knee, hip and hand. Inflamm Res 2015; 64:405-14.
3. Dobson GP, Letson HL, Grant A, et al. Defining the osteoarthritis patient: back to the future. Osteoarthritis Cartilage. 2018: S1063-584(18)31257-3.
4. Niu J, Clancy M, Aliabadi P, et al. Metabolic syndrome, its components, and knee osteoarthritis: the Framingham Osteoarthritis Study. Arthritis Rheumatol 2017;69:1194-203.
5. Van der Kraan P, Matta C, Mobasheri A. Age-Related Alterations in Signaling Pathways in Articular Chondrocytes: Implications for the Pathogenesis and Progression of Osteoarthritis - A MiniReview. Gerontology. 2017;63(1):29-35.
6. De Luca K, Parkinson L, Pollard H, et al. How is the experience of pain measured in older, community-dwelling people with osteoarthritis? A systematic review of the literature. Rheumatol Int 2015;35:1461-72.
7. Ji Q, Wang P, He C. Extracorporeal shockwave therapy as a novel and potential treatment for degenerative cartilage and bone disease: Osteoarthritis. A qualitative analysis of the literature. Prog Biophys Mol Biol 2016;121(3):255-65.
8. Rodríguez J, Monfort J. Guía de Buena práctica clínica en Geriatría. Artrosis. Sociedad Española de Geriatría y Gerontología, Sociedad Española de Reumatología. Madrid: Elsevier España; 2017.
9. Panel de Expertos de la Sociedad Española de Reumatología (SER). Primer documento de Consenso de la Sociedad Española de Reumatología Sobre el Tratamiento Farmacológico de la Artrosis de Rodilla. España; Vol.1. Num 1,2015.pp 38-48
10. Blanco García, F.J., Hernández Royo A., Trigueros J.A., Gimeno Marqués A., Fernández Portal L., Benito Marcos M., Badia Llach X. Guía de Práctica Clínica en Artrosis de Rodilla. Instituto UPSA del Dolor. España;2003. pp 1-18.
11. De Miguel E., Echevarri C., Trigueros J.A., Gil E., Flórez M.T., Zarco J., Villaverde V. Guía de Práctica Clínica en Artrosis de Cadera. Fundación Instituto UPSA del Dolor. Madrid;2004. pp 23-57.
12. E. Batlle - Gualda. Estudio ArtRocad: Evaluación de la utilización de los recursos sanitarios y la repercusión socioeconómica de artrosis de rodilla y cadera. Presentación de resultados preliminares. Revista Española de Reumatología 2005; 32 (1): 18 - 21.
13. McCrae JC, Morrison EE, MacIntyre IM, et al. Long-term adverse effects of paracetamol - a review. Br J Clin Pharmacol 2018;84(10):2218-30.
14. Sociedad Española de Reumatología SER - Artrosis: Guía de la enfermedad para el paciente. Laboratorios Zambon S.A. 2015.
15. Trouvin AP, Perrot S. Pain in osteoarthritis. Implications for optimal management. Joint Bone Spine 2018;85(4):429-34.
16. Healey EL, Afolabi EK, Lewis M, et al. Uptake of the NICE osteoarthritis guidelines in primary care: a survey of older adults with joint pain. BMC Musculoskelet Disord 2018;19(1):295.
17. Conaghan PG, Peloso PM, Everett SV, et al. Inadequate pain relief and large functional loss among patients with knee osteoarthritis: evidence from a prospective multinational longitudinal study of osteoarthritis real-world therapies. Rheumatology (Oxford) 2015;54(2):270-7.

CAPÍTULO 12
Insuficiencia Renal Crónica
Alejandro Xavier Campoverde Sani

Introducción

La insuficiencia renal crónica (IRC) se refiere al deterioro crónico, progresivo e irreversible del funcionamiento renal, el cual sin un tratamiento sustitutivo como la diálisis o el trasplante renal conduce a la muerte del paciente.

Presenta una disminución en la tasa de filtración glomerular (TFG) cuyos valores sean menores a 60 mililitros por minuto de cantidad de sangre filtrada a través de los glomérulos, y tenga una duración superior a 3 meses.

"La IRC también es considerada como daño renal secundario a la reducción lenta, progresiva e irreversible de la cantidad de nefronas derivado de la incapacidad renal para llevar a cabo funciones depurativas, excretoras, reguladoras y endocrino metabólicas.

El término insuficiencia renal crónica terminal (IRCT) se ha utilizado en primera instancia para indicar el inicio de un tratamiento sustitutivo de la función renal, ya sea mediante diálisis o trasplante renal; las cuales han presentado tasas de incidencia y prevalencia crecientes en las últimas 2 décadas".[1]

"La TFG es el volumen de fluido filtrado por unidad de tiempo desde los capilares glomerulares renales hacia el interior de la cápsula de Bowman. Normalmente se mide en mililitros por minuto. Para la determinación de la TFG se utiliza generalmente la ecuación de Cockcroft-Gault para encontrar el estadío de IRC en el que se encuentra el paciente, la cual es:

$$TFG = [(140 - Edad) \times Peso\ (kg) \times 0.85\ (si\ es\ mujer)] / 72 \times creatinina\ en\ plasma\ (mg / dL)$$

Según los valores obtenidos por el cálculo de la TFG se puede determinar el grado en el que se encuentra el deterioro de la función renal".[2]

Tabla 1. Valores de Tasa de Filtrado Glomerular relacionado con estadio de IRC.

Estadio	Descripción	TFG
1	Daño renal con TFG normal	>90 ml /min
2	Daño renal con TFG ligeramente disminuido	60-89 ml /min
3	Filtrado glomerular moderadamente disminuido	30-59 ml /min
4	Filtrado glomerular gravemente disminuido	15-29 ml /min
5	Fallo renal	< 15 ml /min

Fuente: López M. INSUFICIENCIA RENAL CRÓNICA. 2009 [2]

Epidemiologia

"La IRC es un problema de salud pública global, debido a su condición epidemiológica, su elevado costo, su alta morbi-mortalidad y las complicaciones que esta conlleva. Posee una prevalencia mundial alrededor del 10%, sin embargo su presencia pasa inadvertida para el personal de salud, pacientes, autoridades, organizaciones de salud y población en general." [3]

Si la IRC y sus factores de riesgo no son detectados a tiempo, se puede perder la oportunidad de controlar las enfermedades asociadas a la IRC, por lo tanto, se podría controlar la enfermedad principal llegando a un punto tratable sin la instauración inmediata de tratamiento sustitutivo renal.

"En Ecuador la IRC es considerada como un importante problema de salud pública, debido a su alta prevalencia ya que se estima que dicha enfermedad afecta al 11% de la población adulta del país. Así como todo proceso crónico, la IRC representa un elevado costo sanitario condicionado por una alta tasa de morbilidad, así como por un importante consumo de recursos farmacológicos. Diferentes estudios poblacionales han encontrado que la tasa de mortalidad global ligada a la IRC disminuye de manera significativa al realizarse un diagnóstico precoz de las alteraciones hemodinámicas, minerales y hormonales que pueden desembocar en IRC".

Etiología

Los principales factores de riesgo de esta enfermedad son la diabetes y la hipertensión arterial (HTA), [5] los cuales forman parte de las enfermedades crónicas que han aumentado su prevalencia e incidencia, por lo cual ambas son consideradas hoy en día como un problema de salud pública grave, debido a las consecuencias médicas, sociales y económicas, tanto para los pacientes como para sus familias y los sistemas de salud.

Las causas de IRC se agrupan en enfermedades vasculares, enfermedades glomerulares, túbulointersticiales y uropatías obstructivas. Actualmente la etiología más frecuente a nivel mundial de IRC es la diabetes mellitus, siendo responsable del 50% de los casos reportados, seguida por la hipertensión arterial y las glomerulonefritis. Por otra parte la enfermedad renal poliquística es la principal enfermedad congénita que causa IRC.

El paciente con IRC presenta un riesgo alto de presentar desnutrición calórica proteica, ya sea inducida por la enfermedad subyacente o por el tratamiento de diálisis.

Las enfermedades cardiovasculares son la principal causa de morbimortalidad en los pacientes con IRC, debido a que existe una correlación entre la uremia y la aterosclerosis acelerada. En pacientes con IRC es frecuente encontrar factores de riesgo cardiovasculares tradicionales, como lo es la HTA, dislipidemias, edad avanzada, DM y tabaquismo; así como de igual manera se presentan manifestaciones asociadas a la uremia como lo es la homocisteinemia, anemia, hipervolemia, inflamación, hipercoagulabilidad y estrés oxidativo, que por sí mismas aumentan el riesgo cardiovascular.

Fisiopatología

La TFG disminuida es un factor clave en el diagnóstico de IRC, la cual se puede presentar disminuida debido a la pérdida del número de nefronas total por daño al tejido renal, disminución de la TFG de cada nefrona sin descenso del número total de estas y una combinación de pérdida del número de nefronas y disminución de la función renal; este último tiene como consecuencia una hipertrofia compensatoria de las nefronas restantes que intentan mantener en niveles óptimos la TFG.

Debido a la hipertrofia compensatoria de las nefronas restantes, se da un proceso de hiperfiltración adaptativa, el cual es mediado por moléculas vasoactivas, proinflamatorias y factores de crecimiento, que a largo plazo inducen deterioro renal. En las etapas iniciales de la IRC esta compensación mantiene una TFG aumentada permitiendo una adecuada depuración de sustancias toxicas por el riñón, sin embargo no es hasta que se da una pérdida del 50% de la función renal que se detecta incremente de niveles de urea y creatinina en plasma. Al llegar a una TFG menor del 10% el paciente debe ser inmediatamente incorporado a terapia de reemplazo renal (TRR) como la es la hemodiálisis, diálisis peritoneal y trasplante renal.

La presencia de síndrome urémico es una manifestación de deterioro funcional multisistémico secundario a la IRC, ya que su fisiopatología se da debido a la acumulación de productos del metabolismo de proteínas y alteraciones que se presentan por la pérdida de la función renal, donde se han identificado sustancias tóxicas como la homocisteína, las guanidinas y la β2 microglobulina, además de alteraciones metabólicas y endocrinas.

Cuadro Clínico.
El cuadro clínico de la IRC, despende del estadio en el que esta se encuentre y de la enfermedad de base del paciente. Inicialmente no presenta síntomas clínicos, y a medida que disminuye la TFG, empiezan a aparecer síntomas y complicaciones en distintos órganos y sistemas. Encontramos factores modificables que se relacionan progresión rápida de la IRC, como lo es la proteinuria, HTA, hiperglucemia, hiperlipidemia, anemia, tabaquismo y acidosis metabólica.

En base a la TFG podemos determinar el estadio de IRC en el cual se encuentra el paciente en base a su sintomatología:

Tabla 2. Sintomatología según estadio de IRC.

Estadio	Sintomatología
1	Presenta signos clínicos de la patología base (diabetes, hipertensión generalmente). Se encuentra presencia de albuminuria en rango de 30-300 mg/d. La presión arterial puede encontrarse elevada.
2	Presenta niveles de creatinina y de urea en rangos normales. Se reduce la capacidad de los túbulos renales para concentrar la orina, lo que aumenta la susceptibilidad a la deshidratación. Puede ocurrir una retención de fosfatos y el inicio del hiperparatiroidismo secundario. En algunos pacientes con nefropatía diabética puede presentarse anemia debido a la disminución de la producción de eritropoyetina por parte del riñón.
3	En este estadio más del 50 % de los pacientes tiene hipertensión. Presentan isostenuria, poliuria, nicturia y polidipsia. Se encuentra creatininemia con valores de 1,5-4 mg/dl, aumento de las concentraciones séricas de fosfatos y de los productos del metabolismo de las proteínas (urea, ácido úrico) en la sangre. Muchos pacientes presentan anemia, pérdida de apetito y náuseas.
4	Presenta un empeoramiento de síntomas previamente presentes, incluidos los problemas de apetito, náuseas y vómitos. Presenta creatininemia con valores mayores a 5 mg/dl. La hipertensión se da en más del 80 % de los pacientes, muchos de los cuales presentan hipertrofia ventricular izquierda y algunos de ellos síntomas de insuficiencia cardíaca. Pueden llegar a presentar acidosis metabólica así como anemia significativa, las cuales conllevan a la presencia de debilidad y disminución de la tolerancia al esfuerzo físico.
5	Se encuentra compromiso multisistémico. En este estadio es necesario el uso de TRR ya que el paciente no puede subsistir sin este tipo de terapia en la cual podemos encontrar la hemodiálisis, diálisis peritoneal y trasplante renal.

Fuente: Elaboración propia

Diagnóstico.

La IRC se debe determinar mediante un tamizaje poblacional, debido a que puede desarrollarse sin presentar signos ni síntomas durante un largo tiempo. Se diagnostica si durante más de 3 meses persisten anomalías renales estructurales o funcionales, así como la TFG menor a 60 ml/min.

El mejor indicador para llegar a un diagnostico efectivo de IRC es la TFG, no es tan recomendada la concentración de creatinina, debido a que esta tiene alteraciones dependiendo de la edad del paciente así como de la masa muscular que este posee.

Es necesario un control regular mediante un análisis de orina, de albuminuria y de la concentración de creatinina sérica, que es imprescindible en personas con un mayor riesgo IRC como son las personas que tienen diabetes mellitus o hipertensión arterial.

En personas con antecedentes familiares de enfermedades renales se debe realizar un tamizaje con técnicas de imagen, como lo es la ecografía.

Entre los exámenes complementarios que se debe realizar encontramos:

- **Análisis de orina:** albuminuria, proteinuria, hematuria, leucocituria,

densidad relativa de la orina reducida.
- **Análisis de sangre**: anemia, concentración elevada de creatinina, urea, ácido úrico, potasio, fosfatos, triglicéridos, colesterol, hipocalcemia y acidosis metabólica.
- **Pruebas de imagen:** mediante ecografía se puede observar los riñones de menor tamaño (eje longitudinal <10 cm).

Tratamiento.
El tratamiento de IRC se basa en el control de la causa de IRC, la inhibición del progreso de la patología como tal, la prevención de las complicaciones asociadas a la IRC así como el tratamiento de las mismas, tratamiento de las enfermedades concomitantes, prevención de las enfermedades cardiovasculares, la preparación para el TRR y la TRR como tal.
Entre las recomendaciones generales del tratamiento de IRC encontramos:

- Tratamiento de las enfermedades concomitantes.
- Prevención de las enfermedades cardiovasculares, incluyendo la suspensión del tabaquismo y cambio de estilo de vida incluyendo un plan dietético y realización de actividad física regular.
- Evitar los fármacos que sean nefrotóxicos. En caso de que no sea posible evitar dichos fármacos, se debe ajustar la dosis de los fármacos de acuerdo con la depuración renal.
- Prevención de infecciones a través de la vacunación:

   1. Vacunación anual antigripal, que es indicada en todos los pacientes con IRC.
   2. Vacuna polivalente antineumocócica, la cual se debe administrar todos los pacientes con la TFG <30 ml/min y reforzar la vacuna posterior a los 5 años de ser colocada.
   3. Vacunación contra la hepatitis B, que se debe realizar a todos los pacientes con la TFG <30 ml/min.

El tratamiento de la insuficiencia renal crónica se basa en tres pilares básicos:

1.Tratamiento dietético.
Su objetivo principal es mantener un suministro adecuado de energía, ya que el requerimiento diario en adultos con IRC y una masa corporal normal es de 35 kcal/kg en el cual del 50-60 % corresponde a carbohidratos, y menor al

30 % corresponde al consumo de grasas.

La ingesta diaria recomendada de proteínas depende de la TFG, la cual si es mayor a 60 mililitros por minuto se consumiría entre 0,8 a 1,0 g/kg; si la TFG se encuentra en 25 a 60 mililitros por minuto se consumiría 0,8 g/kg; y en caso de que la TFG sea menor a 25 mililitros por minutos la ingesta de proteína seria de 0,6 g/kg. En caso de que la ingesta diaria de proteínas es menor a 0,6 g/kg se debe añadir aminoácidos esenciales, de preferencia en forma de cetoanálogos y controlar con frecuencia el estado nutricional del paciente.

En caso de hipertensión arterial elevada se recomienda reducir el consumo de sodio, así como limitar la ingesta diaria de fosforo la cual debe encontrarse entre 800 a 1000 miligramos si se ve un incremento en la cantidad de fosfato inorgánico que presenta.
Los pacientes no dializados no precisan la suplementación rutinaria con vitaminas.

2.Tratamiento Farmacológico y Control médico.
Equilibrio hidroelectrolítico:
Tratamiento intensivo de las enfermedades que puedan conducir a deshidratación y disminución del volumen eficaz de sangre circulante.
Evitar sobredosis de diuréticos.
El paciente debe mantener una diuresis entre 1,5 a 2 l/d y una ingesta de sodio que se limite a <2 g/d (<5 g de cloruro de sodio), si no hay pérdida adicional de sodio.

Tratamiento de la acidosis metabólica:
La disminución de la acidosis se logra reduciendo hasta los valores recomendados el suministro de proteínas en la dieta y administrando bicarbonato de sodio vía oral de 0,5 a 1,0 g/10 kg/d de 3-5 dosis divididas (con precaución pues puede provocar retención de sodio y agua).
Hay que mantener la concentración de HCO_3- en la sangre dentro del rango 22-24 mmol/l.

Tratamiento de la hipertensión arterial:
La administración correcta de fármacos hipotensores para tener presiones óptimas en el paciente con IRC.

Tratamiento de los trastornos del metabolismo calcio-fósforo y del hiperparatiroidismo:
Monitorizar las alteraciones del metabolismo calcio-fósforo y de la función paratiroidea cada 6 a 12 meses en el estadio 3 de IRC, cada 3-6 meses en estadio 4 de IRC, cada 1-3 meses en estadio 5 junto con diálisis, o con mayor frecuencia de acuerdo al tipo de alteraciones que presente, así como su severidad y tratamiento.
Las decisiones con respecto al tratamiento se deben tomar según los cambios observados en las concentraciones de calcio, fosfatos inorgánicos y PTH, teniendo en cuenta todos los parámetros juntos.

Tratamiento de la anemia:
Su objetivo es mantener la concentración de hemoglobina (Hb) en un rango entre 10 a 11,5 mg/dl.
En primer lugar se debe suplementar la deficiencia de hierro con administración oral de hierro, en forma de hierro elemental que es equivalente a 200 mg/d de sulfato ferroso. Cabe mencionar que esta medida puede ser insuficiente debido a que la absorción intestinal se encuentra disminuida. En caso de tratamiento oral ineficiente o exista persistencia de efectos adversos debido a la deficiencia de hierro se debe administrar hierro intravenoso.

3.Terapia de reemplazo renal (TRR)
Esta se inicia cuando la TFG es de 15-20 ml/min. En cualquier caso, se debe considerar el trasplante de riñón de un donante vivo (familiar), como método de elección, sin diálisis previa.

En el caso del tratamiento con hemodiálisis, la preparación consistirá en la realización de un acceso vascular lo más temprano posible en la cual es recomendable el uso de fístula arteriovenosa interna (FAV) en una de las extremidades superiores. En las personas seleccionadas para diálisis peritoneal se debe implantar un catéter en la cavidad peritoneal.

Métodos:
a. Hemodiálisis: esta se debe planificar con una constancia de 3 veces por semana con una duración de entre 4 a 5 h. En caso de urgencia médica u hospitalización de un paciente en diálisis, siempre se debe contactar con el centro donde se realizan las hemodiálisis para obtener información relevante sobre el paciente y las instrucciones para su futuro tratamiento.

Los vasos de las extremidades con fístula vascular se deben puncionar solamente en el transcurso de la hemodiálisis o en situaciones de riesgo vital. No se debe medir la presión arterial en una extremidad con Fístula Arterio Venosa (FAV).

b.Diálisis peritoneal: es la técnica más utilizada, ya que el paciente permanece en casa y varias veces al día cambia el líquido de diálisis de la cavidad peritoneal.
Una complicación frecuente de este tratamiento es la peritonitis, cuyo primer síntoma es la salida de líquido turbio de la cavidad peritoneal, acompañado de dolor abdominal, náuseas, vómitos y síntomas peritoneales. En cada caso de hospitalización de un paciente tratado con diálisis peritoneal hay que contactar con el centro donde este se realiza su proceso de diálisis.

c.Trasplante renal: es el mejor método de TRR. Durante todo el período de funcionamiento del injerto los pacientes permanecerán bajo control del centro de trasplante. Se debe contactar con el centro donde se realizó el trasplante en caso de hospitalización del paciente con trasplante renal.

Bibliografía
1. *Gómez A., Arias E. y Jiménez C. INSUFICIENCIA RENAL CRÓNICA. Tratado de Geriatría para Residentes. España. 2006. Capítulo 62: 637-346*
2. *López E. Enfermedad renal crónica; definición y clasificación. [En línea]. México; 2008. [Citado el 29 de octubre de 2020]. Disponible en: https://www.medigraphic.com/ pdfs/residente/rr-2008/rr083b.pdf*
3. *Díaz M., Gómez B., Robalino M. y Lucero S. Comportamiento epidemiológico en pacientes con enfermedad renal crónica terminal en Ecuador. [En línea]. Ecuador; 2018. [Citado el 28 de octubre de 2020]. Disponible en: http://scielo.sld.cu/ s c i e l o . p h p ? script=sci_arttext&pid=S1560-43812018000200011#:~:text=En%20Ecuador%2C%20 la%20ERC%20es,importante%20consumo%20de%20recursos%20farmacol%C3%B3g icos.*
4. *Ministerio de Salud Pública del Ecuador. Prevención, diagnóstico y tratamiento de la enfermedad renal crónica. [En línea]. Ecuador; 2018. [Citado el 28 de octubre de 2020]. Disponible en: https://www.salud.gob.ec/wp-content/uploads/2018/10/ guia_prevencion_diagnostico_tratamiento_enfermedad_renal_cronica_2018.pdf*
5. *Rodríguez O. Enfermedad Renal Crónica: prevenirla, mejor que tratarla. Pinar del Río-Cuba. Revista Cubana de Medicina General Integral; 2015. 31(3):353-362*
6. *SELLARÉS V. Enfermedad Renal Crónica. [En línea]. Hospital Universitario de Canarias. España; 2020 [Citado el 29 de octubre de 2020]. Disponible en: https:// www.nefrologiaaldia.org/es-articulo-enfermedad-renal-cronica-136*
7. *Ministerio de Sanidad, Consumo y Bienestar Social. Documento Marco sobre Enfermedad Renal Crónica (ERC) dentro de la Estrategia de Abordaje a la Cronicidad en el SNS. [En línea]. España; 2015. [Citado el 29 de octubre de 2020]. Disponible en: https://www.mscbs.gob.es/organizacion/sns/planCalidadSNS/pdf/ Enfermedad_Renal_Cronica_2015.pdf*

8. Centro Nacional de Información de Ciencias Médicas. Enfermedad Renal Crónica. Factores de Riesgo. Biblioteca Médica Nacional. [En línea]. Cuba.; 2017. [Citado el 27 de octubre de 2020]. Disponible en: http://files.sld.cu/bmn/files/2017/04/bibliomed-abril-2017.pdf
9. Ministerio de Sanidad, Servicios Sociales e Igualdad. Guía de Práctica Clínica sobre la Detección y el Manejo de la Enfermedad Renal Crónica. [En línea]. España; 2018. [Citado el 29 de octubre de 2020]. Disponible en: https://portal.guiasalud.es/wpcontent/uploads/2018/12/GPC_559_ERC_IACS_compl.pdf
10. Henao C.y Restrepo C. Enfermedad Renal Crónica. [En línea]. Colombia; 2018. [Citado el 28 de octubre de 2020]. Disponible en: http://asocolnef.com/wp-content/uploads/2018/06/Cap%C3%ADtulo-Enfermedad-Renal-Cro%CC%81nica.pdf
11. Rosas S. ENFERMEDAD RENAL CRÓNICA. [En línea]. 2016. [Citado el 28 de octubre de 2020]. Disponible en: https://www.kidneyfund.org/assets/pdf/training/enfermedad-de-los-riones.pdf
12. Sánchez E., Sánchez D., Calderón D., Saviano A. y Sandoval D. Revisión y Actualización en Nefropatía Mesoamericana. [En línea]. Costa Rica; 2019. [Citado el 27 de octubre de 2020]. Disponible en: https://www.medigraphic.com/pdfs/revcliescmed/ucr-2019/ucr195b.pdf
13. Gobierno Federal Estados Unidos Mexicanos. Guía de Practica Clínica de Prevención, Diagnóstico y Tratamiento de la Enfermedad Renal Crónica Temprana. [En línea]. México; 2009. [Citado el 29 de octubre de 2020]. Disponible en: http://www.cenetec.salud.gob.mx/descargas/gpc/CatalogoMaestro/335_IMSS_09_Enfermedad_Renal_Cronica_Temprana/EyR_IMSS_335_09.pdf
14. Sociedad Chilena de Nefrología. Enfermedad renal crónica: Clasificación, identificación, manejo y complicaciones. [En línea]. Chile; 2009. [Citado el 28 de octubre de 2020]. Disponible en: https://scielo.conicyt.cl/scielo.php?script=sci_arttext&pid=S0034-98872009000100026
15. López M. INSUFICIENCIA RENAL CRÓNICA. [En línea]. México; 2009. [Citado el 28 de octubre de 2020]. Disponible en: http://www.medicinaysalud.unam.mx/temas/2009/02_feb_2k9.pdf

CAPÍTULO 13
Hiperplasia Prostática Benigna
Daniel Esteban Carrera Vásquez

Introducción

La Hiperplasia Prostática Benigna es una patología neoplásica no maligna que se presenta con frecuencia en hombres de más de 40 años, se trata de un aumento del número de células glandulares que componen el parénquima prostático; lo cual provoca estenosis de la uretra prostática y se caracteriza por presentar síntomas urinarios obstructivos e irritativos que van empeorando según la edad del paciente[1]. La Organización Mundial de la Salud estima que la prevalencia de Hiperplasia Prostática Benigna ocupa el tercer lugar en los países subdesarrollados. [2]

Definición

La Hiperplasia Prostática Benigna (HPB) se caracteriza por un crecimiento histológico de la glándula prostática, que produce obstrucción al flujo de salida urinario y se manifiesta clínicamente por los denominados Síntomas del Tracto Urinario Inferior (STUI). Es una condición íntimamente relacionada con la edad. Aunque es una condición que por sí misma, no pone en riesgo la vida del paciente, sus manifestaciones clínicas disminuyen de forma importante la calidad de vida. [3]

Epidemiología

La Organización Mundial de la Salud anuncia que la prevalencia de Hiperplasia Prostática Benigna ocupa el tercer lugar en los países subdesarrollados. [4] Y a nivel mundial 30 millones de varones padecen síntomas de HPB; además existe una mayor prevalencia en la raza Afroamericana posiblemente por los niveles más altos de testosterona. [5]

A partir de los 40 años el riesgo de padecer HPB aumenta con cada año de vida; presentándose en un 20% en hombres de 50 a 59 años, el 60% en hombres de 60 a 69 años, un 70% en hombres de 70 años y el 90% a los 85 años de edad. [6] En el Ecuador se encuentra como una de las principales causas de morbilidad del adulto mayor a partir del 2017 según el Instituto Nacional de Estadísticas y Censos constó en el octavo puesto de egresos de camas a nivel nacional con 6670 pacientes durante este año, lo que encasilla a esta enfermedad como una de las más frecuentes a nivel nacional en pacientes masculinos de edad adulta entre los 50 a 90 años [1]

Fisiopatología

A partir de los 30 y 40 años empieza a aparecer focos de hiperplasia presentando una proliferación a nivel del músculo liso y células epiteliales, se produce un aumento anormal de tamaño de la próstata cuando la proliferación excede la apoptosis como resultado de la estimulación del crecimiento celular, cuando la persona llega a la sexta década de vida se produce una segunda fase de crecimiento que aumenta la posibilidad de padecer HPB. Los síntomas que se relacionan con una hiperplasia pueden ser por una obstrucción mecánica consecuencia del agrandamiento de la glándula hacia el cuello vesical por tanto produciendo una resistencia de la salida de la vejiga. [7]

La disfunción del músculo detrusor, las alteraciones de la función del sistema nervioso y vejiga producen la instauración de polaquiuria que es la sensación de micción inminente y nicturia. La hiperplasia prostática benigna tiene su comienzo en una zona particular de la próstata, en donde se da la transición periuretral, la cual dependiendo de la edad de la persona irá aumentando en tamaño. La HPB se diferencia de un cáncer de próstata ya que esta tiene una afinidad por las zonas periféricas. [6]

La HPB al ser una enfermedad progresiva puede presentar además un origen hormonal, en donde el producto obtenido a partir de la 5-alfa-reductasa tipo 2 sobre la testosterona puede aumentar el riesgo de padecer dicho padecimiento. Este producto es la dihidrotestosterona la cual actuará sobre las células epiteliales del órgano a través del receptor de andrógenos (RA), el cual está encargado de dirigir el crecimiento, diferenciación y supervivencia de las células epiteliales, es decir a través del RA se producirá un crecimiento de las células que provocará el aumento de tamaño a nivel prostático. [6]

Factores de riesgo
- Edad: los hombres menores de 40 años son los menos afectados por problemas de próstata, y aumenta en los hombres de 60 a 80 años.
- Antecedentes familiares: familiares de primer grado de consanguinidad con antecedente de HPB aumenta las probabilidades de tener problemas de próstata.
- Genética: parece existir un componente genético para HPB. Estudios en gemelos identificaron un componente hereditario con un perfil autosómico dominante.
-Enfermedad cardiaca: el uso de betabloqueantes aumenta el riesgo de hiperplasia prostática benigna.

- Inflamación: ya sea local o sistémica pueden ser un factor etiológico en el desarrollo de HPB con incremento de los niveles de proteína C reactiva.
- Diabetes y síndrome metabólico: se han asociado a desarrollo de HPB probablemente por inflamación crónica.
- Obesidad: la obesidad marcada aumenta el riesgo de HPB.
- Estilo de vida: la actividad física reduce el riesgo de HPB posiblemente por una disminución tanto del tono simpático como del daño oxidativo de la próstata.
- El consumo moderado de alcohol es un factor que disminuye el riesgo de HPB.
- No se ha encontrado relación entre la frecuencia de relación sexuales (eyaculaciones) e HPB.
- Otros posibles factores para los cuales aún no han surgido patrones de riesgo claros son: dislipidemia, hipertensión y el hábito de fumar. [8,9,10]

Cuadro clínico
Se reconocen tres tipos de síntomas urinarios que van a ser:
Síntomas Irritativos: Se presentan cuando hay estasis urinaria en la vejiga (nicturia, polaquiuria y urgencia miccional)
Síntomas Obstructivos: Relacionados con la sensación de vaciamiento vesical (dificultad para comenzar la micción, chorro débil, sensación de vaciamiento incompleto de vejiga, dificultad para detener de manera rápida la micción y la retención urinaria).
Síntomas Postmiccionales: Este tipo de sintomatología, se vincula con el sistema nervioso en relación al vaciamiento de la vejiga y al goteo postmiccional. [11]

Tabla 1. Cuadro clínico de la HPB. Fuente: Huertas E. Prevalencia de la hiperplasia prostática benigna en los pacientes de 50 a 90 aÃ±os de edad que acuden al servicio de urología en el Hospital Alfredo Noboa Montenegro de la ciudad de Guaranda. Universidad Regional Autónoma de los Andes UNIANDES; 2018 [11]

Diagnóstico
Anamnesis general y de los síntomas del tracto urinario inferior (nivel de evidencia IV, grado de recomendación A)
Es un procedimiento fundamental que permite descartar otro tipo de patologías distintas de la HBP que cursen con STUI. Se Deberá recoger la siguiente información:

- Antecedentes patológicos médicos y quirúrgicos.
- Tratamientos actuales con fármacos que pueden favorecerla presencia de STUI
- Presencia de enfermedades que causen STUI.
- Hábitos higiénico-dietéticos que favorecen la presencia de STUI.
- Presencia de disfunciones sexuales por su asociación con otros trastornos urológicos.
- Presencia de alteraciones de la función vesical.
- Antecedentes de infecciones de transmisión sexual.

Clasificación, según prioridad, de las pruebas diagnósticas de hiperplasia benigna de próstata en atención primaria

Obligatorias
Historia clínica: general y urológica
Examen físico: general y abdominogenital
Tacto rectal
EMO

Recomendadas
Score Internacional de síntomas prostáticos (IPSS)
PSA
Función renal
Medición del residuo posmiccional
Eco abdominal (STUI moderados-graves)

Opcionales
Flujometría
Diario miccional
Valorar la función sexual (cuestionarios SHIM-IIFE5)

Tabla 2. Clasificación, según prioridad, de las pruebas diagnósticas de hiperplastia benigna de próstata en atención primaria. Fuente: Documento de consenso sobre pautas de actuación y seguimiento del varón con síntomas del tracto urinario inferior secundarios a hiperplasia prostática benigna. Med Gen y Fam. 2016. [12]

Tratamiento Expectante
Se recomienda realizar una vigilancia activa periódica (nivel de evidencia Ia, grado de recomendación A) en los pacientes asintomáticos o con síntomas

leves, con buena calidad de vida y sin un aumento del tamaño de la próstata ya que en este grupo de pacientes se puede retrasar la aparición de los síntomas o su progresión realizando cambios en el estilo de vida y reforzando una serie las medidas higiénico-dietéticas (nivel de evidencia Ib, grado de recomendación A). [12, 13] Factores como la obesidad, el síndrome metabólico, la diabetes o el sedentarismo aumentan el riesgo de progresión/empeoramiento de los STUI/HBP.

Tratamiento farmacológico
Está indicado en pacientes con síntomas de intensidad moderada a grave que repercute en la calidad de vida, en ausencia de complicaciones y sin una indicación absoluta de cirugía (nivel de evidencia Ia, grado de recomendación A).

Bloqueantes de los receptores alfa-1-adrenérgicos
Los alfabloqueantes, preferentemente uroselectivos y de acción prolongada como la tamsulosina, son fármacos de primera línea en pacientes con STUI/HBP moderada a grave y próstatas de menor tamaño (< 40 cc). Además son útiles para el uso intermitente en pacientes con intensidad fluctuante de los síntomas que no necesitan tratamiento a largo plazo (nivel de evidencia Ia, grado de recomendación A).

Inhibidores de la 5-alfa-reductasa
Los inhibidores de la 5-alfa-reductasa (5-ARI) son la opción terapéutica recomendada para tratamiento a largo plazo en pacientes con sintomatología moderada a grave, especialmente en aquellos con próstatas de mayor tamaño (> 40cc) (nivel de evidencia Ia, grado de recomendación A). Actúan sobre el crecimiento glandular reduciendo el volumen prostático y mejorando el componente obstructivo estático al flujo de salida vesical de la HBP. Los principales 5-ARI comercializados son finasterida y dutasterida. En tratamientos superiores a un año, además de reducir el riesgo de progresión de los síntomas, reducen en un 50 % el riesgo de complicaciones y la necesidad de intervención quirúrgica. [14,15]. Además, los 5-ARI reducen las cifras de PSA al menos un 50 % de su valor inicial a los 6 meses de tratamiento. La incidencia de eventos adversos es baja y disminuyen con el uso. El perfil de efectos adversos a largo plazo es similar en ambos fármacos: disfunción eréctil (5-8 %), disminución de la libido (2-6 %), reducción del volumen eyaculatorio (5 %) o trastornos en la eyaculación (1,5-2 %) y ginecomastia (1,3-3 %). [15]

Inhibidores de la fosfodiesterasa 5
El tadalafilo, un inhibidor de la fosfodiesterasa 5 (IPDE-5), a 5 mg/día podría ser una opción en pacientes con STUI/HBP moderados a graves seleccionados, especialmente los que padecen disfunción eréctil (nivel de evidencia Ia, grado de recomendación A). [16,17] También se podrían emplearse como monoterapia en pacientes que no toleran los alfabloqueantes o asociados a 5-ARI en varones que empeoraron la función eréctil durante el tratamiento con 5-ARI (nivel de evidencia IIA, grado de recomendación B). Los efectos adversos más frecuentes son cefalea, dolor de espalda, rubor facial y dispepsia. Están contraindicados en pacientes isquémicos recientes (IAM, ACVA), con hipotensión, presión arterial mal controlada, insuficiencia renal y/o hepática significativa, neuropatía óptica isquémica anterior tratados con nitratos y en tratados con los alfabloqueantes menos uroselectivos (doxazosina o terazosina).

Terapia Quirúrgica.
Se recomienda la cirugía en pacientes que presentan insuficiencia renal secundaria a HPB, retención urinaria refractaria secundaria a HPB, infecciones de vías urinarias recurrentes, litiasis vesical recurrente o hematuria macroscópica debido a HPB, y/o STUI atribuidos a HPB refractaria a y/o que no deseen utilizar otras terapias. [18]

Seguimiento
- Seguimiento al primer mes para valorar posibles efectos adversos (anamnesis). En caso de intolerancia, se cambiará de tratamiento.
- Seguimiento al tercer mes para valorar la eficacia de la medicación (anamnesis, IPSS, valoración del cumplimiento y PSA). Si no hay mejoría (disminución del IPSS < 4 puntos) se derivarán a urología; si hay mejoría (disminución del IPSS ≥ 4 puntos), revisión anual. Se solicitará la PSA para confirmar una reducción del 50 % respecto del valor antes de iniciar tratamiento.
- Seguimiento anual (anamnesis, IPSS, valoración del cumplimiento y PSA). Elevación del PSA mayor o igual a 0,3 ng/ml respecto al nivel más bajo obtenido durante el tratamiento, confirmada y mantenida a las 4-6 semanas, indicará derivación a urología para descartar un cáncer de próstata.

Si Presentan empeoramiento de los síntomas con aumento de la puntuación del IPSS ≥ 4 puntos o el valor del PSA ≥ 1,5mg/ml, se deberá reevaluar al paciente. Pacientes con HBP que han sido tratados quirúrgicamente Son pacientes monitorizados habitualmente por urología, por lo que cualquier recidiva de los síntomas deberá ser valorada por el urólogo. [12]

Criterios de derivación de atención primaria a servicio de urología

1. Pacientes que, tras iniciar el tratamiento farmacológico de la HBP, no responden al tratamiento (no modificación de IPSS) o presentan una respuesta clínica insuficiente, que definimos como un descenso inferior a 4 puntos en el cuestionario IPSS, respecto al resultado basal antes del tratamiento
2. Cuando durante el seguimiento de la enfermedad, en pacientes que habían respondido al tratamiento farmacológico de la HBP, se agraven los síntomas y presenten un aumento de la puntuación del IPSS igual o superior a 4 puntos, signos de carcinoma de próstata, tacto rectal patológico, PSA > 10ng/ml o PSA > 4 ng/ml y PSA libre < 20 %.
3. Retención aguda de orina
4. Elevación de la creatinina sérica por encima de 1,5 mg/dl secundaria a uropatía obstructiva
5. Vejiga neurógena por enfermedad neurológica concomitante
6. Agravamiento de su patología con litiasis vesicales, hematuria de repetición o infecciones urinarias de repetición
7. En pacientes tratados con 5-ARI, una elevación del PSA mayor o igual a 0,3 ng/ml respecto al nivel más bajo obtenido durante el tratamiento, confirmada y mantenida a las 4-6 semanas. [12,19]

Bibliografía

1. León G, León E, Santos P, Vásquez G, Encalada G, Romero H. Antígeno prostático específico (PSA) y su relación con la hipertrofia prostática benigna (HPB) en adultos mayores. Recinto Pijullo. Cantón Urdaneta. 2015. Centro de Biotecnología. [Internet]. 1 de febrero de 2018;6(1). Disponible en: http://revistas.unl.edu.ec/index.php/biotecnologia/article/view/335
2. Barrera CE. CorrelaciÂ³n entre el índice de masa corporal con la severidad de los síntomas del tracto urinario inferior, en los pacientes de la consulta externa de Urología de los Hospitales San Francisco y Carlos Andrade Marín en el 2016 [Internet]. Universidad Central del Ecuador. 2017. Disponible en: http://www.dspace.uce.edu.ec/bitstream/25000/10466/1/T-UCE-0006-001.pdf
3. Instituto Guatemalteco de Seguridad social. (2016) GuÂa de práctica clínica basada en evidencia (GPC-BE) No. 74. Manejo de la hipertrofia prostática benigna IGSS-Guatemala.
4. Repositorio Pontífica Universidad catÂ³lica del Ecuador. [Online].; 2012. Disponible en: http://repositorio.puce.edu.ec/bitstream/handle/22000/7301/11.27.001086.pdf?sequence=4
5. Deters L. Benign Prostatic Hyperplasia (BPH). MedScape. 28 de junio de 2018; Disponible en: https://emedicine.medscape.com/article/437359-overview#a4

6. Sánchez R. *Hiperplasia Prostática Benigna (HPB). Rev Medica Sinerg. julio de 2016;1(7): 3-9. Disponible en: https://revistamedicasinergia.com/index.php/rms/article/view/36*

7. Barboza M. *Hiperplasia prostática benigna. Rev Medica Sinerg. 4 de agosto de 2017;2(8): 11-16. Disponible en: https://revistamedicasinergia.com/index.php/rms/article/view/91*

8. Zattoni F, Ficarra V, Novara G. *Risk stratification for benign prostatic hyperplasia. PubMed NCBI. Marzo del 2017; 84 (3): 153-157. Disponible en: https://pubmed.ncbi.nlm.nih.gov/28315497/*

9. Hammarsten J, Hogstedt B, Holthuis N, Mellstrom D. *Components of the metabolic syndrome-risk factors for the development of benign prostatic hyperplasia. Prostate Cancer Prostatic Dis 1998; 1: 157â€"162. Disponible en: https://pubmed.ncbi.nlm.nih.gov/12496910/Á*

10. Egan K. *The Epidemiology of Benign Prostatic Hyperplasia Associated with Lower Urinary Tract Symptoms: Prevalence and Incident Rates. PubMed NCBI. Agosto del 2016; 43(3):289â€"297. Disponible en: https://pubmed.ncbi.nlm.nih.gov/27476122/*

11. Huertas E. *Prevalencia de la hiperplasia prostá¡tica benigna en los pacientes de 50 a 90 años de edad que acuden al servicio de urología en el Hospital Alfredo Noboa Montenegro de la ciudad de Guaranda. Universidad Regional Autónoma de los Andes UNIANDES; 2018. Disponible en: Á http://dspace.uniandes.edu.ec/bitstream/123456789/9371/1/PIUAMED066-2018.pdf.*

12. Med Gen y Fam. *Documento de consenso sobre pautas de actuación y seguimiento del varón con síntomas del tracto urinario inferior secundarios a hiperplasia prostática benigna. 2016. http://dx.doi.org/10.1016/.*

13. Parsons JK. *Lifestyle factors, benign prostatic hyperplasia, and lower urinary tract symptoms. Curr Opin Urol. 2011;21:1â€"4. Disponible en: https://pubmed.ncbi.nlm.nih.gov/21045705/*

14. Kaplan SA, Chung DE, Lee RK, Scofield S, Te AE. *A 5-year retrospective analysis of 5-alpha-reductase inhibitors in men with benign prostatic hyperplasia: finasteride has comparable urinary symptom efficacy and prostate volume reduction, butless sexual side effects and breast complications thandutasteride. Int J Clin Pract. 2012;66:1052â€"5. Disponible en: https://onlinelibrary.wiley.com/doi/abs/10.1111/j.1742-1241.2012.03010.x*

15. Naslund MJ, Miner M. *A review of the clinical efficacy and safety of 5-alpha-reductase inhibitors for the enlarged prostate. Clin Ther. 2007;29:17â€"25. Disponible en: https://pubmed.ncbi.nlm.nih.gov/17379044/*

16. Porst H, Roehrborn CG, Secrest RJ, Esler A, Viktrup L. *Effects of tadalafil on lower urinary tract symptoms secondary to benign prostatic hyperplasia and on erectile dysfunction insexually active men with both conditions: Analyses of pooled data from four randomized, placebo-controlled tadalafil clinical studies. J Sex Med. 2013;10:2044-52. Disponible en: https://www.sciencedirect.com/science/article/abs/pii/S1743609515304549*

17. Ya n H, Zong H, Cui Y, Li N, Zhang Y. *The efficacy of PDE5 inhibitors alone or in combination with alpha-blockers for the treatment of erectile dysfunction and lower urinary tract symptoms due to benign prostatic hyperplasia: A systematic review and meta-analysis. J Sex Med. 2014;11:1539â€"45. Disponible en: https://pubmed.ncbi.nlm.nih.gov/24621088/*

18. Alarcon, M. (2015) *Universidad Central del Ecuador. Correlación de la uroflujometría con el residuo postmiccional de la ecografia en pacientes con hiperplasia prostática benigna de la consulta externa del hospital de la Policía Nacional, 2013- 2015. Disponible en: http://www.dspace.uce.edu.ec/bitstream/25000/10572/1/T-UCE-0006-013.pdf*

19. Molero, J. M., Páérez Morales, D., Brenes Bermúdez, F. J., Naval Pulido, E., Fernández-Pro, A., Martín, J. A., Castiñeiras Fernández, J., & Cozar Olmo, J. M.Á *Criterios de derivación en hiperplasia benigna de próstata para atención primaria [Referral criteria for benign prostatic hyperplasia in primary care]. Atención primaria, 2010; 42(1), 36-46. https://doi.org/10.1016/j.aprim.2009.07.006.*

CAPÍTULO 14
Cáncer Cervicouterino
Carla Daniela Vega Vega

Introducción

El cáncer cervicouterino es una alteración celular que se origina en el epitelio del cuello del útero debido a la persistencia de serotipos oncogénicos del virus del papiloma humano y que se manifiesta inicialmente a través de lesiones precancerosas de lenta y progresiva evolución.[1]

Su factor de riesgo más importante es la infección por el virus del papiloma humano (VPH, o HPV, por sus siglas en inglés). El VPH es un grupo de más de 150 virus relacionados. Algunos de ellos causan un tipo de crecimiento llamado papiloma que se conoce más comúnmente como verruga. [2]

La infección por este virus es un evento de transmisión sexual ampliamente difundido a nivel mundial y constituye un factor necesario, aunque no suficiente, para el desarrollo del cáncer de cuello uterino (CCU).

La prevalencia de dicha infección presenta un pico en mujeres menores de 25 años, coincidente con el inicio de su vida sexual y posteriormente muestra una disminución significativa en edades medianas y mayores. El hecho de que las mayores tasas de prevalencia se encuentren entre las adolescentes y las adultas jóvenes hace que las mismas sean consideradas como un grupo de alto riesgo a desarrollar lesiones premalignas y malignas del cérvix uterino. [3] Según datos de la International Agency for Research on Cancer. Global Cancer Observatory: Cancer Today, publicados por el boletín factográfico de salud, en América Latina se produjeron 28 318 muertes por cáncer cérvico uterino, en el año 2018, con una tasa bruta de 8,6 mujeres por cada 100 000 habitantes. Además señala que la mayor incidencia en América Latina está en las mujeres entre 40 y 54 años.[7]

Este cáncer constituye en América-Latina una enorme carga para el sistema de salud; se presenta como la tercera causa de muerte por cáncer en las mujeres de la región, solo superado por el cáncer de pulmón y de glándula mamaria; aunque en algunos de los países, como Honduras, Nicaragua, El Salvador, Bolivia, Paraguay y Ecuador, aún continúa liderando la mortalidad por cáncer en mujeres. Es sin embargo una de las localizaciones de cáncer más prevenibles y curables, tal como es evidente en las cifras de cáncer de los países desarrollados. [8]

Definición

El Cáncer Cervicouterino (cacu) es una alteración celular que se origina en el epitelio del cuello del útero y que se manifiesta inicialmente a través de lesiones precursoras de lenta y progresiva evolución, éstas se pueden suceder en etapas de displasia severa, y pueden evolucionar a cáncer in situ (circunscrito a la superficie epitelial) y/o cáncer invasor la lesión traspasa la membrana basal.

El cacu es una enfermedad de lenta progresión que se desarrolla como consecuencia de una infección persistente por alguno de los tipos del virus del papiloma humano (VPH) identificados como de alto riesgo y vinculados con el cacu; éstos ocasionan de forma gradual lesiones epiteliales de bajo o alto grados en la región cervical (displasias) y, en ausencia de tratamiento, evolucionan hacia el cacu. Dicha transformación tiene lugar en un periodo de 20 a 30 años a partir de la infección. [9]

Epidemiología
A escala mundial, el cáncer del cuello uterino es el cuarto tipo de cáncer más común entre las mujeres; la incidencia estimada respecto de 2018 es de 570000 nuevos casos. [10]

Todos los países están afectados, pero la incidencia es mayor en los países de ingresos bajos y medianos. Las tasas de incidencia normalizadas por edades varían entre 75 por 100 000 mujeres en los países de mayor riesgo hasta menos de 10 por 100 000 mujeres en los países de riesgo más bajo. [11] Casi el 90% de las 311 000 muertes que se produjeron en todo el mundo en 2018 tuvieron lugar en países de ingresos bajos y medianos. Además, la proporción de mujeres con cáncer cervicouterino que fallecen a causa de la enfermedad supera el 60% en muchos países de ingresos bajos y medianos, lo que duplica con creces la proporción de muchos países de ingresos altos, donde apenas llega al 30%. [12]

Según las proyecciones, la carga mundial de morbilidad del cáncer cervicouterino seguirá aumentando hasta llegar a 700 000 casos y 400 000 muertes en 2030; para los años posteriores se esperan incrementos análogos. [13] Estos aumentos suponen un incremento del 21% en el número de casos y del 27% en el número de muertes solamente en ese periodo de 12 años a partir de 2018. La gran mayoría de los aumentos tendrá lugar entre mujeres de países de ingresos bajos y medianos, lo que pone de manifiesto la gravedad de las disparidades mundiales en cuanto a la morbilidad y la mortalidad del cáncer del cuello uterino. [10] En el Ecuador según datos proporcionados por la sociedad de lucha contra el cáncer (SOLCA) en el año 2017, el cáncer cérvico uterino representa el segundo tipo de cáncer después en etapas de displasia severa, y pueden evolucionar a cáncer in situ (circunscrito a la superficie epitelial) y/o cáncer invasor la lesión traspasa la membrana basal.

El cacu es una enfermedad de lenta progresión que se desarrolla como consecuencia de una infección persistente por alguno de los tipos del virus del papiloma humano (VPH) identificados como de alto riesgo y vinculados con el cacu; éstos ocasionan de forma gradual lesiones epiteliales de bajo o alto grados en la región cervical (displasias) y, en ausencia de tratamiento, evolucionan hacia el cacu. Dicha transformación tiene lugar en un periodo de 20 a 30 años a partir de la infección. [9]

Epidemiología
A escala mundial, el cáncer del cuello uterino es el cuarto tipo de cáncer más común entre las mujeres; la incidencia estimada respecto de 2018 es de 570000 nuevos casos. [10]

Todos los países están afectados, pero la incidencia es mayor en los países de ingresos bajos y medianos. Las tasas de incidencia normalizadas por edades varían entre 75 por 100 000 mujeres en los países de mayor riesgo hasta menos de 10 por 100 000 mujeres en los países de riesgo más bajo. [11] Casi el 90% de las 311 000 muertes que se produjeron en todo el mundo en 2018 tuvieron lugar en países de ingresos bajos y medianos. Además, la proporción de mujeres con cáncer cervicouterino que fallecen a causa de la enfermedad supera el 60% en muchos países de ingresos bajos y medianos, lo que duplica con creces la proporción de muchos países de ingresos altos, donde apenas llega al 30%. [12]

Según las proyecciones, la carga mundial de morbilidad del 'cáncer cervicouterino seguirá aumentando hasta llegar a 700 000 casos y 400 000 muertes en 2030; para los años posteriores se esperan incrementos análogos. [13] Estos aumentos suponen un incremento del 21% en el número de casos y del 27% en el número de muertes solamente en ese periodo de 12 años a partir de 2018. La gran mayoría de los aumentos tendrá lugar entre mujeres de países de ingresos bajos y medianos, lo que pone de manifiesto la gravedad de las disparidades mundiales en cuanto a la morbilidad y la mortalidad del cáncer del cuello uterino. [10] En el Ecuador según datos proporcionados por la sociedad de lucha contra el cáncer (SOLCA) en el año 2017, el cáncer cérvico uterino representa el segundo tipo de cáncer después del cáncer de mama, diagnosticándose cada año un aproximado de 1600 casos de los cuales 650 fallecen con una edad promedio de 54 años. [12] En Guayaquil, la presentación de una de las patologías frecuentes en mujeres es el cáncer de cérvix invasor, y con relación a la mortalidad, en menores de 75 años, la tasa ha tenido una tendencia a estabilizarse e ir decreciendo en los últimos años observándose una tasa de 7,05 en el 2009; 5,65 en el 2011; 4,51 en 2014 y en el 2018 con 4,24 muertes por cada 100.000 mujeres. [13]

Fisiopatologia

El cérvix normal se compone de diferentes tipos de células epiteliales, el canal cervical medio y el cérvix superior están compuestos por epitelio columnar secretor, originado embriológicamente de la invaginación de los conductos müllerianos. [14] Existe un pequeño potencial neoplásico para este tipo de células. La vagina y el ectocérvix distal están compuestos de epitelio escamoso, estas células escamosas reemplazan las células columnares müllerianas originales cuando se forma el canal uterovaginal. Existe un pequeño potencial neoplásico para este tipo celular. [15] La unión escamo-columnar (UEC) es el punto donde las células escamosas y columnares se encuentran. Esta unión se encuentra típicamente entre el ectocérvix central y el canal cervical inferior, pero la localización varía a lo largo de la vida de la mujer, por el desarrollo fetal y la menopausia. La unión escamo-columnar original es una zona de transformación. La transformación normal de un tipo celular maduro en otro es llamada metaplasia. Cuando la metaplasia ocurre, existe siempre un potencial neoplásico. En las mujeres en edad reproductiva, la UEC se mueve hacia afuera por influencia hormonal. El pH ácido vaginal provoca irritación mecánica que induce el proceso de metaplasia escamosa, resultando una nueva UEC. Esta área entre la original y la nueva UEC es referida como la zona de transición. Las células escamosas inmaduras metaplásicas en esta zona de transformación son teóricamente las más vulnerables a neoplasia.4

La mayoría de los carcinomas de células escamosas se originan en la UEC. En mujeres jóvenes la UEC es localizada fuera del orificio cervical externo y el tumor tiende a crecer hacia afuera (crecimiento exofítico), en contraste, en pacientes de mayor edad, la UEC es localizada en el canal cervical, por lo que el cáncer cervical tiende a crecer hacia adentro, a lo largo del canal cervical (crecimiento endofítico). Las células de reserva en la unión escamocolumnar han sido vigiladas con interés como origen del adecocarcinoma cervical. Sin embargo, la mayoría de los adenocarcinomas cervicales surgen en la unión escamocolumnar.10

La coilocitosis ha sido descrita en muestras de Papanicolaou por décadas y es reconocida como muestra de displasia leve. En 1970 Meisels y Fortín descubrieron que el VPH era el origen de atipia coilocítica. El VPH está asociado a un alto grado de lesiones cervicales y es considerado el agente causal en el desarrollo de cáncer cervicouterino. Esta relación ha sido descrita por Bosch y cols. y es ahora bien aceptado el modelo para entender la oncogénesis mediada por virus. [16]

Los factores de riesgo para cáncer cervical son: comienzo precoz de relaciones sexuales, promiscuidad, otras infecciones enfermedades de transmisión sexual y el hábito de fumar. Las ITS incluyen el virus del papiloma humano (VPH), herpes, gonorrea y chlamydia. El VPH es la causa de las verrugas genitales y está íntimamente relacionado con estos factores de riesgo. [17]

Cuadro clínico

En muchas mujeres que se han examinado rutinariamente, el hallazgo más común es un resultado anormal de Papanicolaou (Pap), siendo lo más común que se encuentran asintomáticas.

Clínicamente, el primer síntoma de cáncer de cuello uterino es el sangrado vaginal anormal (generalmente postcoital), malestar vaginal, la secreción maloliente y la disuria no son raros.

El tumor crece extendiéndose a lo largo de las superficies epiteliales, tanto escamosas como glandulares, hacia arriba de la cavidad endometrial, a través del epitelio vaginal y lateralmente a la pared pélvica. Puede invadir la vejiga y el recto directamente, dando lugar a estreñimiento, hematuria, fístula y obstrucción ureteral, con o sin hidrouréter o incluso hidronefrosis.

El hallazgo más común en pacientes con CA de cuello uterino es un resultado anormal de Papanicolaou (Pap). [18]

Diagnóstico

El Protocolo para la detección oportuna del Cáncer de Cuello Uterino tiene una cobertura nacional aplicables en todos los establecimientos del Sistema Nacional de Salud.

Criterios para la detección oportuna del Cáncer de Cuello Uterino.
Población blanco

Mujeres en el rango de edad entre los 30 a 64 años.

Inclusiones

Mujeres fuera del rango de edad de la población objetivo (menores de 30 años y mayores de 65 años), con las siguientes condiciones de salud:
Inmunodeprimidas (VIH, trasplantadas, etc)
Antecedentes de enfermedades de transmisión sexual.
Multiparidad.
Antecedentes de lesiones de cuello uterino incluidas cáncer.
Edad de inicio de vida sexual antes de los 16 años

Exclusiones

Mujeres en el rango de edad de la población objetivo con las siguientes condiciones de salud:
Mujeres que no han tenido relaciones sexuales.
Mujeres a quienes se les ha realizado histerectomía total por enfermedad benigna.
Mujeres con cáncer de cérvix previo.

Prueba de ADN para VPH por captura híbrida II

La prueba de ADN para el virus del papiloma humano (VPH) es una prueba de cribado primario, es más sensible que la prueba de Papanicolao y tiene un valor predictivo negativo mejor.[9]
La prueba de ADN para VPH por captura híbrida II, mejora significativamente el rendimiento diagnóstico de detección de muestras por autotoma. [19]
Se recomienda la prueba de Papanicolaou en aquellas mujeres que resultaren positivas de la prueba de ADN para VPH por captura híbrida II y en aquellos establecimientos de salud que aún no se introduce la nueva técnica (test de ADN para VPH).
Se recomienda la prueba de ADN para VPH por captura híbrida II en mujeres > 30 años.[20]
NO se recomienda la prueba de ADN para VPH por captura híbrida II en la población adolescente.[20]
NO se recomienda la prueba de ADN para VPH por captura híbrida II en mujeres < 30 años o > 64 años, para aquellas se continuará realizando la prueba de Papanicolaou.[21]
Se recomienda la prueba de ADN para VPH por captura híbrida II una vez cada 3 años para las mujeres que han resultado negativas a esta prueba.
Las pruebas de ADN del VPH (incluyendo el VPH y el VPH 16/18 HR pruebas) no se recomienda para las siguientes situaciones: [22]

Decidir si vacunar contra el VPH;
La realización de detección de ETS para el VPH;
Triage LSIL;
Adolescentes de pruebas de edad <21 años; y
La detección del cáncer cervical primaria como una prueba independiente (es decir, sin una prueba de Papanicolaou).

Autotoma

Se recomienda la Autotoma para aquella población en dónde existan barreras socio-culturales y geográficas.[23]
La Autotoma tiene mejor sensibilidad que la prueba de Papanicolaou, las mujeres pueden recoger sus propias muestras.[24]
Presenta mayor aceptabilidad en las pacientes para su realización, por la comodidad y privacidad.[24,25]
Es un método no confiable ya que no garantiza la correcta toma de la muestra.[26]
Incrementa la participación de las mujeres en los programa de prevención y detección del cáncer de cuello uterino y disminuye costos.[20,26]

Criterios de Referencia y Contrarreferencia

Las muestras para estudio de prueba de ADN para VPH por captura híbrida II y/0 Papanicolaou, podrán ser tomadas por personal médico y no médico adecuadamente capacitado para el procedimiento, es decir: obstetrices, personal de enfermería.
Una vez tomadas las muestras requeridas para el estudio de tamizaje, la rotulación, almacenamiento y transporte de las mismas deberá realizarse de acuerdo a las normativas que están establecidas para tal fin, asegurando que las mismas sean derivadas apropiadamente a los laboratorios que están autorizados por el MSP para el procesamiento y lectura de estas.
Una prueba de tamizaje de Papanicolaou (citología vaginal) será considerada como positiva cuando el reporte sea una lesión de células escamosas de significado indeterminado (ASC-US) o mayor.
Atipia de células escamosas de significado indeterminado (ASC-US).
Atipia de células escamosas de las que no es posible excluir lesión de alto grado (ASC-H).
Lesión escamosa intraepitelial de bajo grado (L-SIL).
Lesión escamosas intraepitelial de alto grado (H-SIL).
Carcinoma de células escamosas.
Atipia de células glandulares de significado indeterminado (ASG-US).

Células glandulares atípicas posiblemente neoplásicas.
Adenocarcinoma endocervical in situ.
Adenocarcinoma
Se refieren a unidades del 2° nivel de atención del RPIS, para la realización de Colposcopía y un adecuado seguimiento, manejo y tratamiento, Las mujeres positivas de Papanicolaou (citología vaginal) y con resultados de:
Atipia de células escamosas de significado indeterminado (ASC-US).
Atipia de células escamosas de las que no es posible excluir lesión de alto grado (ASC-H).
Lesión escamosa intraepitelial de bajo grado (L-SIL).
Lesión escamosas intraepitelial de alto grado (H-SIL).
Atipia de células glandulares de significado indeterminado (ASG-US).
Células glandulares atípicas posiblemente neoplásicas.
Son referidas directamente a tercer nivel de atención para un adecuado seguimiento, manejo y tratamiento; Las mujeres positivas de Papanicolaou (citología vaginal) y con resultados de:
Carcinoma de células escamosas.
Adenocarcinoma endocervical in situ.
Adenocarcinoma

Se recomienda realizar la colposcopia a todas a todas las mujeres con una prueba de ADN para VPH por captura híbrida II positiva y reporte de citología anormal, en establecimientos de segundo nivel de atención.
Una vez realizada la colposcopia y/o biopsia, el reporte será realizado en base a la nomenclatura de la Federación Internacional de Colposcopia y Patología Cervical, aprobada en el Congreso Mundial de Río de 2011.
En caso de que se haya realizado la toma de biopsia, deberá garantizarse el correcto registro, almacenamiento y transporte de las mismas, asegurando que las muestras sean derivadas apropiadamente a los laboratorios que están autorizados por el MSP para el procesamiento y lectura de estas.
Toda paciente con biopsia positiva de diagnóstico de cáncer, se deben referir a establecimientos de tercer nivel.

Para las mujeres que resultaren con diagnóstico de cáncer de cuello uterino, el Sistema Integral de Salud, garantizará el cumplimiento de su derecho del acceso al mejor tratamiento disponible de forma universal y gratuita, incluyendo el acceso a los cuidados paliativos en caso de que estos sean necesarios. [27]

Biblioteca

1. Mendoza T, Pedroza MJ, Hernando Micolta P, Ramirez A, Cáceres CR, López D, Nuñez AJ, Acuña M. Prevalencia de lesiones de bajo y alto grado de cuello uterino en una ciudad colombiana. Rev Chil Obstet Ginecol. 2012;77(2):129-36 [Links]

2. American Cancer Society. Factores de riesgo para el cáncer cérvico uterino [Internet]. New York: ACS; 2018 [citado 20/03/2020]. Disponible en: Disponible en: https://www.cancer.org/es/cancer/cancer-de-cuello-uterino/causas-riesgos-prevencion/factores-de-riesgo.html [Links]

3. Dominguez Bauta SR, Trujillo Perdomo T, Aguilar Fabré K, Hernández Menéndez M. Infección por el virus del papiloma humano en adolescentes y adultas jóvenes. Rev Cubana Obstet Ginecol [revista en Internet]. 2018 [citado 20/03/2020];44(1):[aprox. 13p]. Disponible en: Disponible en: https://www.medigraphic.com/pdfs/revcubobsgin/cog-2018/cog181q.pdf [Links]

7. Cuba. Centro Nacional de Información de Ciencias Médicas. Biblioteca Médica Nacional. Cáncer Cervicouterino. Estadísticas Mundiales. Factográfico salud [Internet]. 2019 [citado 06/05/2019];5(12):[aprox. 17p]. Disponible en: Disponible en: http://files.sld.cu/bmn/files/2019/12/factografico-de-salud-diciembre-2019.pdf [Links]

8. Capote Negrín G. Epidemiología del cáncer de cuello uterino en América Latina. Ecancer. 2015;9:7-14 [Links]

9. Gutiérrez Delgado C, Báez-Mendoza C, González-Pier E., Prieto de la Rosa A, ReneeWitlen, BA. Relación costo-efectividad de las intervenciones preventivas contra el cáncer cervical en mujeres mexicanas salud pública de México / vol. 50, no. 2, marzo-abril de 2008.

8 Centro Internacional de Investigaciones sobre el Cáncer, OMS. GLOBOCAN 2018: Estimated cancer incidence, mortality and prevalence worldwide in 2018. Cervical Cancer Fact Sheet (https://gco.iarc.fr/today/data/factsheets/cancers/23-Cervix-Uteri-fact-sheet.pdf, consultado el 22 de abril de 2019).

9 Centro Internacional de Investigaciones sobre el Cáncer. Global Cancer Observatory (GLOBOCAN) 2018 Estimates (http://gco.iarc.fr/).

10 Bray F, Ferlay J, Soerjomataram I, Siegel RL, Torre LA, Jemal A, Global cancer statistics 2018: GLOBOCAN estimates of incidence and mortality worldwide for 36 cancers in 185 countries. CA Cancer Journal for Clinicians. 2018;68(6):394-424. doi: 10.3322/caac.21492.

11 Centro Internacional de Investigaciones sobre el Cáncer. Global Cancer Observatory (GLOBOCAN) Cancer Tomorrow 2018 Estimates (http://gco.iarc.fr/tomorrow).

12. Solca. (2017, March). Día mundial de la prevención de cáncer de cuello uterino. Solca núcleo de Quito, 1-4. Retrieved from https://issuu.com/solcaquito/docs/dia_mundial_del_cancer_de_cuello_ut

13. SOLCA. Septiembre 2019. Departamento de bioestadistica. Guayaqui. Disponiple en: https://www.google.com/url?sa=t&source=web&rct=j&url=http://www.estadisticas.med.ec/Publicaciones/3%2520Boletin%2520epi%2520Ca%2520c%25C3%25A9rvix%25202019.pdf&ved=2ahUKEwj6qNHd3ZHtAhVJmVkKHYCLBZwQFjABegQIAxAH&usg=AOvVaw1ReS-y9SHBQvunM5Ctp30S

14. Yoshikazu O, Yumiko T, Masato N. MR Imaging of the Uterine Cervix: Imaging-Pathologic Correlation. Radiographics 2003; 23: 425-45

15. Warren JB, Gullett, H, King V. Cervical Cancer Screening and Update Guidelines. 2009 Primare Care: Clinics in Office Practice 2009; 36.

16. Jhingran A. Abeloff: Abeloff's Clinical Oncology. 4th. Ed. Chap. 91. Cancers of the cervix, vulva, and vagina; 2008.

17. García A, Fajardo MT, Caballero MC, Camargo FA. Resultados de la citología cérvicovaginal en población universitaria: un estudio descriptivo. Rev Enferm Glob. [Internet] 2016; 15(42): [Aprox. 10p.]. Disponible en: Disponible en: http://scielo.isciii.es/pdf/eg/v15n42/clinica1.pdf

18. Arévalo B. Arturo Raúl, Arévalo Salazar Dory E., Villarroel Subieta Carlos J.. EL CÁNCER DE CUELLO UTERINO. Rev. Méd. La Paz [Internet]. 2017 [citado 2020 Nov 20] ;   23(2): 45-56. Disponible en: http://www.scielo.org.bo/scielo.php?script=sci_arttext&pid=S1726-89582017000200009&lng=es.

19. Iftner Th., Germ L., Swoyer R., et al. Study Comparing Human Papillomavirus (HPV) Real-Time Multiplex PCR and Hybrid Capture II INNO-LiPA v2 HPV Genotyping PCR Assays. J Clin Microbiol. 2009 Julio; 7(47).

20. Cheng J., Meilu B., Cong X., et al. Evaluation of a novel real-time fluorescent polymerase chain reaction assay for high-risk human papilloma virus DNA genotypes in cytological cervical screening. Biomed Rep. 2013 Marzo; 2(1).

21. Impacto de la vacuna del virus del papiloma humano en mujeres en edad fértil: Revisión Sistemática de Literatura. Tesis. Bogotá: Universidad del Rosario; 2014.

22.   STD. CDC. [Online].; 2011. Available from: HYPERLINK Disponible en: http://www.cdc.gov/std/treatment/2010/cc-screening.htm

23. Ortiz AP., Pérez CM., Otero Y., et al. Acceptability of Cervical and Anal HPV Self-sampling in a Sample of Hispanic Women in Puerto Rico. PR Health Sci J. 2012 Diciembre; 4(31).

24.   Sultana F., English D.,Simpson J., et al. Rationale and design of the iPap trial: a randomized controlled trial of home-based HPV self-sampling for improving participation in cervical screening by never- and under-screened women in Australia. BMC Cancer. 2014 Marzo; 14(207).

25. Bansil P., Wittet S., Lim J., et al. Acceptability of self-collection sampling for HPV-DNA testing in low-resource settings: a mixed methods approach. BMC Public Health. 2014 Junio; 14(596).

26. Virtanen A., Nieminen P., Luostarinen T., Anttila A. Self-sample HPV Tests As an Intervention for Nonattendees of Cervical Cancer Screening in Finland: a Randomized Trial. Cancer Epidemiol Biomarkers Prev. 2011 Septiembre; 9(20).

27. Ministerio de Salud Pública. Protocolos para la Detección Oportuna del Cáncer de Cuello Uterino, 1° Edición. Quito: Dirección Nacional de Estrategias de Prevención y Control; 2015. Disponible en: http://salud.gob.ec

CAPÍTULO 15
Retinopatía Diabética

Janina Roxana Pimentel Pulgar

Introducción

La retinopatía diabética (RD) es considerada en los países desarrollados como la primera causa de ceguera en personas en edad laboral y la segunda causa de ceguera en Latinoamérica, después de la catarata. Por otro lado, la diabetes mellitus (DM) es actualmente uno de los problemas más serios que enfrenta la salud pública mundial, estimándose que en el año 2000 existían en el planeta alrededor de 170 millones de personas afectadas. Esto conlleva a que la proyección al año 2030 sea de 360 millones de personas. [1]

El edema macular diabético es la causa más frecuente de disminución de la agudeza visual en los diabéticos. De acuerdo con los resultados de los grandes estudios multicéntricos, la prevención de la ceguera por retinopatía diabética pasa por la realización de revisiones periódicas del fondo de ojo de los pacientes diabéticos de manera que puedan ser tratadas a tiempo. El uso de cámaras no midriáticas y la telemedicina han demostrado ser útiles para este fin (sensibilidad > 80% y especificidad > 90%). Si se sigue este método, la primera retinografía debería realizarse a los 5 años del diagnóstico en los diabéticos tipo 1 y en el momento del diagnóstico en los diabéticos tipo 2.

La detección precoz de la retinopatía diabética resulta fundamental para evitar la ceguera. La Asociación Americana de Diabetes y la Academia Americana de Oftalmología afirman que, si se siguen adecuadamente las pautas de tamizaje y se trata oportunamente a los pacientes, la reducción del riesgo de ceguera se sitúa entre 12% y 28%. [2-3]

Por tanto, el papel del médico de atención primaria es fundamental para la detección precoz de esta enfermedad. [4]

Definición

La Retinopatía Diabética (RD) es una microangiopatía progresiva que se caracteriza por lesiones y oclusión de vasos retinales pequeños en personas con Diabetes Mellitus. Las alteraciones patológicas más tempranas son el engrosamiento de la membrana basal endotelial capilar y alteración del endotelio retinal, que producen filtración de líquidos y de lípidos, asociado a una isquemia retinal que desencadena neovasos, sangramiento intraocular y un desprendimiento de retina traccional.

La RD progresa desde una alteración no proliferante leve caracterizada por un aumento de la permeabilidad vascular, luego progresa a RD no proliferante severa moderada a severa caracterizado por la obstrucción vascular. En una etapa aún más avanzada, se observa la RD proliferante, caracterizada por el crecimiento de nuevos vasos en la retina o en la a superficie posterior del vítreo. Estos cambios pueden acompañarse de EM caracterizado por el adelgazamiento retinal producto de la fuga de los vasos sanguíneos.

El embarazo, la pubertad, el mal control metabólico de la glucosa sanguínea, la hipertensión arterial y la cirugía de catarata pueden acelerar estos cambios[5]

Epidemiología

La DM ha ido aumentando su prevalencia a un gran ritmo en todo el mundo, estimándose en 108 millones de afectados en 1980 según la OMS [6] y alcanzando los 415 millones en 2015, según la Federación Internacional de diabetes. [7]

Se estima que en 2040 esta cifra aumente un 53%, llegando hasta 642 millones de personas afectadas.

Más del 75% de los pacientes con más de 20 años de evolución tienen alguna forma de retinopatía, que es la primera causa de limitación visual y ceguera en la población laboralmente activa.

La OMS estima que provoca el 4,8% de los 37 millones de ciegos del mundo, lo que varía de acuerdo al país. El 3,6% de los diabéticos tipo I y el 1,6% de los diabéticos tipo II son legalmente ciegos. [8] En los diabéticos tipo l el 85% y en los de tipo ll el 33% los casos de ceguera se deben a su enfermedad. [9]

En Ecuador, las cifras del Instituto de Estadísticas y Censos (INEC) dicen que 50.000 personas han fallecido a causa de esta enfermedad en los últimos 10 años, lo que la coloca como la segunda causa de muerte, detrás de las enfermedades isquémicas del corazón. [10]

Estudios internacionales estiman que el 5% del coste sanitario global, proviene de la DM, conociéndose además que en estos últimos años han aumentado del orden 4-5 veces más en estos países donde se han realizan dichos estudios. [11]

A escala mundial, las cataratas siguen siendo la principal causa de ceguera evitable. Aunque las cataratas (que son la causa del 47,8% de los casos de ceguera a escala mundial) siguen siendo el principal reto en la lucha contra la ceguera evitable en particular en los países en desarrollo, hay otras enfermedades, como el glaucoma (12,3%), la degeneración macular senil (8,7%) y la retinopatía diabética (4,8%), que han empezado a imponerse como causas de ceguera. [12]

La prevalencia de RD está relacionada principalmente con los años de evolución de DM y control metabólico. En el estudio Diabetes Control and

Complications Trial (DCCT) se evidenció que en los DM tipo II, la prevalencia de RD en el momento del diagnóstico puede oscilar entre el 6% y el 30%, observándose en el estudio United Kingdom Prospective Diabetes Study (UKPDS), un mayor número de varones afectados (39%) frente al 35% de las mujeres afectadas. 13. Vila L, Viguera J y Alemán R. Retinopatía diabética y ceguera en España. [13]

Fisiopatología

La   hiperglucemia en conjunto con las vías metabólicas directamente relacionadas con ella es la causa principal de RD alteraciones en la retina neural (degeneración neurorretiniana) y lesiona el lecho capilar situado en la retina interna (lesión microangiopática). Las primeras alteraciones morfológicas que pueden observarse son el engrosamiento de la membrana basal, la pérdida de pericitos y la lesión endotelial con disrupción de las tight junctions   (TJ), uniones intercelulares fuertes entre las células endoteliales, que conforman la barrera hematorretiniana interna. La pérdida de pericitos es fundamental para la formación de microaneurismas, la membrana basal, aunque engrosada, es disfuncionante y presenta   aumento de la permeabilidad. Esto, junto con la ruptura de las TJ, permitirá la extravasación   del contenido intravascular al espacio intersticial. Como consecuencia habrá   un engrosamiento de la retina y la presencia de exudados duros, este estadio se conoce como RD   de base. En estadios más avanzados, la lesión endotelial se agrava y se produce una pérdida de células endoteliales, los capilares sin endotelio se convierten en estructuras especialmente   proclives a la trombosis. Además, se producirá el fenómeno de la leucostasis, es decir, la adhesión irreversible del leucocito al endotelio o / a la membrana basal del capilar denudado de células endoteliales, que puede ocluir la luz del capilar, estos acontecimientos originan una grave situación de hipoxia. En estos estadios se aprecian en el examen oftalmoscópico exudados blandos o algodonosos, que reflejan áreas de la retina infartadas y anomalías en la microcirculación intrarretiniana. Todos estos elementos constituyen   la denominada RD preproliferativa.   En las fases finales se producirá la digestión enzimática de la membrana basal, que será una condición indispensable para iniciar los pasos secuenciales de la neovascularización, los propios productos de degradación de la membrana basal, junto con los factores angiogénicos regulados al alza por la hipoxia, son fundamentales para iniciar la angiogénesis. Esta etapa final se conoce como RD proliferativa y se caracterizará clínicamente por la presencia de neovasos. Estos neovasos tienen tropismo hacia el cuerpo vítreo, donde se se anclan y, tras fibrosarse, pueden producir un desprendimiento de la retina por tracción, también, dada su fragilidad, pueden sangrar y ocasionar hemorragias masivas en el interior del humor vítreo. [14] El síndrome metabólico (MetS), definido como una constelación de anomalías metabólicas con obesidad, intolerancia a la glucosa, hipertensión, triglicéridos elevados (TG) y bajo nivel de colesterol de lipoproteínas de alta densidad (HDL), es un factor de riesgo para complicaciones cardiovasculares además de las complicaciones macrovasculares de la DM, se ha investigado la asociación potencial entre MetS y DR, según los datos publicados recientemente, ni MetS ni sus componentes están asociados con un mayor riesgo de DR. [15] Así mismo no se encontró diferencias entre los niveles de triglicérido(TG), colesterol total (TC) y HDL-C entre pacientes con DR y sin DR. Sin embargo, se observaron niveles de LDL-C ligeramente más altos en los casos de RD. [16]

Factores de riesgo. Signos y síntomas.
Los factores de riesgo presentes que influyen en la aparición de esta patología son:

1. Duración de la diabetes: se estima que todo aquel paciente que posee DM de más de 10 años de duración, posee algún grado de RD.
2. Mal control metabólico de la DM.
3. Embarazo, asociado a un rápido progreso de la RD.
4. Pubertad: estudios indican que a partir de los 13 años de edad a causa de las hormonas, hay un incremento notable en el riesgo de padecer RD.
5. Alta presión arterial.
6. Altos niveles lipídicos.
7. Sindrome de apnea del sueño en pacientes con DM, puede empeorar la RD. [17]

Los signos y síntomas de la RD no se ven por parte del paciente hasta que este nota pérdida de visión, cuando esto ocurre, la RD ya es avanzada y comienza a declararse sintomáticamente.
Los principales síntomas de la RD incluyen:
1. Visión borrosa y pérdida lenta de la visión con el tiempo.
2. Moscas volantes.
3. Sombras o áreas de visión perdidas.
4. Dificultad para ver durante la noche. [18]

Diagnóstico

El procedimiento para poder diagnosticar una RD es la derivación de todo paciente diabético al cribado de RD, lo cual significa examinar a personas asintomáticas con el fin de clasificarlas como portadoras o no de dicha enfermedad, objeto del cribado. Todo ello consistiría en la realización de un examen de fondo de ojo y observación del estado de sus vasos, con distintas pruebas como son por ejemplo:
- Examen por dilatación de la pupila.
- Tomografía de coherencia óptica.
- Angiografía con fluoresceína.
- Ultrasonido. [19]

Otro método diagnóstico es la retinografía no midriática para observar el fondo de ojo, sin necesidad de dilatar las pupilas y por ello no necesaria orden del facultativo.

Este examen se puede realizar de distintas formas:
- Procedimiento estándar de revisión presencial por un oftalmólogo.
- Procedimiento basado en la captura de imágenes por personal de enfermería y la interpretación directa por un oftalmólogo o MAP (entrenado y apoyado por un oftalmólogo) apoyándose en la telemedicina (La telemedicina consiste en la aplicación de las nuevas tecnologías para compartir todo tipo de información entre distintos profesionales, para así acortar los tiempos y distancias y ofrecer una mayor cobertura a los pacientes). [20]
- Captura de imágenes por parte de personal no médico, primera clasificación por un óptico certificado y el apoyo final de un oftalmólogo mediante telemedicina.

Tratamiento

El tratamiento de la RD incluye:
- Fotocoagulación con láser. El tratamiento láser ha demostrado ser eficaz en el 90% de los casos de RD no proliferativa avanzada proliferativa inicial, pues se logró detener o evitar
progresión, permitiendo así conservar una visión útil. Pacientes con RDP de alto riesgo el tratamiento con láser reduce en un 50 % la pérdida de visión severa (20/400 o peor).
Indicaciones:
- Retinopatía diabética no proliferativa severa

- Retinopatía diabética proliferativa
- Edema macular diabético

En casos muy especiales, se puede recomendar una fotocoagulación temprana:
cirugía inminente de catarata, complicaciones sistémicas como nefropatía en diálisis, ojo único con retinopatía proliferante en ojo contralateral que no responde al láser. [21]
- Tratamiento farmacológico para el EMD:

Terapia médica intravítrea.
Los medicamentos intravítreo tienen un efecto temporal, por lo cual no sustituyen al tratamiento con láser, por ende no deben ser utilizados en forma aislada o como monoterapia, y solo deben considerarse como un coadyuvante sobretodo en el manejo del edema macular o previo a una vitrectomía. Sin embargo, no existe evidencia de su comportamiento a largo plazo y no existen guías clínicas que orienten para el retratamiento.
La Academia Americana de Oftalmología recomienda el tratamiento con anti-VEGF para pacientes con RDP de alto riesgo sin edema macular diabético. [22]
Diversos componentes farmacológicos se han propuesto para el manejo coadyuvante del edema macular clínicamente significativo o de neovascularización y son esteroides como el acetónido de Triamcinolona o dexametasona de acción prolongada (Ozurdex-Allergan) saliendo al mercado y los antiangiogénicos (antiVEGF) encontrándose disponibles el bevacizumab, el ranibizumab y el pegaptanib. [23]
- Tratamiento quirúrgico:
Vitrectomía.
El objetivo fundamental de una vitrectomía es la remoción de una hemorragia vítrea, reposicionando la retina y evitando la progresión de la retinopatía al remover la hialoides posterior del vítreo, que sirve de sustentación de los neovasos y posibilitando la contracción del tejido fibrovascular que causa el desprendimiento traccional de la retina. Esto facilita el tratamiento con láser, que estabilizará finalmente la retinopatía en muchos casos.

Las indicaciones de una vitrectomía en RD son:
1. Hemorragia vítrea severa sin tendencia a reabsorción, recomendándole una vitrectomía precoz con endofotocoagulación en pacientes sin tratamiento previo con láser, en pacientes que hayan perdido la visión del otro ojo, en

diabéticos tipo 1 y rubeosis del iris.

2. RDP activa, que persiste a pesar de una panfotocoagulación completa.

3. Hemorragia pre retiniana o vítrea parcial no permite realizar una fotocoagulación eficaz.

4. Desprendimiento traccional de retina con compromiso macular.

5. Desprendimiento de retina mixto traccional /regmatógeno.

6. Paciente con EMD y tracción vítreoretinal significativa. [24]

Pero sobretodo la clave está en una detección temprana y el fomento de la prevención primaria que es efectiva y de muy bajo coste. [25]

Bibliografía

1. Covarrubias Trinidad, Delgado Iris, Rojas Daniel, Coria Marcelo. Tamizaje en el diagnóstico y prevalencia de retinopatía diabética en atención primaria. Rev. méd. Chile [Internet]. 2017 Mayo; 145(5): 564-571. Disponible en: http://dx.doi.org/10.4067/S0034-98872017000500002

2. Echouffo-Tcheugui J, Ali M, Roglic G, Hayward R, Narayan K. Screening intervals for diabetic retinopathy and incidence of visual loss: a systematic review. Diabet Med 2013; 30: 1272-92.

3. Pieczynsky J, Grzyybowski A. Review of Diabetic Retinopathy Screening Methods and Programmes Adopted in Different Parts of the World. European Ophthalmic Review 2015; 9 (1): 49-55

4. J.E. Muñoz de Escalona-Rojas, A. Quereda-Castañeda, O. García-García, Actualización de la retinopatía diabética para médicos de atención primaria: hacia una mejora de la medicina telemática, SEMERGEN - Medicina de Familia, Volume 42, Issue 3, 2016, Pages 172-176, ISSN 1138-3593, https://doi.org/10.1016/j.semerg.2015.06.006.

5. Ministerio de salud. (Junio 2006). Guia clinica. Retinopatia diabetica. Disponible en: https://www.google.com/url?sa=t&source=web&rct=j&url=https://www.minsal.cl/portal/url/item/75fe6afb694438c4e04001011f0169c4.pdf&ved=2ahUKEwiV18vnvYrtAhUBrlkKHdOVC30QFjAOegQIBhAB&usg=AOvVaw264c4sJKOjuhAX8cktzd0-&cshid=1605647184753

6. Organización Mundial de la Salud [Internet]. Ginebra: Organización Mundial de la Salud; 2017. Diabetes. Disponible en: http://www.who.int/mediacentre/factsheets/fs312/es/.

7. International Diabetes Federation [Internet]. Bruselas: 2015. Atlas de la Diabetes de la Federación Internacional de Diabetes, IDF (7a edición). Disponible en http://www.diabetesatlas.org/

8. EFE. La diabetes en cifras. La Vanguardia [Internet] 2016; Disponible en: http://www.lavanguardia.com/vida/20161114/411850118392/diabetes-cifras-dia-mundial.htm

9. Barría von Bischhoffshausen F, Martínez Castro F. Guía práctica clínica de retinopatía diabética para Latinoamérica [Internet]. 2011. Disponible en: https://www.iapb.org/wp-content/uploads/Guia-Practica-Clinica-de-Retinopatia-Diabetica-para-Latinoamerica.pdf

10. INEC. (2018) Estadísticas Vitales Registro Estadístico de Nacidos Vivos yDefunciones 2018- INEC

11. Arteagoitia JM y Piniés JA. Diabetes mellitus tipo 2: impacto en la salud pública y estrategias de prevención [Internet]. 8ª Monografía. Madrid: Sociedad Española de Epidemiología; 2009. Disponible en: http://www.seepidemiologia.es/

12. Organización Mundial de la Salud [Internet]. Ginebra: Organización Mundial de la

Salud; 2004. El éxito en la lucha contra las enfermedades infecciosas y el envejecimiento de la población modifican el perfil epidemiológico mundial de la ceguera. Disponible en: http://www.who.int/mediacentre/news/notes/2004/np27/es/.

13. Epidemiología y prevención. Endocrinol Nutr [Internet] 2008; 55(10): [459-475]. Disponible en: http://pesquisa.bvsalud.org/bvsecuador/resource/pt/ibc-70738
14. Pascual CH. Fisiopatología de la retinopatía diabética y del edemamacular. :3
15. Zhou Y, Wang C, ShiK, Yin X. Relation of metabolic syndrome and its components with risk of diabetic retinopathy: A meta-analysis of observational studies. Medicine (Baltimore). septiembre de 2018;97(38):e12433.
16. Zhou Y, Wang C, Shi K, Yin X. Relationship between dyslipidemia and diabetic retinopathy: A systematic review and meta-analysis. Medicine (Baltimore). Septiembre de 2018;97(36):e12283.
17. A. Moreno, M. Lozano y P. Salinas. Nutrición Hospitalaria: Retinopatía diabética. Nutr Hosp [Internet] 2013. [acceso 26 diciembre 2017]; 28(2) [53-56]. Disponible en: http://scielo.isciii.es/scielo.php?script=sci_arttext&pid=S0212-16112013000800009&lng=es&nrm=iso
18. MedlinePlus. [Internet]. EE.UU: MedlinePlus; 2017..Diabetes y enfermedad ocular. Disponible en: https://medlineplus.gov/spanish/ency/article/001212.htm
19. American Academy Of Ophthalmology [Internet]. EE.UU: Kierstan Boyd; 2013 Diagnóstico de la Retinopatía Diabética. Disponible en: https://www.aao.org/salud-ocular/enfermedades/retinopatia-diabetica-diagnostico
20. Prados JA. Telemedicina, una herramienta también para el médico de familia.Elsevier [Internet] 2012. Vol 45, (3) [p129-32]. Disponible en: http://www.elsevier.es/es-revista-atencion-primaria-27-articulo-telemedicina-una-herramienta-tambien-el-S021265671200
21. González A, García A, Hernández M, González J. Características clínicas de la retinopatía diabética en pacientes enviados al Servicio de Oftalmología. Rev Mex Oftalmol. 2013; 1(2): 68-73.3484
22. Tapp R, Shaw J, Harper C, Courten M, Balkau B, Taylor H. The prevalence of and factors associated with diabetic retinopathy in the australian population. Diabetes Care. 2011; 26(6): 1731-
23. Porta M, Taulaigo A, Orsello A. Ruolo del diabetologo alla luce delle nuove linee guida per la retinopatia diabetica. Diabetol Metab Syndr. 2014; 34(64):
24. Barría F, Martínez F. Guía práctica clínica de retinopatía diabética para latinoamérica. Ophthalmol Ibero Am. 2010; 12(32): 3-31
25. Consejo Argentino de Oftalmologia. Buenos Aires: Juan Verdaguer, Francisco G. Martinez y fernando Barria; 2016. Actualizacion de la guia clinica de retinopatia diabetica

CAPÍTULO 16
Hernia Inguinal en Paciente Pediátrico
Cristina Campoverde Ortega

Introducción

La hernia inguinal es un problema quirúrgico pediátrico común. [1] La incidencia en bebés nacidos a término se estima en 1 a 5% y es seis veces más común en niños. [2,3] El intestino delgado es el contenido intraabdominal que se hernia con mayor frecuencia en los niños. [4] En las lactantes, los ovarios son el contenido herniado con mayor frecuencia; sin embargo, después de un año de edad, el intestino se vuelve más común y una hernia de ovario en una adolescente sería extremadamente improbable. [4] La incidencia de hernias del lado derecho es más de tres veces mayor que la de las hernias del lado izquierdo. 2–3 Las hernias bilaterales son más frecuentes en los bebés prematuros. 3,5 En una niña a término, las hernias inguinales bilaterales que pueden contener ovarios deben impulsar la investigación de un posible síndrome de insensibilidad a los andrógenos.

Más del 99% de las hernias inguinales en niños son indirectas. [1] Durante el desarrollo, se forma una salida del peritoneo (processus vaginalis) con el descenso testicular al escroto en las compras o en la formación de los labios en las niñas. Si esto posteriormente no se borra, se trata de un proceso vaginal permeable (PPV). Se encuentra dentro del canal inguinal, junto con el cordón espermático en los niños y el ligamento redondo en las niñas. Una hernia indirecta ocurre cuando el contenido intraabdominal se hernia a través del anillo inguinal interno (profundo) hacia el canal inguinal siguiendo el camino del descenso testicular. Estos contenidos luego salen a través del anillo inguinal externo (superficial) y entran al escroto. Cuando una hernia indirecta ingresa al canal a través del anillo profundo, surge lateral a los vasos epigástricos inferiores. Si el VPP es estrecho, se puede desarrollar un hidrocele. [5]

Una hernia directa es extremadamente rara en los niños e implica la hernia del contenido intraabdominal a través de una debilidad en la pared posterior del canal, conocida como triángulo de Hesselbach. El borde lateral del triángulo está formado por los vasos epigástricos inferiores, el borde medial es el borde lateral de la vaina del recto y la base es el ligamento inguinal. Una hernia directa se encuentra medial a los vasos epigástricos inferiores, mientras que una hernia indirecta se encuentra lateral a estos vasos.

La incarceración es la complicación más grave de la hernia inguinal, se genera por la inflamación y edema gradual de una víscera atrapada en el orificio herniario. En pediatría es frecuente observar hernias inguinales indirectas, se producen porque el canal inguinal es más corto y cruza la pared abdominal en forma perpendicular, ocasionando que el anillo inguinal

profundo y superficial se encuentre superpuestos. Se diagnostica por la información suministrada por los padres en la historia clínica y el examen físico. Según su ubicación anatómica la hernia puede ser: inguinal directa, inguinal indirecta, inguinal mixta, inguinoescrotal, crural o femoral e inguinal por deslizamiento. El tratamiento de la hernia
inguinal en niños es quirúrgico, se debe realizar a fin de prevenir que el intestino quede atrapado y no pueda regresar al abdomen, ocasionando un elevado riesgo de perforación intestinal. [6]

Definición

Se define la hernia como la protrusión de una parte de tejido u órgano a través de la pared que normalmente lo contiene. La incarceración es la complicación más grave de la hernia inguinal, se genera por la inflamación y edema gradual de una víscera atrapada en el orificio herniario. En pediatría es frecuente observar hernias inguinales indirectas, se producen porque el canal inguinal es más corto y cruza la pared abdominal en forma perpendicular, ocasionando que el anillo inguinal profundo y superficial se encuentre superpuestos. La hernia inguinal es la persistencia de un conducto que comunica el interior de la cavidad abdominal con el pubis (en las niñas) y con la bolsa escrotal (en niños). Tiene el aspecto de un bulto o protuberancia en la ingle o escroto. Esa protuberancia se hace evidente cuando el niño llora, tose o se pone de pie, cuando el niño se acuesta ese bulto tiende a desaparecer. Son más comunes en varones que en hembras. [7]

Epidemiologia

Son comunes en los niños, más del 90% de las hernias inguinales son diagnosticadas en varones, un 60% afecta el lado derecho, 25% sólo el lado izquierdo y un 15% se manifiesta en forma bilateral. [8] Las hernias ocurren en 1%a 4% de todos los bebés; la incidencia puede alcanzar el 30% en bebés prematuros (según la edad gestacional del niño al nacer). Un tercio de todos los niños con hernias se presentan antes de los seis meses de edad. [9] Existe una mayor incidencia de hernias inguinales congénitas en gemelos y en familias individuales de pacientes con hernia inguinal. En el 11 % de los pacientes existen antecedentes de otro familiar con hernia inguinal. La incidencia de la hernia en la infancia oscila entre un 0,8% y un 4,4%, aumentando, si se trata de niños prematuros de menos de 36 semanas, a un 30%, y vuelve a incrementarse, si el peso al nacer fue inferior a 1000 gramos. La frecuencia de presentación de hernia inguinal en recién nacidos menores de 1500 gramos es del 25% frente uno 5,4 % de recién nacidos por encima de 1500 gramos.

La incidencia relativa es significativa en pacientes nacidos con edad gestacional menor de 32 semanas y con un peso menor a 1250 gramos.

La incidencia de hernia inguinal ha sido reportada en un rango entre 0.8 % y 4.4%, de lo que traduce entre 10 a 20 de 1000 recién nacidos vivos. En prematuros la incidencia alcanza aproximadamente el 30 %. Aproximadamente un tercio de los niños con hernia inguinal son menores de 06 meses de edad, y los hombres son afectados aproximadamente seis veces más que las mujeres. El lado derecho tiene un 60 % de presentación sobre el izquierdo en un 30%. La forma bilateral fue vista en un 10 %. [10]

La hernia inguinal es alrededor de 10 veces mas comun que la femoral, siendo la hernia de pared abdominal mas frecuente independientemente del sexo. [11]

Etiologia

Las hernias inguinales indirectas en niños son causadas básicamente por el desarrollo embriológico, que se compone principalmente de la permeabilidad del proceso vaginal. En la etapa temprana de la gestación, los testículos comienzan a descender del retroperitoneo y permanecen al nivel de los anillos inguinales internos a medida que el riñón asciende a su posición habitual. El descenso final de los testículos al escroto a través del canal inguinal ocurre entre las semanas 28 y 36 de gestación, combinando peritoneo, fascia transversal y músculos de la pared abdominal. El descenso de los testículos está "guiado" por los guberna-culums. El peritoneo descendente finalmente forma los procesos vaginales, y la porción distal del proceso vaginal que envuelve los testículos se convierte en la túnica vaginal. En el desarrollo normal, el proceso vaginal se cierra entre las semanas 36 y 40 de gestación o incluso poco después del nacimiento. La tasa de permeabilidad es inversamente proporcional a la edad de los niños, aproximadamente el 80% cerca de los 2 años de edad. El testículo izquierdo desciende antes que el derecho y el cierre del proceso vaginalpermeable en el izquierdo también precede al cierre en el derecho, por lo tanto, la hernia inguinal indirecta ocurre más en el lado derecho. Aunque la embriología se ha descrito ampliamente, el mecanismo celular-molecular aún no está claro. Lo más probable es que las hernias inguinales se hereden. Se ha descubierto que las variantes de secuencia funcional de algunos genes pueden ser un factor de riesgo de hernia inguinal indirecta, como el gen TBX1, el gen TBX3, el gen SIRT1 y el gen GATA 6. Estas variantes pueden afectar la diferenciación y proliferación de fibroblastos y músculos esqueléticos

humanos. [12]
Se pueden dividir sus causas en congénitas y adquiridas:

Congénitas
Hombre: por persistencia del conducto peritoneo-vaginal
Mujer: por persistencia del conducto de Nück.
Adquiridas
Directas: Falta de fibras de refuerzo aponeurótico en pared posterior. Arco del transverso
alejado de la cintilla iliopubiana. [13,14]
Indirectas:
Por alteraciones anatómicas (debilidad de los pilares del anillo profundo, aumento de tamaño del mismo)
Por alteraciones funcionales (respuesta al aumento de la presión intra-abdominal). [14]

Clasificación de Lloyd M. Nyhus (1991). [15]
Está basada en criterios anatomofuncionales del estado del anillo inguinal y de la pared posterior reparando cada tipo de una forma diferente, aplicando un criterio de «técnica quirúrgica individualizada». Consta de 4 tipos
Tipo I. Hernia inguinal indirecta con anillo profundo normal.
Tipo II. Hernia indirecta con anillo profundo dilatado, vasos epigástricos no desplazados y pared posterior intacta.
Tipo III. Defectos de la pared posterior.
 A). Hernia Inguinal directa.
 B). Hernia inguinal indirecta con:
 - Anillo profundo muy dilatado.
 - Vasos epigástricos desplazados
 - Destrucción de la fascia transversalis.
Tipo IV. Hernia recurrente.
 A). Hernia recurrente directa.
 B). Hernia recurrente indirecta.
 C). Hernia recurrente femoral.
 D). Hernia recurrente combinada

Cuadro clínico
Una hernia inguinal aparece como un relieve en la región inguinal que se extiende hacia y posiblemente, dentro del escroto. A veces, el relieve es más visible cuando aumenta la presión intraabdominal (llanto, esfuerzo, tos).

Puede estar presente en el momento del nacimiento o no aparecer hasta semanas, meses, años más tarde. La mayoría de veces, el relieve es apreciado por primera vez por los padres o una exploración de rutina por el pediatra. [16]

La historia clásica obtenida de los padres es la de una hinchazón intermitente en las ingles, labios o escroto, que se reduce en forma espontánea pero que va aumentando de tamaño o se hace más persistente y más difícil de reducir. En la exploración física, los signos característicos son: presencia de una masa firme y lisa que emerge a través del anillo inguinal lateral externo hasta el tubérculo púbico y aumenta de tamaño al aumentar la presión intraabdominal. En ocasiones el lactante presenta una hinchazón del escroto sin un bulto previo en la región inguinal. Cuando el niño se relaja, la hernia se reduce en forma espontánea o mediante presión suave, primero hacia atrás para liberarla del anillo externo y después hacia arriba, hacia la cavidad peritoneal. [17]

A veces en el lactante o en un niño aparece de forma repentina una masa inguinal junto con malestar. El diagnóstico diferencial incluye hernia inguinal incarcerada, hidrocele agudo de cordón, torsión de un testículo no descendido y linfadenitis inguinal supurativa. Es probable que lo más difícil sea diferenciar entre la hernia inguinal incarcerada y el hidrocele agudo, ya que en un lactante o un niño con hernia inguinal incarcerada puede tener hallazgos asociados sugestivos de obstrucción intestinal, tales como la distensión abdominal, vómitos y múltiples niveles hidroaéreos, evidentes en las radiografías simples. En los casos de una hernia inguinal indirecta, puede palparse un órgano intraabdominal que se extiende a lo largo del anillo interno. [17,18]

Diagnóstico

Su diagnóstico es sencillo y se hace sobre la base del interrogatorio a los padres y el examen físico.

Es típico el relato sobre la aparición repentina de un "bulto" en la región inguinal, en general coincidente con alguno de los factores precipitantes antes mencionados.

El diagnóstico se confirma durante el examen físico al observar y palpar una tumoración alargada o redondeada en la región inguinal o inguinoescrotal.

La hernia inguinal implica siempre la presencia de un aumento de volumen en la región inguinal.

En los casos no muy evidentes resulta útil colocar al paciente en posición vertical y comprimir su abdomen con nuestras manos para forzar al contenido abdominal a salir por el CPV.

Una situación particular la plantean los niños en quienes no se detecta un aumento de volumen inguinal durante la primera consulta, pero presentan referencias firmes de la existencia de una hernia por parte de los padres o del pediatra.

La palpación de un conducto inguinal engrosado puede sugerir la existencia de la hernia, pero la confirmación definitiva requiere la visualización clara de un aumento de volumen en la región inguinal; por lo que será prudente dar pautas de alarma a los padres y citar al paciente para una nueva consulta.

La ecografía, puede aclarar el diagnóstico cuando existe duda de la presencia de hernia, sin embargo la ecografía o cualquier otro método de diagnóstico por imágenes no está indicado cuando el diagnóstico de hernia inguinal es claro. La complicación más temible en una hernia es el atrapamiento de la estructura herniada en las paredes que contienen. Esta situacion ocurre generalmente en niños menores de 1 año, alcanzando el pico máximo en los recién nacidos prematuros. El médico de atención primaria, debe derivar al policlínico de cirugía pediátrica, todos los pacientes con sospecha de hernia inguinal, al momento del diagnóstico, a través de las redes de derivación establecidas en cada hospital.

Aquellos pacientes que presenten síntomas o sospecha de atascamiento deben ser derivados al servicio de urgencias, previa comunicación con el Cirujano de Turno.

Se debe sospechar una hernia atascada a aquellos pacientes con o sin historia de hernia diagnosticada, asociado a irritabilidad, dolor, vómitos alimentarios que luego pueden ser fecaloideos y la presencia de una masa inguinal dolorosa e irreductible. [19]

Tratamiento

El tratamiento de la hernia inguinal en niños es quirúrgico, se debe realizar a fin de prevenir que el intestino quede atrapado y no pueda regresar al abdomen, ocasionando un elevado riesgo de perforación intestinal. Si por el contrario, es el ovario lo que está fuera y no regresa a su posición, el paciente estaría expuesto a traumatismo y riesgo de torsión. En la intervención se separa el conducto herniario (saco) del resto del tejido vecino, se corta y se cierra con una sutura. Es poco probable colocar mallas en los niños, solamente en casos extremos combinados con otras patologías. La intervención se hace con anestesia general

Las técnicas quirúrgicas se pueden clasificar en tres grupos: técnicas abiertas en las que se podría emplear material protésico (Lichtenstein, Rutkow-Robbins, etc.) o no (Bassini, Shouldice, McVay, etc.) y técnicas laparoscópicas protésica.

Técnica de Lichtenstein

Es ideal en la reparación de la hernia inguinal unilateral o bilateral primarias o recurrentes, si la primera intervención se efectuó por laparoscópica. Menos apropiada para hernias inguinales con grandes orificios herniarios en cuyo caso se aconsejaría la técnica Rutkow-Robbins. Es una técnica rápida y sencilla, permite tratar procesos ambulatorios
en forma segura, minimizando el riesgo de complicaciones precoces, sin drenajes y control del dolor por vía oral. [20]
La malla es un material de prótesis no absorbible en forma de red que se coloca para refuerzo de los músculos de la zona donde se ubica la hernia. Existen diferentes tipos de materiales, formas de mallas, la más usada es la malla de polipropileno, su uso reduce significativamente la tasa de recaída de las hernioplastías inguinales de 11% a 1-2%. [21]

Técnica de Shouldice

Es la técnica principal basada en la sutura. Se reconstruye cuatro capas de la fascia transversalis relativamente complicadas. En manos del cirujano experto en esta técnica, se logra obtener bajas tasas de recurrencia. Es más doloroso el post operatorio que con las otras técnicas vistas anteriormente.
La herniorrafia por vía inguinal es una de las intervenciones frecuentemente realizada por los cirujanos pediátricos y el abordaje por vía laparoscópica. Entre las ventajas que ofrece la reparación laparoscópica versus la cirugía abierta tenemos: el cierre de defectos bilaterales sin incisiones adicionales, mejor visualización de las estructuras del cordón, menor tiempo operatorio en los defectos bilaterales, disminución del dolor post operatorio y una incorporación más rápida a las actividades cotidianas. [22]

Técnicas laparoscópicas

El abordaje laparoscópico se puede realizar transperitoneal o preperitoneal con visualización transperitoneal.

Preperitoneal

Un pequeño gancho cargado con una sutura se pasa alrededor del anillo profunda posterior a la incisión en la piel inguinal. El paso de la sutura se observa mediante un endoscopio en el ombligo, la ligadura se lleva a continuacion extra corporal y atada, cerrando el orificio herniario.

Un solo trocar o transperitoneal: se usa un solo trocar umbilical para la introducción de una óptica que controlará intra abdominalmente el cierre transcutáneo del orificio inguinal. La

técnica subcutánea con aguja SEAL, el cierre del anillo se realiza con una aguja de sutura curva introducida a través de una incisión inguinal mínima. (23)

Bibliografía

1.Hutson JM, O'Brien M, Beasley SW, Teague WJ, King SK. Cirugía pediátrica clínica de Jones. 7ª ed. Chichester: John Wiley & Sons, 2015. p. 332.

2.Bowling K, Hart N, Cox P, Srinivas G. Manejo de la hernia pediátrica. BMJ 2017; 359: j4484. doi: 10.1136 / bmj.j4484. Buscar en PubMed

3.Weaver KL, Poola AS, Gould JL, Sharp SW, St Peter SD, Holcomb GW 3rd. El riesgo de desarrollar una hernia inguinal sintomática en niños con un proceso vaginal persistente asintomático. J Pediatr Surg 2017; 52 (1): 60–64. doi: 10.1016 / j.jpedsurg.2016.10.018.

4. Panabokke G, Clifford ID, Craig SS, Nataraja RM. Reducción de las hernias inguinales pediátricas. Emerg Med Australas 2016; 28 (2): 224–27. doi: 10.1111 / 1742-6723.12549

5. Öberg S, Andresen K, Rosenberg J. Etiología de las hernias inguinales: una revisión completa. Front Surg 2017; 4:52. doi: 10.3389 / fsurg.2017.00052

6. RECIMUNDO: Revista Científica de la Investigación y el Conocimiento 3 (2), 1248-1265, 2019

7. Revista Científica Mundo de la Investigación y el Conocimiento. Vol. 3 núm.2, abril, ISSN: 2588-073X, 2019, pp. 1248-1265

8. Villarroel, M. (2017). Hernia inguinal en niños: Evaluación y diagnósticos diferenciales. Obtenido de www.medicina.uc.c

9. Ramos Zambrano KE, Espinoza Alvarado KG, Veloz Venenaula JK, Mendoza Aguilar CM. Incidencia de hernia inguinal en pacientes pediátricos. RECIAMUC [Internet]. 1abr.2019 [citado 23nov.2020];3(2):214-33. Available from: https://reciamuc.com/index.php/RECIAMUC/article/view/334

10. Chaiña Ramos JA. Caracteristicas clinicas y epidemiologicas de la hernia inguinal en pacientes de 0 a 15 años en Hospital Honorio Delgado Espinoza durante los años 2011-2015. Facultad de medicina. Universidad Nacional de San Agustin de Arequipa. Facultad de medicina; 2016. Disponible en: http://repositorio.unsa.edu.pe/handle/UNSA/3451

11.Vuille-Dit-Bille Rn, Fink L, Leu S, Soll C, Villiger P, Staerkle Rf. Long-Term Quality Of Life And Chronic Pain After Inguinal Hernia Repair In Women. Clin Surg. 2018; 3: 2007.

12. Jie Chen, ChengBing Chu, YingMo Shen, ZhenYu Zou y Xin Yuan (30 de agosto de 2017). Tratamiento individualizado de la hernia inguinal en niños, Hernia, Fethi Derbel, IntechOpen, DOI: 10.5772 / intechopen.68875. Disponible en: https://www.intechopen.com/books/hernia/individualized-treatment-of-inguinal-hernia-in-children

13. Townsend, C. M. (2014). Sabiston Tratado De Cirugía (19na Ed.). Barcelona, España: Elsevier.

14. Brunicardi, F. C. (2015). Schwartz's Principles Of Surgery (10th Ed.). Mcgraw-Hill.

15. Hammoud M, Gerken J. Inguinal Hernia. [Updated 2019 Feb 22]. In: Statpearls Treasure Island (Fl): Statpearls Publishing; 2019.

16. Avery. Tratado de Neonatología. Séptima edición. Editorial Hacourt Sanders. 2000. Págs. 144 - 145

17. Nelson. Tratado de Pediatría. 17ª Edición. USA. 2001: págs. 1293 - 1297.

18. Meneghello Julio. *Tratado de Pediatría. 5ª edición. Buenos Aires: Editorial Médica Panamericana.1997. 56.*
19. *Servicio de salud Araucanía Sur (Agosto 2011) Protocolos de referencia y contrareferencia. Hernia de pared abdominal en niños. Disponible en: https:// www.araucaniasur.cl/wp-content/uploads/2016/01/ HERNIA_PARED_ABDOMINAL_EN_NIÑOS.pdf*
20. *Turiño, J. (2018). Hernioplastia inguinal abierta: Técnica de Lichtenstein. Cirugía Andaluz, Volumen 29 Nº 2, 160-162.*
21. *Sadava, E. (2016). Hernia inguinal. Ventaja de la cirugía laparoscópica. Obtenido de www.hospitalaleman.org.ar*

CAPÍTULO 17
Quemaduras
Anthony Javier Fernández Arcos

INTRODUCCIÓN

El daño causado por quemaduras es aquel que produce un daño en la piel o alguna otra parte del cuerpo ya sea por calor excesivo, fuego, contacto con objetos calientes o algún compuesto químico. (1) Las cuales representan de gran importancia al ser un problema a nivel mundial, no solo por las repercusiones a nivel físico, mental y socioeconómico. Conocer cómo tratarlas en cualquier nivel de atención conllevan una gran importancia en lugares de escaso acceso a centros de salud u hospitales. [1] [2]

Según la OMS se estima que en promedio anual las quemaduras provocan 180.000 muertes anuales, la estadística apoya que alrededor de un 90-95% de muertes causadas por quemaduras se originan en países en vías de desarrollo (recursos de ingresos medianos y bajos).

Entre las poblaciones más vulnerables podemos evidenciar que la pediátrica es aquella con más afectaciones debido a sus capacidades ya sea física, mental y juicio que no son los adecuados para actuar de forma ágil, rápida y correcta ante los factores de riesgo a los cuales están expuestos en el medio ambiente. Esto se concatena con las cifras de la OMS y las características socioeconómicas en donde se puede ver que la falta de recursos no permite la creación de un banco de tejidos adecuado para poder brindar un manejo adecuado a pacientes quemados, los cuales representan un costo elevado de atención. [2] [3]

DEFINICIÓN

Las quemaduras son aquellas que produce un daño en la piel o alguna otra parte del cuerpo ya sea por calor excesivo, fuego, contacto con objetos calientes o algún compuesto químico. [1] [4]

La piel es un órgano el cual recubre el cuerpo humano, nos aporta una gran variedad de sensaciones frente al medio interno y externo gracias a los millones de receptores que se encuentran en la piel, los que proveen funciones de gran importancia para así mantener el equilibrio y a la par, defender al organismo de ataques de virus, bacterias y cualquier patógeno que ataque el cuerpo. [5] Es el órgano más largo del cuerpo, con una superficie aproximada de 1,5 a 2 metros cuadrados en los adultos, dejando en evidencia que es un blanco fácil para las agresiones físicas y químicas del entorno, ya que posee un espesor variable dependiendo la zona del cuerpo, piel gruesa como en las plantas de los pies, manos y cabeza (2mm) y fina en los parpados de los ojos (0,5mm). [5] [6] [2]

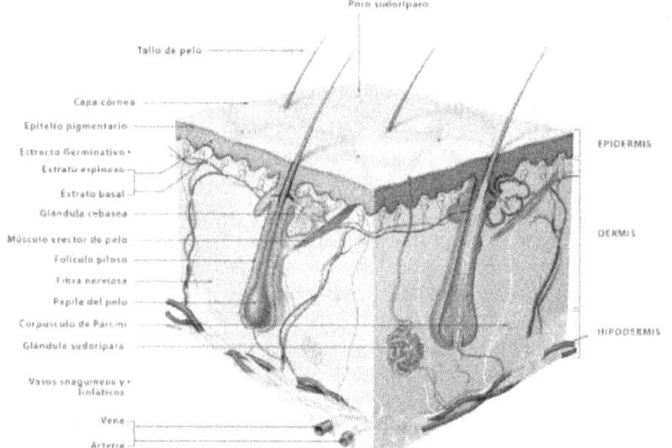

Figura 1. Diagrama De Anatomia De La Piel Y Anexos [5]

Entre la piel más común del organismo es la delgada que posee los siguientes estratos (capas) estructuradas desde abajo hacia arriba:

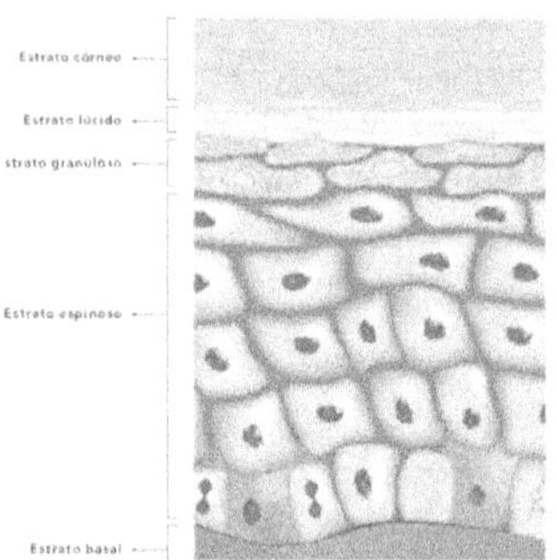

Figura 2. Capas De La Epidermis [5]

EPIDEMIOLOGÍA

Al tomar a las quemaduras como un problema de salud a nivel mundial podemos encontrar que existe un gran número de afectados, con una gran mayoría, casi más del 90% de casos que terminan en muerte, siendo las lesiones más prevenibles con mayor frecuencia en población menor de 5 años.

Dentro de la casuística, entre el 80-90% de quemaduras se originan en el ámbito del hogar, con un riesgo de muerte por 100.000 habitantes llega a las 2,5 defunciones.

Cuando no se produce la muerte de los afectados podemos ver que se producen efectos secundarios, entre los cuales más comúnmente se presentan estancia hospitalaria prolongada, deformidad, desfiguración y discapacidad, algo que conlleva a rechazo, segregación y segmentación social. [2] [4] [7]

Por falta de datos epidemiológicos recolectados actualizados en Ecuador de admisiones de adultos con quemaduras se extrapolan datos similares de una población equiparable con nuestra realidad. Cabe recalcar que la mayoría de los estudios sobre esta problemática mundial se lo ha enfocado en la población pediátrica, mas no en adultos; por lo tanto, se obtiene pocos datos precisos, pero no por ello menos importantes y alarmantes.

Según Global Health Data Exchange, se estima que la incidencia de quemaduras que comprometen menos del 20% de superficie corporal sin comprometer la vía aérea para el 2017 fue de 113 casos nuevos por 100.000 habitantes, en donde fuego, calor y sustancias calientes fueron los principales agentes causales. [8] [9]

Del total de atenciones recibidas se puede observar que 302 pacientes (53,8%) acudieron primero al servicio de emergencias de un hospital, de este total el 26,2% transcurridas las 24 horas del accidente acudieron al servicio mientras que el 14,4% termino en hospitalización.

El hogar es el mayor denominador de las causas de quemadura con un 61,3%. Los líquidos calientes como agente causal se llevan el primer lugar con 284 personas, que efectivamente corresponden al 50,6%; mientras que en torno a las regiones del cuerpo más afectadas la lista está encabezada de mayor a menor en cara (28,7%, 161), antebrazo (26,6%, 149) y manos (22,6%, 127). [8] [9]

Los centros especializados para atender este tipo de urgencias tienen diferencias evidentes, ya que, en los establecimientos públicos, al igual que en el Ecuador son aquellos que acaparan las atenciones, por no contar con programas de prevención y sistemas de salud inconsistentes probablemente, es una de las razones para esta tendencia; así en establecimientos públicos

64,9% con accidentes en casa frente a 56,0% en privados con accidentes ocurridos en el trabajo. (Tabla 1) [9] [8]

Tabla 1. Lugares de atención y características de la lesión por quemadura en pacientes que se atendieron en tres centros hospitalarios de Lima

Características	N (%)
Lugar de atención	
Emergencia	302 (53,8)
Tiempo de atención	
24 horas o antes	223 (73,8)
Después de 24 horas	79 (26,2)
Lugar donde ocurrió la quemadura	
Casa	344 (61,3)
Trabajo	179 (31,9)
Otro	29 (5,2)
No hay información	9 (1,6)
Hospitalizados	81 (14,4)
Agente que causó la quemadura	
Líquido caliente	284 (50,6)
Fuego	196 (34,9)
Superficie caliente	44 (7,9)
Sustancia química	12 (2,1)
Electricidad	6 (1,1)
Otro	13 (2,3)
No hay información	6 (1,1)
Clasificación de la quemadura	
Primer grado	2 (0,4)
Segundo grado	222 (39,6)
Primer y segundo grado	324 (57,7)
No hay información	13 (2,3)
Lugar que afectó la quemadura	
Cara	161 (28,7)
Antebrazo	149 (26,6)
Mano	127 (22,6)
Tórax	99 (17,7)
Muslo	90 (16,0)
Pie	74 (13,9)
Pantorrilla	71 (12,7)
Cuello	46 (8,2)
Brazo	32 (5,7)
Cabeza	5 (0,9)
Perineo	5 (0,9)
Otro	59 (10,5)

Fuente: Características Clínico-Epidemiológicas Y Patrones De Prescripción Para Quemaduras En Tres Hospitales De Lima, Perú. [8]

Mientras que para la población pediátrica si existen datos, como los del estudio descriptivo retrospectivo publicado en 2019 se encuentra un universo de 343 pacientes que fueron atendidos en el Hospital Pediátrico Baca Ortíz de la ciudad de Quito, Ecuador, de los cuales el 52,48% correspondiente a 180 pacientes requirieron atención en el área de hospitalización, en tanto que el 47, 52% faltante fue atendido de manera ambulatoria; en cambio discriminando entre casos por sexo el 55,7% (191) fue masculino y 44,3% (152) femenino con una media de edad de 4.4 (mínima de 8 días y máxima de 14 años). Tabla 2 y 3.

Tabla 2. Estancia hospitalaria según la superficie corporal quemada, etiología y gravedad de las quemaduras. Pacientes pediátricos hospitalizados por quemaduras. Hospital Baca Ortiz, enero a diciembre del 2016.

ESTANCIA HOSPITALARIA	SUPERFICIE CORPORAL QUEMADA			ETIOLOGÍA DE LAS QUEMADURAS					GRAVEDAD DE LAS QUEMADURAS		
	1 – 15% (n 134)	16-30% (n 34)	>31 % (n 12)	LÍQUIDO (n 114)	FUEGO (n 37)	ELÉCTRICO (n 12)	QUÍMICO (n15)	OTROS (n 2)	LEVE (n 35)	MODERADA (n 28)	GRAVE (n 117)
1-15 días	83 (61,9%)	10 (29,4%)	0 (0%)	63 (55,3%)	12 (32,4%)	5 (41,7%)	12 (80%)	1 (50%)	24 (68,4%)	14 (50%)	55 (47%)
16-30 días	34 (25,4%)	10 (29,4%)	3 (25%)	33 (28,9%)	9 (24,3%)	1 (8,3%)	3 (20%)	1 (50%)	8 (22,9%)	6 (21, 4%)	33 (28,2%)
31-45 días	13 (9,7%)	10 (29,4%)	4 (33,3%)	14 (12,3%)	11 (29,8%)	2 (16,7%)	0 (0%)	0 (0%)	3 (8,7%)	5 (17, 9%)	19 (16,3%)
46-60 días	3 (2,3%)	3 (8,9%)	4 (33,3%)	4 (3,5%)	3 (8,1%)	3 (25%)	0 (0%)	0 (0%)	0 (0%)	2 (7,1%)	8 (6,8%)
>61 días	1 (0,7%)	1 (2,9%)	1 (8,4%)	0 (0%)	2 (5,4%)	1 (8,3)	0 (0%)	0 (0%)	0 (0%)	1 (3,6%)	2 (1,7%)

Fuente: Epidemiología Del Paciente Pediátrico Quemado En El Hospital Baca Ortiz, Quito, Ecuador [2]

Tabla 3. Distribuciones

Acápites	n (%)
Zonas corporales afectadas	180
Una zona	41,7%
Dos zonas	30,0%
Tres zonas	22,2 %
Cuatro zonas	3,9%
Cinco zonas	2,2%
Gravedad según ABA	
Leve	19,4%
Moderada	15,6%
Grave	65,0%
Distribución corporal de quemaduras	
Cabeza – cuello	63
Tórax – abdomen	97
Extremidad superior	65
Extremidad inferior	92
Genitales	21
Mano – pie	35
Vía Aérea	6
Distribución de quemaduras por género y edad	
Neonatos	0,3 M y 0,6% F
Lactantes	18,1% M y 10,5% F
Pre – escolares	20,1% M y 18,1 % F
Escolares	12,0% M y 8,7% F

Fuente: Elaborado Por El Autor Dr. Anthony Javier Fernández Arcos.

FISIOPATOLOGÍA

La piel es un órgano que forma una barrera natural contra los agentes que pretenden dañarnos, además provee funciones como la de sintetizar vitamina D, protección de infecciones, regulación de temperatura corporal, prevenir la perdida de líquidos, etc.

Generalmente cuando ocurre una quemadura el afectado entra en un estado de shock, en el cual ocurren dos fenómenos establecidos como son: el aumento de permeabilidad y vasodilatación. Lo que puede provocar un shock hipovolémico el cual es un desequilibrio entre el volumen sanguíneo circulante y el compartimiento intravascular (capacidad del árbol vascular).

El shock neurogénico aparece cuando se produce como un profundo estado mental y depresión física secundaria a una lesión física y/o daño emocional, en el caso de una quemadura se produce por asociación a un dolor significativamente intenso y daño emocional inmediatamente después que se produce la quemadura. Caracterizado por mareos, palidez, inquietud y raramente perdida de la consciencia.

A medida que el calor aumenta, la permeabilidad de los capilares, el paso de proteínas plasmáticas al compartimento intersticial causará gran edema, lo que lleva a una disminución de volumen sanguíneo y esto podría despedir un colapso circulatorio.

Mientras que la vasodilatación aumentará la presión hidrostática capilar que favorece la aparición del edema, el líquido que se extravasa contiene mayor o menor equilibrio entre agua, electrolitos y plasma. Por lo tanto, a más profundidad de daño (lesión) y extensa, habrá más pérdidas y el riesgo de shock se incrementa.

Por lo tanto, cuando este órgano se ve afectado pierde sus funciones específicas, por ende, va a desencadenar fenómenos inflamatorios que pueden ocasionar alteraciones orgánicas generalizadas y consecuente shock hipovolémico, cardiogénico y distributivo. [10] [11] [12]

ETIOLOGÍA

Es variada y se puede agrupar en varias categorías las cuales se consideran un síndrome de manifestaciones locales y sistémicas de exposiciones a altas temperaturas, energía eléctrica, química y radiación.

Quemaduras térmicas

Son la causa más común (aproximadamente 85% de los casos), son causados por llamas (fuego, fosforeras o encendedores, cerillos, agentes volátiles, etc), las que corresponden a un 80% del total de casos estudiados en India; donde la gran cantidad de las mismas son atribuidas a eventos en la cocina que gracias al querosén en tanques, cocinas de presión o aerosoles lo transforman en el primer asesino por producir bolas de fuego extensas, explosiones, contacto con objetos calientes (causa quemaduras profundas, pero poco extensas) y líquidos calientes (quemaduras más extensas, pero habitualmente menos profundas). Destaca la escaldadura (o quemadura por contacto con un líquido caliente), representan el 65% del total de las causas comunes y predominan en menores de 5 años. Entre las menos comunes en este grupo etario están las quemaduras térmicas por frío, inhalación de humo o sustancias toxicas producidas por combustión.

Entre 3 y 5 años tenemos un denominador común de admisión en áreas de emergencia a nivel mundial (aproximadamente el 50% de casos), las quemaduras asociadas a líquidos calientes (escaldaduras), que dependiendo o de la temperatura, volumen y densidad de los líquidos, edad y capacidad de absorción de tejidos que use el infante causarán una mayor superficie corporal quemada que en un adulto. Curiosamente en países en desarrollo por motivos de madres más presentes en su infancia se hacen un poco menos comunes los casos en contraste con aquellos que son desarrollados ya que los infantes a esta edad tienden a ser muy activos, inquietos y faltos de atención donde en la enfermedad actual de la historia clínica se conoce que es repetitivo escuchar las frases "me distraje en otra cosa solo un momento, descuidé a mi hijo o el líquido cayó encima mío al estar con mi bebe en brazos".

De igual forma la transmisión de calor depende de la temperatura de la fuente, conductividad de los tejidos, aislamiento (cabello y capas de queratina) y ropa. El umbral térmico de la piel humana es alrededor de 70 grados centígrados. [13] [6] [14] [15]

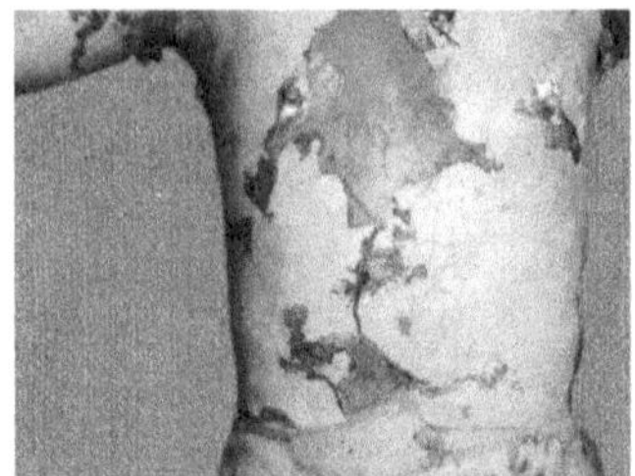

Figura 3. Quemadura Por Llama Con Daño De Gran Extensión [6]

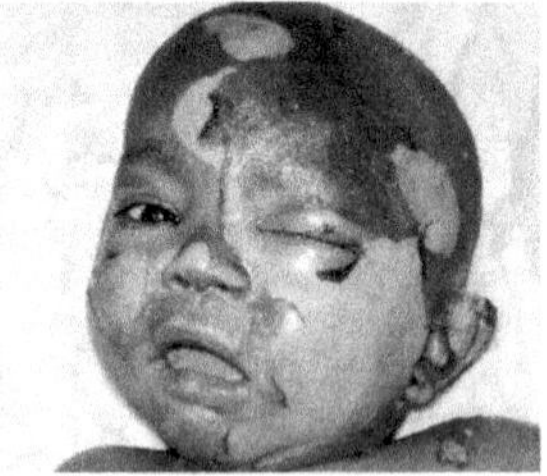

Figura 4. Escaldadura Sobre Cara De Un Infante Secundario A Derramamiento Accidental De Té Caliente. [6]

Quemaduras eléctricas

Son aquellas que se producen por el paso de corriente a través del organismo causando así una lesión, son infrecuentes y aproximadamente corresponden del 3 al 5% de casos, pero en su mayoría son extremadamente devastadoras. Cabe recalcar que el porcentaje de superficie corporal quemada que se presenta no indica el daño real que existe y que se pueden relacionar con lesiones por electrocución.

Son mucho más comunes en el género masculino de edades entre los 10 y 30 años, pero en etapas infantiles (se dividen en dos lesiones: Alta y Baja tensión), donde las de baja tensión se han visto en accidentes domésticos caracterizadas por quemaduras de varios grados de profundidad dependiendo del sitio y duración del contacto.

Como agentes causales son el contacto directo o manipulación con enchufes, electrodomésticos en mal estado o mal reparados, cables pelados, en niños pueden causar daño por llevárselos a la boca o introducir dedos, por ende, afectan más a manos y boca dejando cicatrices o secuelas graves, así como sufrir lesiones por quemaduras secundarias en épocas lluviosas al volar cometa y engancharse en cables de luz.

En tanto que adultos que trabajan o manipulan cables de alta tensión o servicios de mantenimiento de empresas, por ende, estos casos están yendo en aumento en viviendas construidas en zonas no autorizadas.
entre las complicaciones más comunes son quemaduras eléctricas son las arritmias cardiacas, tetania muscular, edema por destrucción tisular o falla renal por rabdomiólisis. [6] [14] [13]

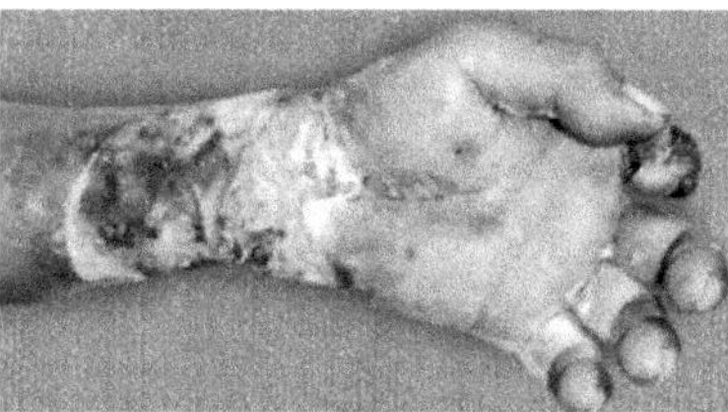

Figura 5. Quemadura Eléctrica Por Contacto De Mano Y Muñeca [6]

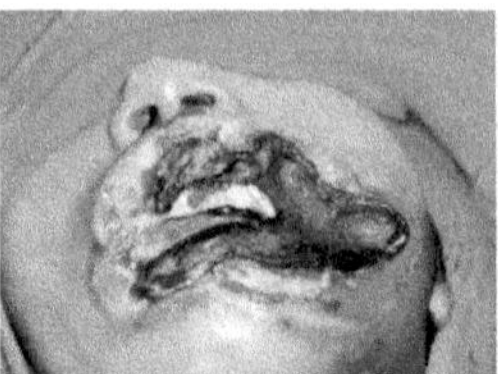

Figura 6. Infante Con Pérdida De Tejido En Cara Secundario A Mordida A Cable De Alta Tensión Con La Boca. [6]

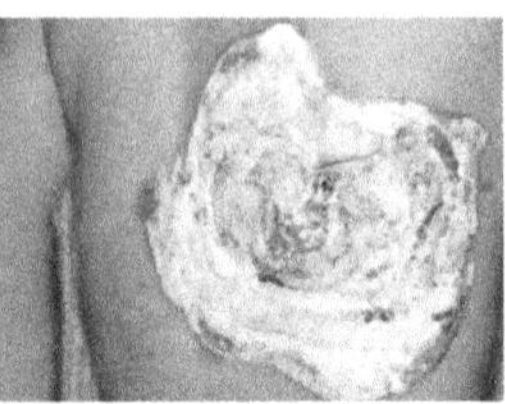

Figura 7. Quemadura Eléctrica Por Contacto Secundaria Por En Parte Posterior Del Tronco. [6]

Quemaduras químicas

Son las que generan destrucción de la piel secundaria a una exposición aguda a químicos peligrosos. A diferencia de otras formas de quemaduras estas causan un daño más profundo y extenso atribuido a exposición prolongada y continua que genera el químico y los tejidos. Existen más de 25,000 químicos conocidos que causan quemaduras, entre los cáusticos (ácido sulfúrico, clorhídrico, etc.) y álcalis (sosa cáustica, amoníaco, etc.)

Las más profundas y progresivas son las causadas por los álcalis, aunque en general las ocasionadas por estos químicos son muy graves y con alta mortalidad, sobre todo estética y funcional. [14] [6]

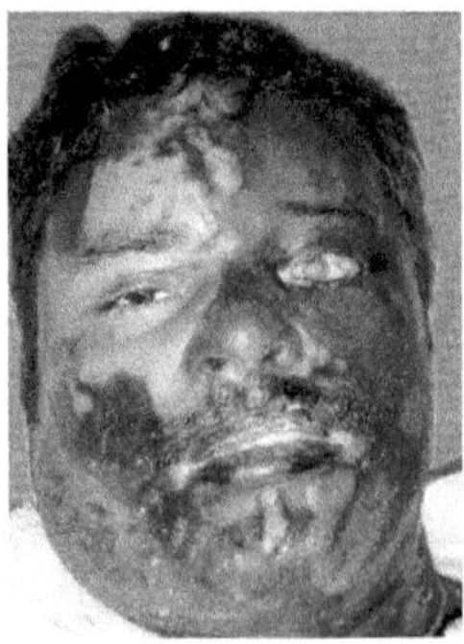

Figura 8. Quemadura Química De Cara Que Envuelve El Ojo.

Quemaduras por radiación.
Generalmente producidas por rayos ultravioleta (UV), exposición al sol o ionizantes, también se las ven reportadas por explosiones termonucleares, accidentes de reactores nucleares y departamentos de RX; las producidas por radiación no ionizante como microondas o radio son raras y mínimas ya que tienen muy poca penetración en los tejidos. Por datos en historias clínicas en algunos casos se puede presumir que las quemaduras son causa de violencia intrafamiliar como las causadas por inmersión en agua caliente, pequeñas y redondas por cigarrillos. [6] [14]

CLASIFICACIÓN
Para determinarla de forma adecuada debemos evaluar la gravedad y el pronóstico de ellas debemos tomar la profundidad, extensión y la donde se encuentran las lesiones.
La determinación de la profundidad de las quemaduras la categorización exacta es fundamental para poder elegir el tratamiento, ya sea conservador o quirúrgico[6] [14] [7] [13]

Por profundidad
Tradicionalmente la clasificación de quemaduras como primer, segundo y tercer grado (Dupuytren en 1832) está siendo reemplazada por aquella que evidencia tanto la necesidad de curación o intervención quirúrgica (generalmente mediada por injertos).
Tomando en cuenta que la evaluación de la profundidad tiende a ser difícil en ocasiones ya que estas lesiones no son uniformes y se mezclan entre la superficiales y profundas, los niños, en especial aquellos menores de 5 años y ancianos tienen mayor susceptibilidad a sufrir quemaduras más profundas gracias a que su piel es mucho más fina. [13] [14] [6] [16]

Según la Extensión
Con excepción de aquellas superficiales, debemos tomar en cuenta que se debe calcular la superficie corporal quemada (SCQ), mediante la cual disponemos de algunos métodos de estimación en donde para adultos es común la "Regla de los 9s" de Lund-Browder, al igual que se la recomienda en niños, pero si la superficie es irregular o en forma de parches, se recomienda usar la estimación mediante el método de las palmas.
Cabe recalcar que existen zonas "especiales" o de mayor gravedad por mayor riesgo de secuelas funcionales y estéticas, más no mortales como son: cara, cuello, manos, pies, genitales, periné y zonas de pliegues. [13] [17]

Tabla 4. Clasificación de las quemaduras según la profundidad de la lesión

TABLA 1. Clasificación de las quemaduras según la profundidad de la lesión

Profundidad	Apariencia	Sensación	Tiempo de recuperación
Superficial	• Eritema • Edema mínimo • Blanquea a la presión • No exudativa • No flictenas	Dolorosa	3-6 días
Espesor parcial superficial (afectan < 50% dermis)	• Rosado hasta rojo brillante • Ampollas intactas • Exudativo • Blanquea a la presión	Muy dolorosas	7-21 días No cicatriz (salvo infección) Puede dejar despigmentación
Espesor parcial profundo (afectan > 50% dermis)	• Pálido y moteado • Ampollas rotas • Exudativas • No blanquea a la presión	Hipoalgesia o hiperalgesia	>21 días Sí cicatriz Pérdida de vello Puede precisar cirugía con injertos cutáneos)
Espesor total	• Blanco nacarado hasta negruzco • Escara • Aspecto apergaminado • Vasos trombosados	No dolor o solo dolor a la presión profunda	Raramente curan salvo si cirugía Sí cicatriz
Lesión más profunda (cuarto grado)	Afectación de fascia y/o músculo	No dolor	Nunca curan salvo si cirugía Sí cicatriz

Fuente: Protocolos Diagnósticos Y Terapéuticos En Urgencias De Pediatría, Sociedad Española De Urgencias De Pediatría (Seup), 3Era Edición, 2019, Quemaduras [14]

Tabla 5. Tabla modificada de Lund-Browder para evaluación del porcentaje de quemaduras en la superficie corporal total en niños y adultos.

Área	< = 1 año	1 – 4 años	5 – 9 años	10– 14 años	Adulto
Cabeza	9.5	8.5	6.5	5.5	4.5
Cuello	1	1	1	1	1
Tronco	13	13	13	13	13
Brazo	2	2	2	2	2
Antebrazo	1.5	1.5	1.5	1.5	1.5
Mano	1.25	1.25	1.25	1.25	1.25
Muslo	2.75	3.25	4	4.25	4.5
Pierna	2.5	2.5	2.5	3	3.25
Pie	1.75	1.75	1.75	1.75	1.75
Glúteo	2.5	2.5	2.5	2.5	2.5
Genitales	1	1	1	1	1

Fuente: Assessment And Classification Of Burn Injury, 2019 (13)

Figura 9. Números de referencia de porcentaje de superficie corporal quemada.

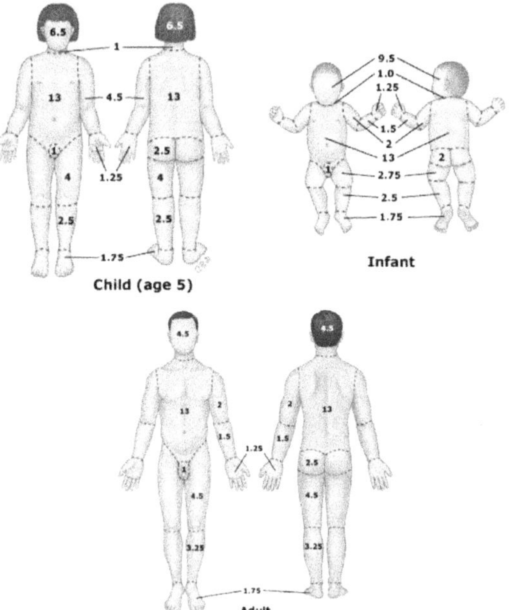

Figura 10. Números de referencia de porcentaje de superficie corporal quemada.

En la regla de los 9s en adultos (desde los 15 años) la cabeza representa 9% de SCQ, cada brazo representa 9% de SCQ, cada pierna representa 18% de SCQ, el tronco anterior y posterior cada uno representa el 18% de SCQ.
En el método de la palma para quemaduras pequeñas o en forma de parche pueden aproximar la SCQ, donde la palma (excluyendo los dedos) representan aproximadamente 0.5% del total de SCQ y al incluir los dedos equivale a 1% de SCQ en niños y adultos. [13] [6]

Junto con estas clasificaciones encontramos que establecer grupos de gravedad con la table de Benaim nos permitirá establecer previo al tratamiento un índice de severidad y posibilidad de muerte del afectado.
La clasificación de Benaim se enfoca en la capa de la piel hasta dónde llega la lesión.

1. **Quemaduras tipo A**: (primer grado, afecta únicamente la epidermis), se evidencia su eritema (color rojizo), buen llenado capilar, flictenas e intenso dolor (Hiperalgesia) tenemos 2 formas:

    a. **Tipo A superficial**: Enrojecimiento de la piel (eritema) sin ruptura de esta, se acompaña de hipersensibilidad (quemadura por exposición solar).
    b. **Tipo A flictenular**: Puede comprometer la membrana basal sin afectar la dermis. Las características de flictenas (ampollas), muy dolorosa, cura sin secuelas en 2 semanas.

2.Quemaduras tipo AB o intermedia: (segundo grado dérmica) compromete la dermis, su lecho es rosado, pálido o moteado, desarrollo o no de ampollas, regular o nulo llenado capilar y escaso dolor lesional (hipoalgesia); tienen la característica de evolucionar de acuerdo con el grado de daño de la dermis:

    a. **Tipo ABA** (quemaduras intermedio-superficiales) donde la piel regenera a partir de restos epidérmicos de las faneras.
    b. **Tipo ABB** (quemaduras intermedio-profundas) mayor destrucción de dermis y evolucionan con profundización de lesiones y requieren autoinjerto de piel para curación.
    c. **Tipo B** (tercer grado subdérmico) lesión extendida hasta la hipodermis con lesión de todas las capas de la piel. Su lecho es blanco, pardo o marrón, negro, escara dura, nulo llenado capilar y no hay dolor (analgesia). Su única forma de reparación es con la colocación de un autoinjerto de piel.

TRATAMIENTO

Se debe comenzar con una valoración inicial apenas llegado el paciente, mediante lo cual debemos aplicar los métodos de clasificación adecuada, donde también se debe estimar un índice de severidad entre los que Benaim y Garces son útiles al momento de tomar una decisión sobre el sitio idóneo para poder tratar a aquellos que sufren quemaduras.

PASOS QUE SEGUIR (VARIAN DEPENDIENDO EL ESTADO DEL PACIENTE)

a. **ABCDE:** (evaluar vía aérea, signos vitales) ya que la vía aérea consiste en una de las principales causas de muerte dentro de la primera hora, por lo que debe ser la prioridad y más si existe quemaduras faciales, hollín en boca

b. **REFRESCAR LA LESIÓN:** Sumergir la parte afectada en un recipiente con agua (del grifo limpia) hasta que desaparezca la sensación de quemadura o mantener la parte quemada bajo el grifo de agua (aproximadamente 15 minutos o más) o aplicar compresas de agua fría, cubrir el área afectada reduce el dolor (no usar algodón, irrita la quemadura)

> RECOMENDACIONES DEL ENFRIAMIENTO: NO usar hielos porque puede causar quemaduras o lesiones a la piel, NO sumergir partes largas (piernas y brazos) en agua fría por predisponer a la hipotermia, NO retirar ropa ni joyas que estén adheridas a la quemadura, NO aplicar agentes locales (violeta de gensiana) por interferir a la evaluación de la profundidad de la quemadura, NO reventar ampollas (riesgo de infección).

1.VALORAR OTRAS AFECCIONES concomitantes y su posible tratamiento.

2.ACCESOS VENOSOS: De preferencia en pliegues de codos, yugulares, cayado de safenas, subclavias (por punción *SI SE ESTA CAPACITADO*)

3.SI NO HAY OTRAS LESIONES (o tras solucionar las afectaciones concomitantes) calcular la superficie de área quemada (tabla de Lund-Browder, regla de los 9, método palmar), calcular profundidad y localización de quemaduras (tabla de Benaim e índice de gravedad de Garcés)

Tabla 6. Tabla de Benaim

Gravedad	Grupo I - leve	Grupo II-moderado	Grupo III-Grave	Grupo IV-Crítica
% SQ A	Hasta 10	11 – 30	31 – 60	61 o mayor
% SQ AB	Hasta 5	6 – 15	16 – 40	41 o mayor
% SQ B	Hasta 1	2 – 5	6 – 20	21 o mayor
Riesgo de vida	Nulo	Escaso	Alto	Máximo

Fuente: Elaborado Por El Autor Dr. Anthony Javier Fernández Arcos

Índice de gravedad de Mario Garcés
Fórmula: (40 – Edad) + (%SQA x 2) + (%SQAB x 2) + (%SQB x 3)

Al resultado obtenido de esta fórmula se le deben sumar los siguientes puntos:

- 20 puntos: si es menor de 2 años
- 20 puntos: si existe agente causal eléctrico
- 20 puntos: si existe lesión asociada
- 20 puntos: si existe patología previa
- 10 puntos: si existe condición socioeconómica baja
- 70 puntos: si existe quemadura en la vía aérea

Lo que debe darnos el pronóstico según Garcés

LEVE: (21 – 40 PUNTOS) sin riesgo vital, atención ambulatoria salvo quemaduras en zonas especiales (cara, genitales, manos)
MODERADO: (41 – 70 PUNTOS) sin riesgo vital salvo enfermedad agravante. Requiere hospitalización.
GRAVE: (71 – 100 PUNTOS) con riesgo vital, internación en sala de quemados.
CRÍTICO: (101 – 150 PUNTOS) con riesgo vital importante.
SOBREVIDA EXCEPCIONAL (MÁS DE 150 PUNTOS)

1.REPOSICIÓN HIDROELECTROLÍTICA Si hay quemaduras de > 10% SCQ rehidratación intravenosa, pero si es > 20% realizarla por vía central. Existen 2 fórmulas para el cálculo de reposición en 24 horas, *Parkland: (4ml x kg de peso x %SCQ) + necesidades basales del periodo. Del total el 50% en las primeras 8 horas y el resto en 16 horas. (fórmula más utilizada).* La velocidad de infusión varía según diuresis que debe mantenerse **entre *1 – 2 ml/kg/h en pacientes < 30kg y 0,5 – 1 ml/kg/h en pacientes > 30kg.*** El líquido de elección es el ***Lactato Ringer*** durante las primeras 24 horas (expertos recomiendan agregar ***5% de glucosa*** al líquido de mantenimiento para niños < 20 kg para ***prevenir hipoglucemia***).

2.ANALGESIA: la primera elección en lesiones extensas son los opioides, en niños morfina 0,1 mg/kg/dosis IV o subcutáneo (si estabilidad hemodinámica) o fentanilo a 1-2 mg/ kg/dosis IV. pero al mantenerse una unidad de primer nivel se recomienda:

Paracetamol 15 mg/kg oral/IV, Tramadol 50 – 100 mg intravenoso lento o en infusión cada 4 -6 horas con máximo de 600 mg/día, Diclofenaco 1mg/kg intravenoso cada 6 horas en infusión lenta.

1.ANTIBIOTICOTERAPIA: No está indicada ya que solo se selecciona la flora que podría infectar la herida y aumentar resistencia, solo se usará en caso de sospecha clínica de sepsis o crecimiento bacteriano.

Bibliografía

1. *Laughlin ESM, Paterson AO. Burns prevention, causes and treatment New York: Nova Science Publishers, Inc.; 2012.*
2. *Gallegos Torres P, Argüello Gordillo T, Real Flores , Trujillo Orbe. Epidemiología del paciente pediátrico quemado en el Hospital Baca Ortiz, Quito, Ecuador. Cirugía Plástica Ibero-Latinoamericana. 2019 Abril-Junio; 45(2).*
3. *Ortiz-Prado E, Rubio Gallegos , Rodríguez. ResearchGate. [Online].; 2011 [cited 2020 11 07. Available from: https://www.researchgate.net/publication/ 270273417_ANALISIS_EPIDEMIOLOGICO_DE_QUEMADURAS_EN_EL_PACIENT E_ADULTO_INGRESADO_EN_LA_UNIDAD_DE_QUEMADOS_DEL_HOSPITAL_E UGENIO_ESPEJO_QUITO_ECUADOR_DURANTE_EL_PERIODO_2005-2011.*
4. *Organización Mundial de la Salud. Organización Mundial de la Salud. [Online].; 2018 [cited 2020 11 07. Available from: https://www.who.int/es/news-room/fact-sheets/detail/ burns#:~:text=Las%20quemaduras%20constituyen%20un%20problema,Asia%20Sudo riental%20de%20la%20OMS.*
5. *Universidad de Guanajuato. Universidad de Guanajuato. [Online].; 2018 [cited 2020 Noviembre 3. Available from: https://blogs.ugto.mx/enfermeriaenlinea/unidad- didactica-5-sistema-tegumentario/.*
6. *Sarabahi S, Goel A, Tiwari V, Gupta L. Principles and Practice of Burn Care Nueva Delhi: Jaypee Brothers Medical Publishers (P) Ltd; 2010.*
7. *Jeschke MG, Van Baar ME, Choudhry MA, Chung KK, Gibran NS, Logsetty. Burn injury. Nature Reviews Disease Primers. 2020 Febrero; 6(11).*
8. *Cecchi GMW, Rios Hidalgo E, Córdova Orillo V, Ludeña Muñoz JR, Medina CA. Características clínico-epidemiológicas y patrones de prescripción para quemaduras en tres hospitales de Lima, Perú. Revista Peruana de Medicina Experimental y Salud Pública [online]. 2019 Mayo; 36(1).*
9. *GBD 2018 Protocol: global burden of diseases, injuries and risk factors. Institute for Health Metrics and Evaluation.. [Online].; 2020 [cited 2020 11 07. Available from: http://www.healthdata.org/sites/default/files/files/Projects/GBD/ March2020_GBD%20Protocol_v4.pdf.*
10. *Fernández Santervás Y, Melé Casas M. [Protocolos diagnósticos y terapéuticos en urgencias de pediatría].; 2019 [cited 2020 11 13. Available from: https://seup.org/ pdf_public/pub/protocolos/21_Quemaduras.pdf.*
11. *Alencar de Castro RJ, Cunha Leal P, Kimiko Sakata R. Tratmiento del Dolor en Quemados. Brazilian Society of Anesthesiology. 2013 Enero-Febrero ; 63(1).*
12. *Sood's Aa. Burn Surgery Reconstruction and Rehabilitation. In Sood R, editor. Burn Surgery Reconstruction and Rehabilitation. Philadelphia: Elsevier Inc.; 2006. p. 1 - 17.*
13. *Phillip L Rice JMDPOMP. UpToDate. [Online].; 2019 [cited 2020 11 22. Available from: https://www.uptodate.com/contents/assessment-and-classification-of-burn- injury#H20.*
14. *Melé Casas , Fernández Santervás. Sociedad Española de Urgencias de Pediatría (SEUP). [Online].; 2019 [cited 2020 11 18. Available from:*

https://seup.org/pdf_public/pub/protocolos/21_Quemaduras.pdf.

15. *R. Chukwu-Lobelu AADSEHDLP. Burn Injuries from the London suicide bombings: a new classification of blast-related termal injuries. Annals of Burns and Fire Disasters. 2017 Diciembre; 30(4).*

16. *Abraham JP, Plourde BD, Vallez LJ, Nelson-Cheeseman BB, Stark JR, Sparrow EM, et al. Skin burns. In Shrivastava D, editor. Theory and Applications of Heat Transfer in Humans.: John Wiley & Sons Ltd.; 2018. p. 723-740.*

17. *Ambrosoni , Telechea H, Cristiani F, Manaro B, Pizarro M, Menchaca A. Scielo. [Online].; 2018 [cited 2020 Noviembre 22. Available from: http://www.scielo.edu.uy/pdf/adp/v89n2/1688-1249-adp-89-02-129.pdf.*

CAPÍTULO 18
Mordeduras de Serpiente y sus Complicaciones
María Fernanda Corrales Albán

Introducción

El accidente por mordedura de serpiente ocasiona un problema importante en salud pública, conociéndose que existen más de 3.000 especies de serpientes distribuidas por todo el mundo y tan solo la sexta parte de estas es venenosa, algunas son terrestres y otras acuáticas, causando una grave situación en América del Sur, entre ellos el Ecuador, donde los factores ambientales son adecuados para el desarrollo de esas especies nativas. [1]

Las complicaciones se producen al morder la serpiente de forma accidental al ser humano, donde influyen varios aspectos como son: la demora hasta acudir al hospital, la especie de serpiente, la utilización de sustancias inadecuadas que son generalmente por tratamientos empíricos o tradicionales sin evidencia científica de eficacia; así también, la demora en la atención que puede dar lugar a cuadros clínicos de tipo neurotóxico, hemorrágico o mixto, disminuyendo las oportunidades de supervivencia y la viabilidad de los miembros afectados, donde el veneno que inocula una mordedura de serpiente es realmente preocupante. [2]

La situación mundial con respecto a este problema de salud no es halagadora; a pesar de que se conoce que la pronta administración de un suero antiofídico desde hace más de 120 años para su tratamiento, existe una grave escasez de antídotos en muchos países. La producción de sueros antiofídicos no es comercialmente atractiva para las grandes industrias grandes industrias farmacéuticas, cuyas prioridades se centran en medicamentos con un mercado más amplio y enfocados a patologías que afectan a las naciones con alto nivel de ingresos. Por otra parte, los esfuerzos de las instituciones públicas rectoras de la Salud en países de las regiones más afectadas por el ofidismo, no siempre han logrado resolver el problema de la producción y abastecimiento de sueros antiofídicos. A esto se debe sumar que los sueros antiofídicos poseen limitaciones de las zonas o regiones, ya que su cobertura terapéutica se restringe a un grupo de especies de serpientes venenosas cuyas toxinas comparten similitudes inmunológicas. En consecuencia, un suero antiofídico preparado contra las especies de serpientes venenosas de una región geográfica determinada, podría tener poca o ninguna eficacia neutralizante en otra región, debido a la variabilidad antigénica de los venenos de las distintas especies. [3]

Cualquier mordedura de serpiente debe ser atendida de inmediato en un centro de salud, si bien es cierto que se pueden aplicar técnicas de abordaje inmediato ante una picadura en sitio, esto debe hacerse con personas que tengan la pertinencia necesaria, ya que las mordeduras tienen contraindicaciones. Los especialistas en los centros de salud son los que deben determinar la gravedad de la mordedura y el protocolo más adecuado de tratamiento a seguir, ya que las serpientes se dividen entre venenosas y no venenosas y dependiendo del tipo, se generan en la zona de mordedura y en el cuerpo en general una sintomatología que puede variar. [4]

Definición
La mordedura por serpiente o accidente ofídico se define como la lesión cutánea provocada por la mordedura de serpiente, seguida por la inoculación de sustancias toxicas (veneno) que lesionan los tejidos condicionando alteraciones fisiopatológicas de gravedad variable. [5]

Epidemiologia
Las mordeduras de serpientes a nivel mundial han sido reportadas de forma anual con tasas de morbilidad por envenenamientos con el 18.8 a 2.7 millones [6], y con tasas de mortalidad aproximadas de 81.000 a 138.000 muertes, con predominio en Asia, África y Latinoamérica. [7] Las tasas de morbilidad y mortalidad anual reportadas según el continente, se conoce que Estados Unidos y Canadá varían de 3.800 a 6.500 envenenamientos y de 7 a 15 muertes; América Latina y el Caribe entre 137.000 a 150.000 envenenamientos y de 3.400 a 5.000 muertes; Europa entre 8.000 a 9.900 envenenamientos y 30 a 128 muertes; África y Medio Oriente entre 435.000 a 580.000 envenenamientos y 20.000 a 32.000 muertes; Asia un rango entre 1.2 a 2.0 millones de envenenamientos y 57.000 a 100.000 muertes; finalmente Oceanía con un rango de envenenamientos entre 3.000 a 5.900 casos y 200 a 520 muertes. [6]

En América del Sur, Brasil es el país con el mayor número de accidentes ofídicos siendo cerca de 29000 casos por año, seguido de Venezuela (7000), Colombia (4000), Perú, Ecuador y Bolivia (cerca de 1500). [8]

La exuberante biodiversidad de Ecuador también se refleja en la variedad de sus serpientes venenosas, ejemplificada por la presencia de las familias Elapidae y Viperidae en el país. La familia Elapidae comprende dos géneros y 19 especies distribuidas en diferentes altitudes, desde cero hasta 2100 m sobre el nivel del mar: Hydrophis platurus y 18 especies de Micrurus . Entre las especies de Micrurus , siete (ancoralis, bocourti, mipartitus decussates, dumerilii trasandinus, multiculatus, tschudii olsoni, mertensi) se distribuyen en la región de la Costa y once en la región amazónica (peruvianus, petersi, steindachneri, melanotus, obscurus, ortoni, scutiventris, langsdorffii, helleri, ornatissimus, surinamensis). En Ecuador, sin embargo, los accidentes por mordedura de serpiente causados por la familia Elapidae son inusuales (menos del 1% del total de accidentes), siendo M. mipartitus decussates y M. helleri las especies más comunes responsables de estos accidentes [9,10,11]

Fisiopatologia
El veneno es una secreción exocrina de las glándulas salivales y cumple funciones digestiva y defensiva. El veneno, por lo general, es usado para inmovilizar las presas, matarlas y comenzar la digestión, el veneno está constituido por varios péptidos y proteínas tóxicas, como miotoxinas, hemorraginas, neurotoxinas y toxinas coagulantes. El veneno es viscoso, debido al contenido de sólidos totales (aproximadamente 25%). De estos sólidos, el 70 -90% corresponde a proteínas y polipéptidos de peso molecular elevado; estas proteínas son las que ocasionan la mayoría de los efectos biológicos. El 10 a 30% de los solutos restantes corresponde a una amplia gama de sustancias orgánicas de peso molecular bajo (carbohidratos, péptidos pequeños, aminoácidos libres, aminas biógenas, nucleótidos), compuestos inorgánicos y elementos aniónicos y catiónicos. De acuerdo al género de la serpiente, el veneno puede tener diferentes acciones fisiopatológicas.

La complejidad de las fracciones tóxicas ocasiona que los pacientes puedan desarrollar diversos efectos, que dependen de muchos factores como, por ejemplo, la cantidad de veneno inoculado, la zona del cuerpo, el tamaño de herida, el tamaño de la serpiente y la edad del paciente. Las características del veneno también son importantes, ya que la absorción de las toxinas se realiza por vía linfática, y los venenos neurotóxicos y hemolíticos se absorben más rápido que los proteolíticos y hemorrágicos [12]

La gravedad de un accidente ofídico depende de múltiples factores: Por una parte, tenemos características de la serpiente involucrada como la composición y acción de las proteínas y péptidos presentes en el veneno, el volumen inoculado, el tamaño del ofidio y la eficiencia de la mordida (hasta alrededor del 30% pueden llegar a ser mordeduras donde no se inocula veneno, también llamadas mordidas secas)

Cuadro clínico

Diferencias entre las mordeduras de serpientes venenosas y no venenosas

El examen visual de la herida en el sitio de la lesión puede ayudar a la identificación de una mordedura de una especie venenosa de otra no venenosa. Las laceraciones provocadas por las serpientes no venenosas generalmente se visualizan como arañazos sobre la piel, mientras que la presencia de marcas de colmillos, como agujas hipodérmicas, constituye un indicativo de las mordeduras por un ofidio venenoso. [14]

Manifestaciones clínicas del envenenamiento

Las manifestaciones tanto locales como sistémicas dependen de la cantidad de veneno inoculado y del sitio de la mordedura. En promedio, el envenenamiento ya se establece con sintomatología florida dentro de las dos horas de ocurrida la mordedura. [15]

Manifestaciones locales

- Edema en el sitio de mordeduras
- Intenso dolor Equimosis, hematoma y flictenas
- Hemorragia activa por el sitio de la mordeduras
- Necrosis del segmento de la extremidad afectada
- Síndrome compartimental Manifestaciones sistémicas
- Prolongación de tiempo de coagulación
- Rabdomiólisis
- Hemorragia de mucosas
- Hemorragia en el tubo digestivo y a nivel urinario
- Hemorragia cerebral Insuficiencia renal aguda
- Inestabilidad hemodinámica por hipovolemia. [14]

La gravedad del cuadro clínico está en relación a la susceptibilidad del paciente al veneno, así como a la cantidad inoculada. [16].

La zona afectada depende de la serpiente. Las serpientes arborícolas producen mordeduras con más frecuencia en los miembros superiores y la cabeza y las terrestres, en los miembros inferiores [6]

Además, los accidentes en la selva ocurren más en los miembros inferiores y en la costa en los miembros superiores. Esta diferencia se ha atribuido a la actividad realizada por el paciente durante la mordedura. [17]

En general, se recomienda evaluar al paciente luego de cuatro a seis horas, para determinar la gravedad y estadio clínico (sobre todo en caso de accidentes por Bothrops). Cabe señalar que esto no impide la administración temprana de la sueroterapia específica.

El envenenamiento, por tratarse de proteínas extrañas altamente antigénicas, puede provocar reacciones anafilácticas, sobretodo en pacientes con mordeduras previas, por lo cual debe tenerse al lado medicación para un shock anafiláctico de presentarse el evento (1).

De acuerdo a la serpiente, los cuadros clínicos de los accidentes ofídicos se clasifican en botrópicos, crotálicos, lachésicos, elapídicos y por serpiente marina. Cada tipo de accidente ofídico tiene su escala de gravedad.

Severidad del Envenenamiento
Botrópico

Leve: Si después de 6 horas de observación la reacción local es leve con edema localizado en la zona agredida y no se presentan síntomas de compromiso sistémico, ni hay variaciones importantes en las pruebas de laboratorio.

Moderado: Cuando el tiempo de coagulación se presenta prolongado o incoagulable, leucocitosis con neutrofilia moderada con presencia de edema que tiende a extenderse, dolor, equimosis. Puede haber gingivorragia, proteinuria y hematuria moderada.

Severo: Si la sangre es incoagulable a pesar del tratamiento específico inicial. Reacción local
intensa con edema progresivo, equimosis, flictenas y equimosis a distancia. Se presenta hematuria con oliguria y anuria, gingivorragia, epistaxis y melena. Hay riesgo de shock por colapso periférico dentro de las primeras 24 horas; además la disminución súbita del hematocrito pone en evidencia hemorragia interna. El riesgo de necrosis es alto.

Crotálico

Leve: Si después de las 3 horas no hay facies neurotóxica.

Moderado: Si hay facies neurotóxica y mioglobinuria moderada sin daño renal, ni parálisis
respiratoria.

Severo: Si se presenta facies neurotóxica que aparece en las primeras 6 horas, si hay mioglobinuria y anuria severa, la muerte puede ocurrir dentro de las primeras 24 horas. En los casos tratados con suero antiofídico en dosis suficiente dentro de las primeras horas el riesgo de muerte disminuye.

Lachésico
Leve: Si después de 6 horas la reacción local cutánea es leve y no hay alteraciones en los exámenes de laboratorio.
Moderado: Cuando hay equimosis, edema, dolor progresivo, hay alteración de la presión arterial (hipotensión) y hay alteración de la conciencia (agitación, somnolencia).
Severo: Cuando el edema, dolor, equimosis y flictenas aparecen en forma progresiva, hay
hipotensión arterial, nauseas, vómitos, diarrea y la sangre incoagulable.

Elapídico
Leve: Si antes de los 30-60 minutos no presenta facies neurotóxica.
Moderado: Si en las dos primeras horas se presenta la facies neurotóxica, sin dificultad respiratoria.
Severa: Si se presenta facies neurotóxica con dificultad para respirar y deglutir, y estado de coma. La muerte puede sobrevenir en las 4-6 horas posteriores a la mordedura.

Diagnóstico
Se debe completar una historia clínica, haciendo énfasis en:
1. Síntomas presentados después de la mordedura, los cuales ayudan a determinar la especie causante y a orientar la conducta médica inmediata. También en la intensidad del dolor y la aparición de síntomas neurológicos.
2. Tiempo entre el accidente y la consulta médica.
3. Circunstancias en las que ocurrió el accidente, lo que permite saber si fue provocado, como ocurre cuando la serpiente se pisa y al sentirse amenazada ésta inocula mayor cantidad de veneno.
4. Características de la serpiente causante para establecer si es o no venenosa
5. Parte del cuerpo donde recibió la mordedura. Establecer si es zona de alto riesgo, como el cuello. Establecer si la zona de mordedura tenía algún tipo de protección como calzado.
6. Antecedentes de tratamientos y prácticas no médicas previas.
7. Antecedentes de aplicación de suero antiofídico, por el riesgo de reacción alérgica o shock anafiláctico con la nueva aplicación del suero.
8. El examen físico debe ser lo más completo posible, encaminado a buscar alteraciones o manifestaciones como, cambios en los signos vitales; signos de sangrado sistémico; sitio de la mordedura: ayuda a determinar el tamaño

de la serpiente y si es o no venenosa; evaluar si hay sangrado local; distancia entre los orificios dejados por los colmillos; manifestaciones en el miembro afectado y el examen neurológico. [18]

Diagnóstico
Diagnóstico y diferencial
El antecedente de haber sido atacado por una serpiente está casi siempre presente. En caso de que no se haya podido ver al animal agresor, se deberá descartar a otros animales como agresores. [19,20]
Si el paciente refiere haber sufrido una mordedura por serpiente, el diagnóstico diferencial incluye la diferenciación de la serpiente agresora. Existen diversas características de las serpientes que ayudan a determinar la especie. Además, se debe tener en cuenta la fauna ofídica del área geográfica donde se produjo el accidente [19,20] Debe tenerse en cuenta, la posibilidad de un seudoofidismo, accidente en el que la serpiente no es venenosa o en el que no se ha producido inoculación de veneno. [21]

Las complicaciones que con mayor frecuencia se presentan en este tipo de accidentes, son debidas a: acciones específicas del veneno y manipulaciones practicadas de manera innecesaria, y a la instauración tardía del tratamiento médico
1. Infección local: Se presenta en 10-18% de los casos, especialmente en casos
severos. Tratar con antibióticos para Gram positivos, Gram negativos y anaerobios. Es un manejo muy similar al de las infecciones necrotizantes de la piel y tejidos blandos.
2. Necrosis y perdida de tejido: aparece en el 16% de los casos. Se debe manejar con cuidados de la herida para evitar llegar a fasciotomia y/o amputacion.
3. Falla renal: Ocurre en 5-11% de los casos; se debe manejar con la administración de líquidos y vigilancia de trastornos electrolíticos y/o ácido-base.
4. Síndrome compartimental: Se produce en 3-9% de los casos; debe manejarse con fasciotomía y rehabilitación.
5. Amputaciones: Se hacen necesarias en 1-8% de los casos; se debe manejar la cicatrización y la rehabilitación.
6. Hemorragia: En caso de anemia severa, corregir con transfusión de glóbulos rojos. En el manejo rutinario no se requiere plasma, vitamina K o crioprecipitados.

7. Sepsis: Solicitar hemocultivos y adecuar el tratamiento antibiótico manteniendo el estado general del paciente.

8. Alteraciones neurológicas y convulsiones: generalmente se deben a hemorragia en el sistema nervioso central; se deben corregir los tiempos de coagulación con suero antiofídico y si es necesario llevar a drenaje quirúrgico.

Existe una condición muy infrecuente y es la que se presenta por inoculación intravenosa del veneno, ocasionando rápidamente coagulación intravascular diseminada (CID), tromboembolismo pulmonar y pérdida del conocimiento con convulsiones, casi siempre es letal. Las manifestaciones locales de envenenamiento son mínimas en estos casos.

9. Trombocitopenia: se presenta hasta en 30% de los casos, y se corrige espontáneamente 3-4 días después de aplicado el antiveneno.

10. Enfermedad del suero: se presenta en 30- 50% de los pacientes, a los 5-12 días después de la aplicación del suero. Se debe tratar con esteroides y antihistamínicos.

11. Muerte: ocurre en 2-8 % de los casos. Las causas más frecuentes son: shock hemorrágico, insuficiencia renal, insuficiencia respiratoria, hemorragia en el sistema nervioso central y sepsis. [22]

Tratamiento
En Atención Primaria, antes de la derivación al hospital, se recomiendan una serie de medidas generales1,4:
• Lavado con agua, jabón y desinfectantes, a ser posible que no coloreen la piel.
• No aplicar frío ni calor local.
• Inmovilización de la extremidad afectada, manteniéndolo en la posición más baja posible con respecto al resto del cuerpo.
• Intentar identificar la especie venenosa (ver más adelante).
• No realizar nunca torniquete, salvo que la atención hospitalaria se vaya a demorar más de una hora y se haya conseguido identificar una especie potencialmente venenosa, o en caso de presentar manifestaciones sistémicas. En dichos casos, apuntar siempre la hora en la que se ha colocado el torniquete.
• Valorar analgésicos menores. En caso de importante ansiedad asociada, los ansiolíticos tipo benzodiacepinas se deben usar de forma juiciosa, puesto que la alteración que producen a nivel del sistema nervioso central puede ser malinterpretada posteriormente en la valoración hospitalaria.

Profilaxis antibiótica

En la actualidad no existe suficiente evidencia científica como para recomendar indicaciones clínicas claras y únicas. En caso de infección, la flora suele ser polimicrobiana, prácticamente con independencia del animal agresor. Está constituida fundamentalmente por estreptococos, S. aureus y anaerobios. La presencia de Eikenella corrodens o de Haemophilus spp. es típica de mordeduras humanas, lo que debe ser tenido en cuenta en casos de análisis médico-legales, si bien la forma de la arcada dentaria es más que suficiente para distinguir este tipo de mordedura. [23,24]

En general se recomienda iniciar profilaxis antibiótica sólo en las siguientes situaciones:
• Lactantes, en cualquier caso.
• Mordeduras en cara, manos, pies o área genital.
• Heridas con signos de infección.
• Consulta médica retrasada más de 12 horas después de la mordedura.
• Heridas moderadas o graves, especialmente si hay edema, lesión por aplastamiento o requieren desbridamiento quirúrgico.
• Heridas penetrantes o profundas, especialmente si afectan a hueso, tendones o articulaciones.
• Niños inmunocomprometidos y asplénicos.

Los antibióticos que mejor cubren la flora polimicrobiana causante de estas infecciones son amoxicilina-clavulánico y cefuroxima-axetilo, durante 5-7 días. En caso de mala evolución en un plazo de 48-72 horas de tratamiento oral, se recomienda ingreso para antibioterapia intravenosa. Si el resultado de los cultivos es estéril, o bien no se recogieron cultivos, se debe valorar la posibilidad de añadir gentamicina o bien cambiar a una cefalosporina de tercera generación. En alérgicos a penicilina (reacción inmediata) una opción razonable sería asociar trimetroprim-sulfametoxazol y clindamicina. [23,24]

Bibliografía
1. Gevara A, Tene A, Bautista S, Barahona V, Aigaje B, Cuadrado M, et al. *Epidemiología de La Mordedura de Serpientes en el Hospital Pedro Vicente Maldonado en el Noroccidente de Pichincha. Publicaciones Anteriores [Internet]. 28 de marzo de 2016;1(1). Disponible en: http://www.saludrural.org/index.php/anteriores/article/view/146*
2. Carrasco IRZ, Lozano JC. *Aspectos clínicos y epidemiológicos de la mordedura de serpientes en México. Evid Médica E Investig En Salud. 2013;6(4):125-36.*
3. Espín E, Fierro D. *Perspectivas actuales sobre el uso terapéutico del veneno de serpientes. Rev Médica [Internet]. 2014;25(1-2). Disponible en: https://www.researchgate.net/profile/Esteban_Ortiz-Prado/publication/290042061_Perspectivas_actuales_sobre_el_uso_terapeutico_del_veneno_de_serpientes/*

/links/5694942108ae3ad8e33b795d.pdf
4. Chavez García, M., Medina Medina, M., Luna Martillo, S., & Cordova Cedeño, E. (2020). Manejo de mordedura de serpientes. RECIMUNDO, 4(1), 46-54. doi:10.26820/recimundo/4.(1).enero.2020.46-54
5. Campos Landaverde, T., & Castillo Machuca, R. (2018). Caracterización clínica, epidemiológica, manejo médico recibido y complicaciones asociadas a mordeduras por serpientes venenosas en personas ingresadas en Hospital Nacional Rosales durante los años 2013-2017. San Salvador: Universidad de El Salvador. Obtenido de: http://ri.ues.edu.sv/19204/
6. Gutiérrez JM, Calvete JJ, Habib AG, Harrison RA, Williams DJ, Warrell DA. Snakebite envenoming. Nat Rev Dis Prim. 2017;3:17063.
7. Organización Mundial de la Salud. Mordeduras de serpientes venenosas. [Internet]. Abril 2019. Disponible en: https://www.who.int/es/news-room/fact-sheets/detail/snakebite-envenoming.
8. Sant'Ana C, Gutiérrez JM. Critical Care Toxicology. Crit Care Toxicol. 2016;
9. Torres-Carvajal, O., Pazmiño-Otamendi, G. y Salazar-Valenzuela, D. (2019). Reptiles of Ecuador: a resource-rich portal, with a dynamic checklist and photographic guides. Amphibian & Reptile Conservation, 13, 209-229.
10. Valencia, J. H., Garzón-Tello, K. y Barragán-Paladines, M. E. (2016). Serpientes venenosas del Ecuador: sistemática, taxonomía, historia natural, conservación, envenenamiento y aspectos antropológicos. Quito: Fundación Herpetológica Gustavo Orcés; Universidad de Texas, Arlington; Fondo Ambiental Nacional.
11. Ministerio de Salud Pública del Ecuador. (2017). Manejo clínico del envenenamiento por mordeduras de serpientes venenosas y picaduras de escorpiones. Protocolo basado en evidencia. Ministerio de Salud Pública, Dirección Nacional de Prevención y Control y Dirección Nacional de Normatización, Quito.
12. Rev Med Hered. 2020; 31:48-55 DOI: https://doi.org/10.20453/rmh.v31i1.3729
13. (Naik, 2017). Naik, B. S. (2017). "Dry bite" in venomous snakes: A review. Toxicon, 133, 63-67.
14. Nishioka S de A, Silveira P V, Bauab FA. Bite marks are useful for the differential diagnosis of snakebite in Brazil. Wilderness Environ Med [Internet]. 1995 May;6(2):183–8. Available from: http://www.ncbi.nlm.nih.gov/pubmed/11995906
15. Otero-Patiño R. Epidemiological, clinical and therapeutic aspects of Bothrops asper bites. Toxicon. 2009;54(7):998–1011
16. Manrique H. Ofidismo. Lima: Ministerio de Salud; 2000. Disponible en: http://bvs.minsa.gob.pe/local/ogei/807_ms-oge115.pdf
17. Villanueva M, Maguiña C, Cabada M, Demarini J, Álvarez H, Gotuzzo E. Ofidismo en la provincia de Chanchamayo, Junín: Revisión de 170 casos consecutivos en el Hospital de Apoyo de La Merced. Rev Med Hered. 2004; 15(2):82-7.
18. Warrell, DA. SNAKEBITES IN CENTRAL AND SOUTH AMERICA: epidemiology, clinical features, and clinical management. In: Campbell JA, Lamar WW, eds. The venomous reptiles of the western hemisphere. Vol 2. New York: Cornell University Press, 2004, pp. 709-62
19. Ministerio de Salud. (2019) Norma técnica sobre prevención y tratamiento de accidentes por animales ponzoñosos. Lima, Perú: Ministerio de Salud.
20. Demarini J. (1992)Ofidismo: aspectos etiológicos, clínicos y terapéuticos. Lima: Universidad Peruana Cayetano Heredia.
21. Alburqueeue P, Jacinto C, Silva Junior GB, Lima JB, Veras MS, Daher E. Acute kidney injury caused by Crotalus and Bothrops Snake Venom: Review of Epidemiology, clinical manifestations and treatment. Rev Inst Med Trop Sao Paulo. 2013; 55(5):295-301.
22. Gualan, P. (2011) Caracterización epidemiológica y clínica de los pacientes que presentaron accidente ofídico, atendidos en el hospital Marco Vinicio de la provincia de Sucumbios, durante el periodo de Enero a Diciembre del año 2010. Pontificia Universidad

d Católica del Ecuador. Facultad de medicina. Quito, Ecuador.
23. Barcones Minguela F. Mordeduras y picaduras de animales. En: Protocolos de urgencias pediátricas de la Asociación Española de Pediatría y la Sociedad Española de Urgencias Pediátricas (en línea) (consultado el 22/07/2015). Disponible en www.aeped.es/ sites/default/files/documentos/mordeduras_y_picaduras_de_animales.pdf.
24. Mayol Canals LI. Lesiones producidas por ofidios y animales marinos. Protocolos de Dermatología Pediátrica de la Asociación Española de Pediatría. En: Asociación Española de Pediatría (en línea) (consultado el 22/07/2015). Disponible en www.aeped.es/ documentos/protocolos-dermatologia.

CAPÍTULO 19
Aplicación de Electrocardiograma en Atención Primaria de Salud
Andrés Fernando Venegas Panchi

Introducción

El electrocardiograma es una técnica diagnóstica no invasiva, relativamente económica, según la OMS, de gran utilidad para el diagnóstico de cardiopatías, ya que registra la actividad eléctrica del corazón en papel milimetrado, de una forma simple, inocua y eficiente.

Antes sólo servía para diagnosticar si había infarto, y ahora sirve para tomar decisiones que influyen en la realización de pruebas muy costosas. Presenta una sensibilidad del 84,5 %, con un valor predictivo positivo del 92,34 %, una especificidad del 93 % y un valor predictivo negativo del 85,71 % en el diagnóstico electrocardiográfico de infarto agudo de miocardio. [1]

En el medio extrahospitalario, donde no se dispone de todas las pruebas accesibles en un hospital, el diagnóstico debe ser clínico y certero. Una de las pocas pruebas disponibles es la electrocardiografía. Cuando se detecte un posible problema cardiaco (arritmia, isquemia, etc.), el paciente debe ser referido o derivado en las mejores condiciones a un medio hospitalario para que el especialista realice un adecuado manejo.

Es conocido que el abordaje integrado de los pacientes entre cardiología y atención primaria mejora el tratamiento de los pacientes crónicos, sin que ello suponga un incremento derecursos 3; en ese abordaje, el empleo de la electrocardiografía es básico.

Además, la monitorización ambulatoria puede ser puesta en marcha por personal entrenado en centros de atención primaria, como defienden las Guías de Práctica Clínica de la Sociedad Española de Cardiología. es una prueba médica muy útil y accesible en medios extrahospitalarios; confirma el diagnóstico de la anamnesis y la exploración en casi tres cuartas partes de las ocasiones. La mayoría de las veces el resultado del electrocardiograma es normal, lo cual lo convierte en una herramienta muy útil para el diagnóstico diferencial de la enfermedad en AP, ya que apoya el diagnóstico clínico y sintomatológico del paciente. No obstante, el diagnóstico de un paciente con sintomatología cardiaca no puede ser únicamente realizado por el registro electrocardiográfico, ya que la clínica referida por el paciente, así como sus antecedentes, hacen que el médico de AP deba ver al paciente como un completo: cuando se presenta una duda razonable por el conjunto de síntomas, signos y pruebas a nuestra disposición, debe ser referido o derivado a un segundo nivel en el que se pueda realizar un diagnóstico más completo. [2]

Definición

El ECG es un gráfico en el que se estudian las variaciones de voltaje en relación con el tiempo. Consiste en registrar en un formato especialmente adaptado (tiras de papel milimetrado esencialmente), la actividad de la corriente eléctrica que se está desarrollando en el corazón durante un tiempo determinado (en un ECG normal no suele exceder los 30 segundos). También puede ser registrada y visualizada de manera continua en un monitor similar a una pantalla de televisión (en este caso decimos que el paciente se encuentra monitorizado). Esta última opción se utiliza fundamentalmente en unidades de transporte sanitario medicalizadas y en unidades coronarias o de cuidados intensivos.

La actividad eléctrica del corazón recogida en el ECG se observa en forma de un trazado que presenta diferentes deflexiones (ondas del ECG) que se corresponden con el recorrido de los impulsos eléctricos a través de las diferentes estructuras del corazón.

Para intentar comprender los principios básicos que explican las oscilaciones en las líneas del ECG conviene conocer, si bien de forma somera, los fundamentos por los cuales se produce el movimiento del corazón, generado a través de microcorrientes eléctricas. De ello es responsable el sistema de conducción eléctrica del corazón. [3]

La enfermedad coronaria es la causa de mortalidad individual más frecuente a nivel mundial, siendo la cardiopatía isquémica la causante de más de 7 millones de muertes cada año. [4]

Epidemiología

Según la Organización Mundial de la Salud (OMS) las ECV son la principal causa de mortalidad mundial, calculándose 17,5 millones de muertes en el 2012, lo cual representa el 31% de las muertes registradas en todo el mundo. De los 16 millones de muertes de menores de 70 años el 37% se debe a ECV, de las cuales más de tres cuartas partes de las defunciones se originan en países de ingresos bajos y medios, y afectan por igual a ambos sexos. [5] Las personas menores a 40 años representan sólo el 3% de todos los pacientes con enfermedad coronaria, y la prevalencia de IAM en la población adulta joven (menos de 35 años) se estima que es inferior al 2%. [6]

Según el INEC en el 2014 la primera causa de mortalidad total fue la enfermedad isquémica del corazón con un 7.03%, la mortalidad en el sexo o masculino fue de 7.60% y en el femenino de 6.34% ubicándose en la cuarta causa de muerte en relación a las mujeres. [7]

Según datos del Ministerio de Salud Pública (MSP) en el 2015 las enfermedades isquémicas del corazón causaron una mortalidad general del 7.82%, siendo mayor en el sexo masculino con el 8.45%, que en el femenino con 6.34%. En la provincia del Azuay el porcentaje de mortalidad fue de 4.62%, siendo 4.76% en el hombre y 4.47% en la mujer. De las 4 683 defunciones por IAM a nivel nacional, 603 (12.87%) correspondieron a personas menores de 50 años y en el Azuay de 153 defunciones, 18 (11.76%) se dieron en este grupo etario [18]

Según la OMS al tabaco se le atribuye el 12% de la mortalidad a nivel mundial y un 16% en las Américas, siendo responsable del 15% de muertes por enfermedad cardiovascular. [9]

Según los datos de la OMS en Global status report on alcohol and health 2018 unos 2.348 millones de personas (43% de la población) son bebedores actuales, perteneciendo el 54.1% de estos a la Región de las Américas en particular en los países de altos ingresos. En la población mundial, las personas mayores de 15 años beben en promedio 6,4 litros de alcohol puro por año, que se traduce en 13.9 gramos de alcohol puro por día. En el 2016, el alcohol se relacionó con 593.000 muertes cardiovasculares (3.3% de todas las muertes). Sin embargo, desde el año 2000, el porcentaje de bebedores en el mundo ha disminuido en casi un 5% desde 47,6% a 43,0% y en América de 63.5% a 54.1%. En todo el mundo, las mujeres son más abstenidas y beben menos alcohol que los hombres, siendo el porcentaje de consumo de 53.6 % en los hombres y 32.3% en las mujeres. [10]

Electrofisiología cardiaca

Con el fin de facilitar la comprensión del registro electrocardiográfico hay que partir de la base de que la célula miocárdica en situación de reposo es eléctricamente positiva a nivel extracelular y negativa a nivel intracelular. Cualquier estímulo produce un aumento de permeabilidad de los canales de sodio, que conlleva a que se cambie la polaridad, siendo positiva intracelularmente y negativa extracelularmente. (Despolarización). Posteriormente vuelve a su polaridad inicial. (Repolarización)
Este proceso se inicia en un punto de la membrana de la célula miocárdica y de forma progresiva se va extendiendo por toda ella hasta que está

despolarizada por completo.

Inmediatamente se va produciendo la repolarización secuencial de aquellas zonas que se habían despolarizado previamente.

Este movimiento de cargas se puede representar por un vector, que de manera convencional apunta hacia la región de carga positiva.

Si registramos la actividad eléctrica por un electrodo, inicialmente obtendremos un trazado ascendente al aproximarse la corriente de despolarización hacia el mismo, para posteriormente obtener una deflexión brusca (deflexión intrínseca) seguido de un trazado descendente al alejarse la corriente de despolarización. Lo mismo ocurre con la corriente de Repolarización. Cuando la célula se encuentra en reposo el registro es el de una línea isoeléctrica.

El estímulo eléctrico se origina en el nodo sinusal, cerca de la desembocadura de la vena cava superior, desde ahí progresa por la aurícula derecha seguido de la aurícula izquierda, llegando al nodo aurículo ventricular, donde sufre el retraso fisiológico de la conducción, que permite que primero se contraigan ambas aurículas y posteriormente llegue el impulso a ambos ventrículos. La despolarización continua por el haz de Hiss, progresando por el septum, pared libre de ambos ventrículos y bases secuencialmente.

La despolarización va de endocardio a epicardio. La repolarización auricular se produce a la vez que se despolarizan los ventrículos. La despolarización ventricular en lugar de iniciarse en el endocardio, como se esperaría, se inicia en epicardio, debido a que durante la sístole se produce un pequeño periodo de isquemia fisiológica en el endocardio por el colapso parcial de las arterias que lo nutren que vienen desde el epicardio, lo que favorece que se inicie la repolarización en el epicardio.

Por lo explicado la polaridad de las ondas de despolarización y repolarización auriculares será opuesta, mientras que la de las ventriculares será inicialmente de la misma polaridad. [11]

El estudio del electrocardiograma

El ECG puede servir como un instrumento de orientación diagnóstica en muchas de las alteraciones cardiacas y no cardiacas y, como herramienta capaz de evaluar en su evolución. En un paciente con ritmo sinusal normal, el electrocardiograma (ECG) de 12 derivaciones ayuda en el diagnóstico diferencial del paciente con palpitaciones. El hallazgo de un intervalo PR corto y ondas delta, sugiere preexcitación ventricular que a su vez es el sustrato para las taquicardias por reentrada atrioventriculares en el síndrome de Wolff- Parkinson-White (WPW).

La hipertrofia ventricular izquierda severa, caracterizada por ondas Q septales profundas en las derivaciones DI, aVL, y V4 a V6, sugiere cardiomiopatía hipertrófica obstructiva.

La hipertrofia ventricular izquierda con evidencia de anormalidad de la aurícula izquierda (porción negativa de la onda P en V1 mayor de 40 mseg y mellada en DII), sugiere un posible sustrato para fibrilación atrial. La presencia de ondas Q características de un infarto del miocardio previo justifican una búsqueda más profunda de arritmias tipo taquicardia ventricular sostenida o no sostenida. [12]

Para estudiar un ECG, primero debemos tener en consideración la información básica del paciente: edad, sexo y un breve contexto clínico (p. ej., un estudiante de segundo año, aparentemente sano; o bien un adulto mayor, ingresado por fractura de cadera, el cual desarrolla delirium y en quien se considera terapia con antipsicóticos).

A continuación, debemos verificar la calibración del papel milimétrico. Por convención, suele ser de 25 mm/s y 10 mm/mV; es decir, un segundo se registra a lo largo de 25 mm de papel, por lo que 1 mm representa 0.04 s (40 ms). Del mismo modo, un milímetro en el voltaje (eje Y) refleja un cambio de 0.1 mV. Recuerda: no es más que una gráfica de tiempo-voltaje. [13] Los electrocardiógrafos, a través de electrodos de registro colocados en la superficie del cuerpo, detectan potenciales eléctricos de aproximadamente un milivoltio (mV), mismos que aparecen en la piel como resultado de la actividad cardiaca. Las diferencias de voltaje entre los electrodos son medidas y corresponden con la actividad eléctrica del corazón.

Derivaciones Estándares
La disposición específica que guardan los electrodos al momento de su colocación sobre la superficie corporal recibe el nombre de derivación.
Se han empleado más de 40 derivaciones distintas en los registros electrocardiográficos;

sin embargo, habitualmente se registran doce:
• 6 en el plano frontal llamadas: derivaciones de los miembros.
• 6 en un plano horizontal, derivaciones precordiales. [14]

Las 12 derivaciones arriba mencionadas son las conocidas como derivaciones estándares
del ECG y se obtienen de las diferentes señales varias medidas a través de 10 electrodos   colocados en la superficie de la piel:

• Uno en cada uno de las extremidades o miembros inferiores y superiores, de los cuales el colocado en la pierna derecha es utilizado como electrodo de referencia para reducir la interferencia eléctrica externa.
• y los otros 6 en el pecho del paciente.
Las 12 derivaciones estándares incluyen tres tipos diferentes:
Bipolares: D I, DII, DIII
Unipolares: aVR, aVL, aVF
Precordiales: V1, V2, V3, V4,V5, V6.

Las derivaciones bipolares registran la señal eléctrica del corazón entre dos electrodos
específicos. Estas son tres, las cuales se denominan como:

• Derivación I, representa la diferencia de potencial medida entre el electrodo del
brazo derecho y el del brazo izquierdo),
• Derivación II, representa la diferencia de potencial entre el electrodo del brazo
derecho y el de la pierna izquierda
• Derivación III, dada por la diferencia de potencial entre el electrodo del brazo izquierdo y el de la pierna izquierda

La unión entre estas tres señales representa la figura conocida como el Triángulo de Einthoven.
Las derivaciones unipolares se obtienen midiendo el voltaje entre el electrodo colocado en una de las extremidades y el promedio de los otros dos. De lo anterior se deduce que para el registro de estas derivaciones se requieren tres electrodos, y su nombre está dado por las siglas en inglés de las palabras Augmented Vector (vector aumentado) el sitio de colocación del electrodo, a saber:

• aVR, (Right arm) brazo derecho;
• aVL, (Left arm) brazo izquierdo;
• aVF, (Left Foot) pie izquierdo.

Cada una de estas 12 derivaciones representa diferentes perspectivas de la actividad
eléctrica del corazón, produciendo formas de ECG en las que las ondas P, los complejos QRS y las ondas T varían en amplitud y polaridad. Varios problemas cardíacos pueden ser identificados como variaciones particulares en tamaño, forma, duración y polaridad de las ondas, el cambio en el largo o amplitud de un segmento entre ondas (ej: segmento ST), entre otras. Las derivaciones precordiales miden el voltaje entre los electrodos colocados en el pecho y el promedio de todos los voltajes de los electrodos de los miembros. Éstas son designadas
con las siglas V1 a V6. [15]

Registro del electrocardiograma (ECG ó EKG por sus siglas en inglés)
La toma de un ECG es uno de los procedimientos más rápidos y sencillos que se utilizan para evaluar el corazón. Un técnico de ECG, una enfermera o un médico colocan en el pecho, brazos y piernas del paciente recostado y quieto (cualquier movimiento puede generar interferencia en el trazo), los electrodos arriba mencionados, así como los cables correspondientes que comunican los electrodos con el electrocardiógrafo. La señal de cada derivación es amplificada y procesada por el electrocardiógrafo y registrada en papel térmico, de inyección de tinta o de arreglo matricial según cada equipo. [15]

Clasificación de los Electrocardiógrafos
Electrocardiógrafos monocanales
Los electrocardiógrafos monocanales registran e imprimen los reportes de la actividad eléctrica de corazón, de una sola derivación (un juego de electrodos) por registro. Las 12 derivaciones son registradas en la secuencia seleccionada por el operador y pueden ser determinadas automáticamente.

Debido a que el registro proporcionará la información de una sola derivación, el usuario deberá recortar los trazos de cada derivación y colocarlos juntos para proporcionar el reporte completo. Una gran ventaja de estos equipos es su tamaño compacto, su peso y la simplicidad en su uso. [15]

Electrocardiógrafos multicanales
La forma de operar de los electrocardiógrafos multicanales es similar a los monocanales, el usuario puede seleccionar modo automático o manual de selección de derivaciones, sensibilidad, rango de frecuencia para muestreo y velocidad del papel. En los equipos estándares, la señal de las 12 derivaciones (provenientes de los tres grupos de derivación: bipolar, unipolar y precordiales) son registradas cada 2.5 segundos.
Para una tira de ritmo una derivación (usualmente la II) es registrada durante los 12 segundos. Casi todas las unidades pueden adquirir las 12 derivaciones simultáneamente y usualmente se imprimen 3 ó 6 al mismo tiempo; además de poder elegir entre diferentes formatos. Existen además algunos modelos que poseen pantalla de despliegue que permite observar en tiempo real las diferentes derivaciones para verificar la calidad de la imagen antes de proceder a la impresión.

A diferencia de los equipos monocanales, los multicanales no requieren ningún tipo de ajuste o preparación para la impresión. El operador sólo tendrá que definir el formato del reporte. La mayoría de los equipos obtienen las 12 derivaciones simultáneamente y luego permite al usuario imprimir copias del ECG completo en hoja de papel tamaño carta 21.6 X
27.9 cm (8 ½ X 11 pulgadas). [16]

Multicanal con interpretación
Utiliza una computadora que posee patrones de reconocimiento predefinidos, para identificar señales de ECG normales y las que no lo son. Cada programa identifica la señal completa, y determina sus medidas más importantes. Dependiendo del programa, lo que se utiliza como base de análisis: en algunos casos el promedio, en otros la señal más dominante o mediana. Las señales incompletas (Ej: las causadas cuando se intercambia de una derivación a otra) son eliminadas y el resto son procesadas por cada programa. El promedio de señales incluye todas las señales de ondas P, complejos QRS y ondas T, de cada una de las derivaciones. Las irregularidades en la morfología (forma) de alguna porción del ECG o en el ritmo (tiempo) indican alteraciones miocárdicas o anormalidades en la conducción. La unidad imprime la interpretación de una anormalidad cardiaca específica, la lista de medidas y un código que revela la seriedad del padecimiento del paciente. La lista de medidas consiste en los valores numéricos calculados de las señales de ECG.
Entre algunos está:

1) La frecuencia cardiaca.
2) La amplitud de la señal.
3) El tamaño de las ondas.
4) Los intervalos entre los componentes de las ondas.

La identificación del paciente puede incluirse para que quede impresa en los reportes.

Los electrocardiógrafos interpretativos sólo generan un reporte e interpretación de sugerencia. Un usuario competente deberá completar el análisis y formular el diagnóstico
definitivo. [15]

El ECG es imprescindible para la valoración de las arritmias y de la cardiopatía isquémica, orienta sobre el diagnóstico de cualquier enfermedad miocárdica o pericárdica y aporta información sobre la repercusión de enfermedades extracardiacas en el corazón. las alteraciones del ECG (a menudo no conocidas previamente) que podemos encontrar en pacientes con o sin síntomas clínicos y su relevancia clínica

Indicaciones para la realización de un electrocardiograma en Atención Primaria
Síntomas cardiovasculares:
- Dolor torácico
- -Disnea
- -Palpitaciones
- -Síncope
- -Edemas
- Seguimiento de pacientes con FRCV:
  -HTA
- -Diabetes
- -Hipercolesterolemia
- Valoración de otras patologías
  -EPOC
- -Enfermedades reumáticas
- -Patología tiroidea
- Hallazgo de cardiopatía en personas sanas Práctica deportiva intensa
- -Cardiopatías familiares
- -Fármacos cardiotóxicos [17]

EPOC: enfermedad pulmonar obstructiva crónica; FRCV: factores de riesgo cardiovascular;
HTA: hipertensión arterial.

Alteraciones del ritmo
Variantes normales del ritmo sinusal
Arritmia respiratoria. Intervalos RR de distinta duración en función de las
fases de la respiración; los intervalos se acortan en inspiración al aumentar
el retorno venoso, y se alargan con la espiración. Es un ritmo normal, sin
trascendencia clínica.
Marcapasos auricular errante. Ondas P conducidas de distinta morfología
con PR de duración variable. Son frecuentes en los broncópatas y no tienen
trascendencia clínica.

Latidos prematuros
Las extrasístoles son los latidos que aparecen antes de lo esperado.
Extrasístoles supraventriculares(ESV), QRS estrecho, sin trascendencia
clínica.
Extrasístoles ventriculares (EV), QRS ancho, si son frecuentes (más de 6 EV
por minuto), están acoplados con el latido sinusal normal (bigeminismo,
trigeminismo), aparecen de dos en dos (dobletes) o de tres en tres (tripletes)
o son de foco múltiple (de distinta morfología en una misma derivación),
existe una mayor posibilidad de que vayan asociados a cardiopatía. Hay que
remitir a cardiología para hacer un estudio.

Bradiarritmias (frecuencias < 60 lpm)
Bradicardia sinusal. Ondas P sinusales presentes y conducidas, pero a
frecuencias < 60 lpm. Valorar si el paciente toma medicación
bradicardizante, sin trascendencia clínica si la bradicardia se tolera bien.
Ritmo idionodal acelerado (de escape). Ausencia de ondas que preceden al
complejo QRS, que es estrecho y rítmico, a frecuencias < 60 lpm. Remitir al
cardiólogo para valoración de marcapasos.

Bloqueo auriculoventricular (AV) de 2.º grado. Presencia de ondas P, algunas
no seguidas de QRS. Existen dos tipos: el tipo I cursa con aumento
progresivo del PR en cada ciclo hasta que una onda P queda bloqueada
(efecto Wenckebach), suele ser por afectación del nodo AV, y si es
secundario a estímulo vagal intenso, es reversible y sin trascendencia clínica;
y el tipo II, con PR fijo y < 0,2", generalmente es secundario a enfermedad
del His-Purkinje, y requiere valoración de marcapasos.

Bloqueo AV completo. Presencia de ondas P no conducidas con ritmo ventricular de escape con QRS estrecho (bloqueo proximal) o ancho (bloqueo distal). Se debe remitir al paciente al cardiólogo para valoración de marcapasos. [17]

Alteraciones de la repolarización
Repolarización precoz. Presencia de ondas T altas, picudas y precoces con ascenso
ligero del ST de concavidad superior en precordiales derechas. Sin trascendencia clínica.
Bloqueos del sistema de conducción sin bradicardia
Bloqueo AV de 1er grado. Todas las ondas P son conducidas, pero con PR > 0,2". Es secundario al aumento del tono vagal o al empleo de fármacos bradicardizantes, sin trascendencia clínica.
Hemibloqueo anterior izquierdo (HARI). Eje izquierdo en el plano frontal (> –30°), con ondas S estrechas y profundas en derivaciones precordiales izquierdas. Sin trascendencia clínica, los hemibloqueos posteriores (HPRI) aislados (ejes > +110° en el plano frontal) son excepcionales.
Bloqueo completo de rama derecha. QRS ancho (≥ 0,12") con patrón RR' en precordiales derechas y RS en izquierdas, y alteraciones de la repolarización en derivaciones derechas. Aparece con frecuencia en pacientes con patología pulmonar aguda (embolismo pulmonar) o crónica (EPOC, SOAS). No implican necesariamente cardiopatía estructural.
Bloqueo completo de rama izquierda (BCRI). QRS ancho (≥ 0,12") con patrón QS en precordiales derechas y RR' en derivaciones izquierdas, y alteraciones de la repolarización en derivaciones izquierdas. Con frecuencia se asocia a cardiopatía de base, requiere estudio cardiológico inicial para descartar una cardiopatía estructural.
Bloqueos bifasciculares (BCRD + HARI). QRS ancho con morfología de BCRD más eje
> –30° en plano frontal, con S estrechas y profundas en precordiales izquierdas. Riesgo bajo de síncope porbloqueo AV completo. No requiere tratamiento si no hay historia previa de síncopes/presíncopes. Si aparecen síntomas, hay que remitir urgentemente para valoración de marcapasos. [18]
Alteraciones inespecíficas de la repolarización. Infra o supradesniveles del ST < 1 mm
y/o aplanamiento/inversión de la onda T (onda T en dirección contraria a la dirección del vector predominante del QRS). Sin trascendencia clínica en pacientes sin historia de angina, se recomienda descartar cardiopatía

a isquémica si existe alto riesgo de padecerla.

Alteraciones significativas del ST. Infra o supradesniveles del ST > 2 mm en ausencia de alteraciones del QRS por hipertrofia, bloqueo o estimulación de marcapasos. Valorar estrés vagal intenso, alteraciones iónicas o el empleo de fármacos antiarrítmicos (tabla 8). Una vez descartadas las situaciones citadas, en caso de historia previa de angor o riesgo cardiovascular alto, se ha de remitir al cardiólogo para estudio.

Síndrome de Brugada. Ascenso del ST en precordiales derechas con morfología de bloqueo incompleto de rama derecha (BIRD), remitir para confirmación del síndrome.

Alargamiento del QT. Incremento de la duración del ciclo eléctrico (distancia desde el inicio del QRS hasta el final de la onda T) que incluye la despolarización, de duración fija, y la repolarización, cuya duración varía en función de la frecuencia cardíaca (a mayor frecuencia, repolarizaciones más cortas). Puede ser congénito o adquirido. Existe un alto riesgo de arritmias ventriculares de mal pronóstico (Torsades de pointes) cuando el QT corregido en función de la frecuencia cardíaca (QTC = QTM / $\sqrt{RR}$) supera los 0,42". Buscar y eliminar la causa siempre que se pueda; en caso contrario, remitir al cardiólogo. [18,19]

Alteraciones del QRS
Hipertrofia o crecimiento ventricular
Presencia de ondas R anormalmente altas o S anormalmente profundas, ante la sospecha se han de aplicar los criterios de hipertrofia ventricular y remitir para realizar un estudio ecocardiográfico según el contexto clínico del paciente.

Presencia de deflexiones anómalas
Ondas Q patológicas. Valorar las distintas posibilidades etiológicas y confirmar con ecografía si no hay historia previa conocida.
Síndrome de preexcitación (síndrome de WPW). QRS anchos y empastados con PR corto. . Valorar estudio si existe historia previa de palpitaciones. [19].

Bibliografía
1. *Cantero JI, Ramírez D. Evaluación de un proceso de Desarrollo Profesional Continuo: el Desarrollo Profesional Continuo de la Sociedad Espanola ˜ de Médicos de Atención Primaria un ano˜ después. Semergen. 2010;36:208–15. 3. Forsetlund L, Bjorndal A, Rashidian A, J*
2. *med gen y fam. 2016;5(4):172–174*

3. Antoni Bayés de Luna. (2014) ECGs for Beginners. Part I :The Normal Electrocardiogram.

4. James S, Ibáñez B, Agewall S, Antunes M, Bucciarelli-Ducci C, Bueno H, et al. Guía ESC 2017 sobre el tratamiento del infarto agudo de miocardio en pacientes con elevación del segmento ST. Revista española de cardiología. 2017; 70(12). Disponible en: http://appswl.elsevier.es/watermark/ctl_servlet?_f=10&pident_articulo=904 61843&pident_usuario=0&pcontactid=&pident_revista=25&ty=107&accion =L&origen=cardio&web=www.revespcardiol.org&lan=es&fichero=25v70n1 2a90461843pdf001.pdf&anuncioPdf=ERROR_publi_pdf

5. Organización Mundial de la Salud. Enfermedades cardiovasculares. [Online].; 2017. Mayo. Disponible en: http://www.who.int/mediacentre/factsheets/fs317/es/.

6. Santosh Kumar S, Vinay KRT, Ashutosh K, Vikas M, Mukesh JJ, Karandeep S, et al. Acute myocardial infarction in very young adults: A clinical presentation, risk. ARYA Atherosclerosis. ARYA Atherosclerosis. 2017; 13(2). Disponible en : https://www.ncbi.nlm.nih.gov/pmc/articles/PMC5628855/pdf/ARYA-13- 079.pdf.

7. INEC. Compendio estadístico. [Online].; 2014. Disponible en: http://www.ecuadorencifras.gob.ec/documentos/webinec/Bibliotecas/Compendio/Compendio2014/ COMPENDIO_ESTADISTICO_2014.pdf.

8. MSP. Principales causas de mortalidad. [Online].; 2015. Disponible en: https://public.tableau.com/profile/publish/defunciones2015_/Men#!/publishconfirm.

9. Organización Panamericana de la Salud. Informe sobre el control del tabaco en la región de las Américas 2018. [Online]. Washington, DC; 2018. Disponible en: file:///C:/Users/DELL/Downloads/9789275320150-spa.pdf.

10. World Health Organization. Global status report on alcohol and health 2018. [Online].; 2018. Disponible en: https://www.paho.org/hq/index.php? option=com_docman&view=download &alias=46339-who-s-global-status-report-on-alcohol-and-health2018&category_slug=paho-who-publications-1429&Itemid=270&lang=en.

11. Robledo Carmona, Juan Manuel Jiménez Navarro, Manuel Robledo Carmona, Luis. Servicio de Cardiología del Hospital Virgen de la Victoria (Málaga). Eletrocardiograma. Disponible en: http://www.medynet.com/usuarios/jraguilar/ Manual%20de%20urgencias%20y%20Emergencias/ecg.pdf

12. Olvera Triviño JC, Gaibor Robalino JD, Tacuri Burgos KA, Suin Guaraca FA. Evaluación y diagnóstico clínico de patologías cardiológicas mediante la interpretación de electrocardiograma. RECIAMUC [Internet]. 17may2020;4(2):150-67. Available from: https://www.reciamuc.com/index.php/RECIAMUC/article/view/486

13. Rev. Fac. Med. (Méx.) vol.59 no.6 Ciudad de México nov./dic. 2016

14. Webster, John G., Encyclopedia of Medical Devices and Instrumentation, Wiley Interscience, volume 2, 1988.

15. Webster, John G., Medical Instrumentation, Houghton Mifflin Company, pp. 163-177.

16. Cenetec, Salud. Junio 2006 México (Secretaría de Salud Subsecretaría de Innovación y Calidad Centro Nacional de Excelencia Tecnológica en Salud Guía tecnológica No. 17: Electrocardiógrafo (GMDN 36369). Disponible en: http://www.cenetec.salud.gob.mx/ descargas/biomedica/guias_tecnologicas/17gt_electrocardiografos.pdf

17. Héctor Bueno, José Mª Lobos, Nekane Murga y Santiago Díaz. (2015). Sociedad Española de Cardiología. Procesos asistenciales compartidos entre Atención Primaria y Cardiología. Disponible en: https://secardiologia.es/images/publicaciones/libros/procesos-asistenciales-compartidos-entre-atencion-primaria-y-cardiologia.pdf

18. Cosío FG, Palacios J, Pastor A, Núñez A. The Electrocardiogram. En: Camm AJ, Lüscher TF, Serruys PW (eds.) The ESC textbook of cardiovascular medicine. New York: Oxford University Press Inc; 2009. p. 29-82.

19. Díaz S, Lobos JM, Castellanos J. Uso adecuado del ECG en el seguimiento de la patología crónica. AMF 2008;3:121-82.

www.ingramcontent.com/pod-product-compliance
Lightning Source LLC
Chambersburg PA
CBHW051948150726
47999CB00004B/1296